高等职业教育"十三五"规划教材——医卫类

康护心理学

主　编　谢依名
副主编　赵　军　朱　媛　孙小红

西南交通大学出版社
·成都·

图书在版编目（CIP）数据

康护心理学／谢依名主编. —成都：西南交通大学出版社，2018.1
高等职业教育"十三五"规划教材. 医卫类
ISBN 978-7-5643-5988-1

Ⅰ.①康… Ⅱ.①谢… Ⅲ.①护理学－医学心理学－高等职业教育－教材 Ⅳ.①R471

中国版本图书馆 CIP 数据核字（2017）第 321102 号

高等职业教育"十三五"规划教材——医卫类
康护心理学
主编　谢依名

责任编辑	梁　红
封面设计	何东琳设计工作室
出版发行	西南交通大学出版社 （四川省成都市二环路北一段 111 号 西南交通大学创新大厦 21 楼）
发行部电话	028-87600564　028-87600533
邮政编码	610031
网址	http://www.xnjdcbs.com
印刷	成都中永印务有限责任公司
成品尺寸	185 mm×260 mm
印张	14.75
字数	368 千
版次	2018 年 1 月第 1 版
印次	2018 年 1 月第 1 次
书号	ISBN 978-7-5643-5988-1
定价	43.80 元

课件咨询电话：028-87600533
图书如有印装质量问题　本社负责退换
版权所有　盗版必究　举报电话：028-87600562

前言

近年来，随着卫生职教的传承与创新，为了丰富学生的专业知识，提高其专业技能，我们组织在心理学和医护领域的优秀教师编写了《康护心理学》一书，希望通过对知识要点的梳理、思维能力的拓展、知识技能的训练，培养学生运用所学知识解决实际问题的能力。

本书分为六个章节，每个章节内容的编写分为案例导入或讨论、概述、心理特征及康护措施、习题训练四个部分。由于某些知识点适合把案例合并在一起，因此全书并非统一固定格式，敬请读者谅解。

本书作者均为广安职业技术学院教师，第一章"绪论"由朱璐编写；第二章"心理学基础知识"由朱媛编写；第三章"心理评估与咨询"由孙小红编写；第四章"康复患者的心理干预"由曾洁编写；第五章"常见疾病的心理康护"由谢依名编写；第六章"康护人文与沟通"由赵军、江艳编写；最后由谢依名审阅定稿。康护心理学是康复医学、护理学和医学心理学的交叉学科，是研究医学心理学与健康或疾病的相互关系、作用规律的科学，其目的是描述、解释、预测和改善心理健康与身心疾病，促进疾病的康复。本书的独特之处在于按照人体系统分类法来讲解心理学知识，同时把老年心理康护单独作为一个章节，由于礼仪和医患沟通有独立的课程，所以我们在人文和沟通上更侧重人文关怀和人际沟通。本书不仅仅适用于康复、护理专业的"康复心理学"及"护理心理学"的教学，有助于提高学生的综合素质及就业能力，同时，本书也适用于医学专业人员和心理学爱好者阅读。

在编写本教材的过程中，我们参考了相关的研究成果，在此谨向相关作者表示衷心的感谢。由于编者水平有限，各位教师教学风格各异，加上编写时间仓促，书中难免有遗漏和不妥之处，望广大师生和读者在使用过程中提出宝贵意见，以利于今后修订时质疑传信、显真别幻。

编 者

二〇一七年九月

目 录
Contents

第一章 绪 论 ·· 1
 第一节 概 述 ·· 1
 第二节 康护心理学的研究对象、范畴及基本程序 ·································· 5
 第三节 医学模式转变 ··· 8

第二章 心理学基础知识 ··· 12
 第一节 康复过程中的认知心理 ·· 13
 第二节 康复过程中的情感意志 ·· 45
 第三节 康复过程中的个性心理 ·· 56

第三章 心理评估与咨询 ··· 67
 第一节 心理评估 ·· 67
 第二节 心理咨询 ·· 94

第四章 康复患者的心理干预 ·· 102
 第一节 概 述 ··· 102
 第二节 医学心理学常用的支持疗法 ··· 108
 第三节 家庭干预疗法 ··· 111

第五章 常见疾病的心理康护 ·· 116
 第一节 一般心身疾病的心理康护 ··· 116
 第二节 特殊人群的心理康护 ·· 148
 第三节 老年患者的心理康护 ·· 177

第六章　康护人文与沟通 …… 200

第一节　人文关怀的起源及意义 …… 200
第二节　人文关怀的方式和途径 …… 205
第三节　人际沟通 …… 208
第四节　人文关怀中的沟通技巧 …… 214

思考与练习参考答案 …… 226

参考文献 …… 229

第一章 绪 论

【学习目标】

1. 掌握康护心理学的概念。
2. 掌握心理健康的概念和内容。
3. 掌握康护心理学的基本程序。
4. 熟悉康护心理学的对象和范畴。
5. 了解心理社会因素对健康和疾病康复的影响。
6. 了解康护心理学的价值。

【引言】

随着医学发展,医学模式从单一的生物医学模式向生物—社会—心理医学模式方向转化,人不仅是生物人,而且是社会中的人。人的心理因素、社会因素、生态因素、生活方式将影响人的健康,而心理问题就变成了威胁人类健康的主要疾病之一。

人心理的实质是脑对客观现实主观、能动的反映。人在健康正常的情况下,大脑能够客观地反映现实,揭示事物的内在规律,以调整自己的身心状态,适应社会环境。但是人在患病的情况下,不仅有躯体疾病的体征,其认知能力、情绪反应及心理特点等现象都会有所改变。

因此,康护人员在康护模式由生物康护向生物心理康护大转变中,在康护体制由功能制康护向责任制康护大改革中要适应需要,就必须学习相应的康护心理学知识。康护人员不但要掌握服务对象的心理活动规律,还要熟练运用相应的心理康护知识,实现有效的心理治疗和心理康护。重视理性生物因素、社会因素和心理因素对疾病的影响,在加强生理方面的技术操作的同时,要善于观察患者心理状态细微变化并实施康护干预,这样才能使患者早日康复,高质量高水平地完成康护工作。

第一节 概 述

【情景案例】

创伤性应激障碍(Post-traumatic Stress Disorders,PTSD)是指经历了异乎寻常的、几乎对所有人都会带来明显痛苦的严重创伤事件后,患者在心理及生理上的过分应激反应所表现出的一系列临床综合征。它最初是在具有战场经历的战士中被注意到,随着认识的深入,现在 PTSD 存在于包括暴力时间和重大灾害事件等在内的一切严重精神创伤事件之后。其临床表现中核心症状有三组,即创伤性再体验症状、回避和麻木类症状、警觉性增高症状,例如患者的思维、记忆或梦中反复、不自主地涌现与创伤有关的情境或内容,也可出现严重的触景生情反应,甚至感觉创伤性事件好像再次发生一样;或者患者长期或持续性地极力回避与创伤经历有关的事件或情境,拒绝参加有关的活动;或者表现为过度警觉,惊跳反应增强,可伴有注意力不集中、易激惹性及焦虑情绪。

2001年1月—2005年1月,研究者对杭州市一家医院道路交通事故伤员(2073例)进行创伤严重度评分(Injury Severity Score, ISS),采用 ICD-10 标准将其分为 PTSD 组及非 PTSD 组,其中 156 例在伤后 3 个月内诊断为 PTSD。

一、基本概念

1. 心理学与康护心理学

心理学是一门研究人类的心理现象、精神功能和行为的科学,它研究涉及知觉、认知、情绪、人格、行为、人际关系、社会关系等许多领域,也与日常生活的许多领域——家庭、教育、健康、社会等发生关联。心理学一方面尝试用大脑运作来解释个体基本的行为与心理机能,同时,心理学也尝试解释个体心理机能在社会行为与社会动力中的角色。心理学有很多分支,有以探索心理现象和人格特征的表现为目的的基础理论研究,也有把心理学的原理和规律应用于不同领域、解决各种实际问题的应用心理学。因此,心理学和其他学科相结合形成了很多相应的交叉学科。

康护心理学就是康复护理学和心理学的交叉学科,是研究心理现象与健康康复的相互关系,心理因素在疾病的发生、发展和转归过程中的作用机制和规律,以及解决医学领域中有关康复护理的心理行为问题的一门学科。

从科学特点来看:第一,康护心理学是综合性科学。康护心理学是研究康复、护理领域中心理现象的科学,涉及临床医学、保健医学、预防医学、康复医学中的医学心理问题,因此每个康复及护理专业的学生都应该学习康护心理学,将其作为康复学、护理学的一门必修课。同时康护心理学的任务是揭示人类在康复过程中的心理活动规律,表明心理活动和生理活动的相互关系,以及心理活动在健康和疾病相互转换过程中的作用规律。因此,康护心理学是教给医学生从"社会、心理、生物"多角度观察人的学科,从整体上把握人的学科。通过学习康护心理学,使医学生树立身心统一的观点,促进医学模式的转变。第二,康护心理学是临床应用性科学。康护心理学将其理论和技术应用到康复领域的各个环节,处理各种康护的心理问题。与其他临床科学的应用相比较,康护心理学的应用具有两个特点:①应用的广泛性和针对性。康护心理学没有自己确定的临床实体,不局限于某个科室的患者,因而康护心理学的见习和实习不能独立地进行,而是应与其他临床课程一起进行,即要求医学生将康护心理学的知识技能在医学治疗、护理中加以运用;②操作上的不确定性和灵活性。由于人的心理现象的主观性、模糊性和变量的多样性,从而决定了测定和改变心理活动的过程和手段的主观性、不确定性和模糊性。即使是像康护心理学中的医患沟通、心理康护方法、心理评估、心理咨询与治疗这些要求操作的方法，也不像物理化学诊断、手术治疗那样指示明确，程序化很强。

二、心理健康

（一）心理健康的定义

世界卫生组织（WHO）在1948年将健康定义为："健康不仅是没有疾病和身体缺陷，还要有完整的生理、心理状态和良好的社会适应能力。"此定义从现代医学模式出发，既考虑了人的自然属性，又侧重于人的社会属性，把人看成生物、心理、社会的人，即强调健康包括身体健康和心理健康两个方面。就群体而言，WHO又提出"道德健康"的概念，强调从社会公共道德出发，维护人类的健康，要求生活在社会中的每一个人不仅要为自己的健康承担责任，而且也要对他人的群体健康承担社会公德。

整体观的健康概念是从生理、社会心理、精神及环境的和谐作用等几个方面来评价，并从动态的角度来认识健康，因而健康不仅仅是没有疾病或感到不适，而是一个人努力适应外界环境的变化以保证自己的生理、社会心理及精神处于平衡状态的动态过程。而疾病是指产生症状或体征的异常生理及心理状态。目前对健康和疾病的界定同时重视社会环境对个体的影响及个体对外界刺激的认识和评价作用，即许多社会因素都必须通过心理因素的中介，构成心理刺激才引起心身两方面不同程度的反应，产生致病作用或治疗作用。这表明，人们在社会生活中要使个体行为与外界环境保持相对和谐一致，才有利于健康。如图1-1所示，健康和疾病是不能截然分开的，它们位于同一序列的不同位置。

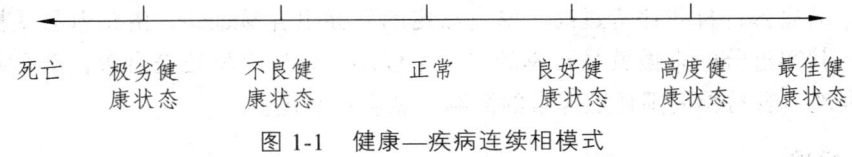

图1-1 健康—疾病连续相模式

（1）任何人在任何时候的健康状况都会在这一连续的状态中占据某一个位置，且这个位置时刻都在动态的变化之中。

（2）个体的健康状况是其身体、心理、社会多方面功能的综合动态表现，并非单纯的生理表现或静止不变的。

（3）真正圆满的健康状态是一种理想，只有少数人在个别情况下才有，大多数人在通常情况下只是生活得比较"健康"。

（4）康护人员有责任帮助服务对象明确其在健康—疾病连续相上所占的位置，并协助其采取措施从而尽可能地达到健康的良好状态。

在实际运用中，人们不单单要注意饮食卫生、环境卫生及生理卫生以保证身体健康，也需要注重心理卫生以确保心理健康。那么，什么是人的心理健康呢？心理健康就是一种持续且积极有效的心理活动、平稳正常发展的心理状态，在这种状态下，主体能对当前和发展着的社会环境保持良好的适应功能，充分发挥其身心潜能。

（二）心理健康的标准

不但一个人的生理健康是有标准的，一个人的心理健康也是有标准的。不过人的心理健康标准不及人的生理健康标准具体与客观。关于心理健康的标准，各国学者从不同的角度得出了不同的结论。

人本主义心理学家马斯洛等人提出了心理健康的十条标准：

（1）充分的安全感；

（2）充分了解自己，并对自己的能力做适当的评价；

（3）生活的目标能切合实际；

（4）能与现实环境保持接触；

（5）能保持人格的完整与和谐；

（6）具有从经验中学习的能力；

（7）能保持良好的人际关系；

（8）适当的情绪表达及控制；

（9）在不违背集体要求的前提下，能做有限度的个性发挥；

（10）在不违背社会规范的前提下，对个人的需要能作恰如其分的满足。

我国知名心理学家许又新先生提出衡量心理健康的三个标准：

1. 个人的主观体验标准

以个人的主观体验和内心世界的状况作评估。① 良好的心境。首先是心情愉快，如果一个人很长时间没有愉悦的感觉，他的心理肯定是不健康的。在积极的情绪下，人对自己心情的变化才能做出良好的自我调控。② 恰当的自我评价。自我评价过低，没有信心和勇气，会经常体验自卑的痛苦；自我评价过高，给自己定的目标也容易过高，潜伏着易受挫折和自我苛求的危险。其实过分的自傲就是自卑的另一个极端。无论自卑还是自傲，都是缺乏恰当的自我评价的表现，容易受周围环境因素的影响，意志不坚定。

2. 操作标准

通过观察、实验和测验等方法对心理活动的过程和效应作评估。① 心理效率。通过测验手段对人的各种心理功能进行定性或定量的评定。评定一个人的心理健康水平，不仅要判断他是否具有聪明才智，而且要看他的聪明才智在他的生活、学习和工作中是否得到了充分的利用和发挥。② 社会效率。主要包括学习（工作）效率和人际关系两个方面。工作效率不仅指单位时间完成的工作量大，还指工作质量高、错误少，能在发生错误时及时纠正。另外，良好的人际关系不仅是心理健康的标志之一，也对健康有促进作用。人际关系处理不好，往往是心理致病的重要因素。

3. 发展标准

着重对人的个体心理发展状况进行纵向考察与分析评估。即"心理年龄"的状况。成熟是衡量成人心理健康的尺子。一个人有明确的目标，有向较高水平发展的可能性，并能很好地自我控制，把理想变为切实可行的行动，符合心理健康的标准。

值得一提的是，衡量心理健康时需将这三种标准联系起来综合考察。

第二节 康护心理学的研究对象、范畴及基本程序

一、研究对象

（一）康复（Rehabilitation）

康复的英文的词源来自拉丁语的 Re（再度、重新、复原）加上 habil-itation（使其适合、使维持其能力、具有资格）组合而成，意为"再适合""重新适合"或"重新获得能力"。康复用于现代医学领域主要是指身心功能、职业能力和社会能力的恢复，是涉及多个领域的综合性学科。康复的内涵范畴很广，既包括医学中的部分（中医、西医均有），也有超出医学范围的内容（如机械工程学、教育学、心理学等）。服务对象是残疾人，目的是为残疾人回归社会服务。需要注意的是，不能将恢复职业和经济自立作为唯一的康复目标，而是既能充分挖掘康复对象的全部潜能，又能通过各种努力达到客观目标。康复不仅是指训练残疾人使其适应周围的环境，而且也指调整残疾人周围的环境和社会条件，以利于他们重返社会。所以，康复应该是以"全面康复"为主要原则，以"重返社会，提高生命质量"为最终目的。

1942年，在美国纽约召开的全美康复会上给康复下了第一个定义：康复是使残疾者最大限度地恢复其身体的、精神的、社会的、职业的和经济的能力。1969年，世界卫生组织（WHO）康复医学专门委员会第二次报告中，把康复定义为："康复指综合地和协调地应用医学的、社会的、教育的和职业的方法，对患者进行训练和再训练，使其活动能力尽可能地达到高的水平。"20世纪90年代WHO又重新对其下定义：康复是指综合地和协调地应用各种措施，最大限度地恢复和发展病伤残者的身体、心理、社会、职业、娱乐、教育和周围环境相适应方面的潜能。

（二）康护（Rehabilitation Nursing）

康护指紧密配合康护医师等其他康护专业人员，对病、伤、残者所进行的除基础康护以外的功能促进康护。在康护过程中，要根据总的康护治疗计划，对患者进行常规康护和各种专门康护操作及功能训练，如变更体位和姿势、开展医疗体育锻炼、预防关节挛缩变形、预防压疮、日常生活训练、步行训练、膀胱康护、肠道康护等，以防止并发症，减少后遗症，调动患者以最佳状态配合治疗，促进功能尽早恢复。康护是在现代医学模式、生理学、健康观、自我康护等基础理论上形成的以残疾者（肢体残疾、视觉障碍、听觉障碍、语言障碍、智力残疾、精神残疾、多重残疾及其他残疾），有某种功能障碍而影响正常生活、学习、工作的慢性病患者和老年病患者，以及疾病恢复期患者为服务对象，为其实施一般康护项目和专科康护项目。由于康护的对象有其特殊的、复杂的心理，往往表现出精神抑郁、忧愁、焦灼、

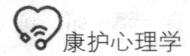

烦恼、感情脆弱，甚至出现精神障碍和行为异常，故而掌握其心理动态，及时、耐心地做好心理康护在整个康护工作中尤其重要。

心理康护的对象十分广泛，其中包括：

（1）残疾人；

（2）临床常见病症患者、压疮患者、睡眠障碍患者、言语吞咽障碍患者、排泄障碍患者、性功能障碍患者；

（3）神经系统疾病患者、脑血管意外患者、脊髓损伤患者、周围神经损伤患者、帕金森病患者；

（4）运动系统疾病患者；

（5）心血管系统疾病患者，如高血压患者、冠心病患者；

（6）代谢和营养疾病患者，如糖尿病患者、肥胖症患者；

（7）其他疾病患者，如烧伤患者、恶性肿瘤患者；

（8）其他经历了重大事故、创伤、变故、战争等有心理问题的患者。

这些患者大多在遭受身体病痛折磨的同时，心理方面也承担着常人无法感受的苦痛，所以无论是原发性的心理障碍患者还是由于各种原因引起的继发性心理障碍患者，都是康护和治疗的对象。

（三）医学心理学（Medical Psychology）

医学心理学是根据心理学原理、知识和技术，解决人们心理问题的应用型心理学科。该学科主要借助心理测验对病人的心理和行为进行评估，并通过心理咨询和心理治疗等途径调整和解决个体的心理问题。从医学心理学早期的工作性质来看，它确实是以帮助有行为障碍和精神疾病的人尽快康复为目的，因此，人们自然认为，医学心理学是运用心理学知识帮助病人康复的应用型学科。然而，医学心理学的任务并非仅限于此，它还经常帮助正常人，用心理学知识缓解人们的心理压力，解决人们的心理问题，培养和训练人们良好的个性，使其达到最有成效的水平并具有良好的适应能力，使正常人的精神活动更具有创造力。

二、研究范畴

康护心理学的研究范畴包括以下几个方面：

（1）研究心理行为、慢性病和伤残的关系。例如研究哪些心理行为因素容易促使慢性疾病及其并发症的发生与发展；② 研究慢性疾病和伤残患者的心理行为及其适应过程；③ 研究如何转变心理行为障碍以减少疾病的并发症与伤残的发生和发展，从而及时正确地为这些患者提供康护的帮助与指导。

（2）对慢性患者和伤残者开展综合性的心理支持。特别是帮助他们克服紧张、焦虑、抑郁等常见的心理问题，另外，还要帮助患者进行认知的重建，协调人与人、个人与社会的关系，从而使他们能在新的起点上适应工作、生活与环境，减少因疾病和伤残造成的痛苦和不安。这里需要强调的是：心理康护不同于心理治疗，不宜照搬心理治疗技术，也不等同于做思想工作，更不仅限于护患交谈，应运用自成体系的先进科学理论和规范操作模式，紧扣康复、护理过程的每个环节，逐步发展成为具有专业特色的系统理论和运用技术。

（3）各种心理行为治疗技术几乎都可以在康护心理学中得到应用，其中行为技术的应用最为普遍。例如，自我调整疗法、松弛训练、生物反馈技术、运动疗法、气功疗法等。生物反馈训练使患者得到不同程度的康复；集体心理治疗在康护医学中有特殊的意义，许多具有类似问题的伤残者和慢性患者，定期集中进行心理治疗，患者在治疗过程中互相交流治疗经验和心得，每一个成员都有机会得到其他成员心理上的支持和鼓励，使患者在整个治疗过程中保持稳定的情绪和坚定的信念将有利于增强疗效。此外，对于慢性病患者和老年人的康复问题，集体治疗也具有同样的积极意义。

三、基本程序

在整体康护的整个过程之中，运用康复心理学、护理学等相关知识，进行连续的、动态的、有计划、有评价的系统康护，按照康护程序保证病人得到完整的、连贯的、具有专人负责的管理。具体操作如下：

1. 评估阶段

评估是心理康护程序的第一步，通过观察、晤谈、调查、量表测查等手段，针对病人进行综合信息的收集工作，收集病人主、客观资料，整理分析资料和列出心理康护诊断内容通常与收集病人的其他资料同时进行。

收集资料：此次患病中心理因素与疾病的关系，家庭经济状况，家族史等情况，例如，患病后的心理反应及心理需求，以往心理健康状况，采用现代心理学的研究方法，通过人格量表、情绪量表、问卷、测评工具进行客观、量化的心理评估。心理测量是制订心理康护计划和对心理康护疗效进行评价的科学手段，同时，心理测量也是心理康护规范化、科学化的根本途径。

分析原因：分析患者的性格类型、遗传因素、躯体健康状况。理化因素：如是否有酗酒、吸毒、药物滥用等；心理社会因素：如生长发育史、生活事件、社会支持情况以及个体的生活习惯、宗教信仰等。

2. 心理干预阶段

以康护对象的临床表现和确定的心理评估结果为依据，制订康护计划，确定预期目标，制订相应的康护措施。可分为提出心理康护诊断和制订心理康护计划两个部分。

提出心理康护诊断：即根据收集到的系统信息，对病人作综合的临床康护诊断，确定病人的心态，对患者的心态进行"好、中、差"分类，然后分析是否存在"焦虑、抑郁、恐惧、担忧"等情况，最后确定病人存在的消极心态是属于轻度、中度还是重度。

制订心理康护计划：在列出心理康护诊断或康护问题后，制定心理康护目标；根据目标做出解决存在的心理问题的决策，即心理康护计划。制定心理康护目标时，应有明确的针对

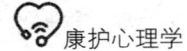

性，应针对现存的或潜在的心理康护问题，目标应包括具体要达到的结果及时间。

3. 实施阶段

落实康护计划的具体康护活动，按照心理康护计划有序地对康护对象提供具体措施。

4. 评价阶段

即检验预期效果是否达到，列出执行措施后出现的反应；再将反应与原来制定的康护目标进行比较，以观察是否达到要求；在评价的基础上对心理反应重新估计，根据结果必要时可以重复上述步骤或者建议患者转诊精神科，最终达到促使患者完全康复的目的。

第三节　医学模式转变

医学模式是对人类健康与疾病的特点和本质的哲学概括，是在不同的社会经济发展时期和医学科学发展阶段，认识和解决医学与健康问题的思考。医学模式的核心是医学观，主要研究医学的属性、职能、结构和发展规律。我国古代主要是神明模式和自然哲学模式，建立了阴阳五行学病理学学说，到后来依次经历机械唯物论医学模式、生物医学模式以及生物—心理—社会医学模式。现代医学起源于生物医学模式，从纯生物学角度研究宿主、环境和病因三大因素的动态平衡。随着人类社会发展和疾病谱的变化，人们逐渐认识到原有医学模式的不足，提出了生物—心理—社会医学模式，为现代医学开拓了广阔的空间，赋予了更丰富的内涵，拓展了医学的境界。关注心理因素在医护过程中的影响；强调关心病人，关注社会，注重技术与服务的共同提高；提示了现代医学的发展方向，即生物—心理—社会医学模式。

一、产生背景

1. 疾病构成变化（疾病谱、死因谱变化）

过去严重威胁人类的单纯生物病原因素的急性传染病，如鼠疫、霍乱、天花、黑热病等已被控制甚至消灭，社会心理多因素作用或影响明显的恶性肿瘤、心脑血管疾病、艾滋病、免疫病、遗传病及外伤逐步成为人类的主要疾病和主要死亡原因。全世界每年有数千万人死于这些疾病，发病率仍呈上升趋势，从而使医学的主要研究对象从传染病和普通病转变为重大的慢性及退行性疾病。

2. 人口结构变化

随着人口寿命的明显延长，老龄人口的比重不断上升，"健康长寿"将成为社会的迫切要求，老年卫生保健将成为重大的卫生任务。随着世界性人口老龄化日益突出，人类寿命的延长与老年人健康状况的改善有助于健全社会、经济和道德伦理的医疗保障体系。老年性精神障碍的发生机理和预防对策的探讨以及老年病的防治将提到议事日程上来。

3. 社会心理因素变化

现代社会竞争意识、被淘汰感、落伍感、失落感增强，工作压力加大，活动范围缩小，生活节奏加快，住房及交通拥挤，人际关系紧张，自然灾害频繁，这种种客观压力导致人经常处于应激状态、疲劳状态和精神空虚状态，各种健康危险因素如吸烟、吸毒、酗酒和家庭瓦解等发生频率加大，使精神性疾病、神经性疾病、衰弱症和外伤等逐渐成为棘手的医学问题。因此，社会和心理因素受到越来越多的重视。

4. 环境因素变化

城乡工业化，居住城市化，大气、土壤和水等环境污染以及温室效应、臭氧空洞、酸雨频频、植被破坏、水土流失、生态失衡等对人的健康已经产生了严重影响，将使过敏性疾患和病毒性疾患更加流行，这些疾患用传统疗法不能奏效。随着对太空、海洋、高原和极地的开发，特殊条件下出现的疾病防治将提到日程上来，因此，环境科学及有关因素将受到极大关注。

5. 健康概念变化

尽管世界卫生组织早已提出了身心健全与环境和谐一致的完善的健康概念，但限于以往的经济、文化、医疗水平，人们往往把健康仅仅看作是没有疾病和虚弱，而现在除了疾病防治之外，人们对无病情况下的保健需求日益增加，并追求身体、精神与社会的健全、完美和谐状态。医疗并不能保证人类的健康。医学将逐步由医疗向保健和预防转变，作为这种转变的具体体现，"健康学""保健体系"和"预防体系"的建立已经在进行中。

6. 卫生需求变化

温饱时期的主要需求是有医有药，防病治病，生存兼发展；小康时期的主要需求是预防保健，身体健康，以发展为主；中富时期的主要需求是身心保健，延年益寿，发展兼享受；富裕时期的主要需求是身心健全，环境和谐，以享受为主。

7. 对科技进步的依赖性增强

医学属于应用科学，没有技术、方法、手段的革新和应用就不可能有医学的发展提高，现代自然科学与技术科学理论和方法同医学的结合使医学获得日趋细微、高效、快速、精密、简便的手段和技术，从而提高了医学研究和疾病防治的水平。当今掀起的新技术革命影响着医学的各个领域，其最鲜明的特点是大量新技术、新材料和新方法被引入，如新的医学成像技术、基因工程技术、微电子技术和计算机技术等，对传统的医学思维方式和工作方式提出了严峻的挑战。

二、基本观点

1. 整体医学观

现代医学模式最基本的观点就是强调从整体医学出发的多因多果的思维模式。它认为不仅有生物学属性，还有社会属性；不仅要重视疾病的生物学致病因素，还要重视心理、社会

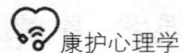

因素;不仅有人体内部的生理平衡和心理平衡,还有外部的自然生态平衡和社会生态平衡,彼此之间互相作用,构成自然生理、社会生理、自然心理、社会心理、自然社会、生理心理共6对的平衡运动,上述4种平衡态和6对平衡运动相互协调,机体便处于健康状态。临床医护人员应该在整体医学模式指导下,不仅把患者当作躯体有病来看待,而且要学会治疗心理疾病、社会病,把医学与社会学、心理学、自然规律等紧密结合起来,积极主动地激发人们防治疾病的能力。

2. 多因多果

疾病是由多种因素决定的一种社会现象,多因多果不仅适应于以社会、心理因素为主的疾病,也同样适应于某些生物病原体引起的疾病。慢性病(糖尿病、心脑血管疾病等)的发生和危险已从总体上超过急性传染病,慢性病的发病因素是多方面的、复杂的,例如我国发病率明显上升的糖尿病,除与胰岛素分泌功能有关外,还与遗传因素、自身免疫、拮抗激素、精神因素等有关,更不用说恶性肿瘤、心血管疾病和意外伤亡等与环境、饮食、生活方式、社会变革因素密切相关。人体是由细胞组成的,但人不是细胞简单堆积成的生物体,人体是一种能够不断地进行自我更新、自我复制、自我调节的高度完整的有机体,因此,无论是疾病还是健康,都与多种因素有关。一个致病因素,可以通过人体不同的平衡运动,导致多个不同的结果,一个结果也可以由多个不同致病因素经不同平衡运动途径引起,这就是多因多果观点。

3. 重视社会心理因素的观点

现代医学模式既重视人的自然属性,又重视人的社会属性。社会心理因素的致病作用是多种多样的:直接致病或直接影响生物因素致病(例如80%的恶性肿瘤与环境因素和行为生活方式有关);社会因素决定生物因素的致病性(例如贫穷落后引起儿童营养不良,从而导致疾病发病率明显增高;社会因素致病(例如社会动荡、战争等可使精神病发病率增高,生活和工作节奏紧张可使高血压、冠心病患病率明显增高);社会行为和生活方式致病(例如吸烟、吸毒、酗酒等劣习引起自我健康损害,或贻害他人引起健康被动损害)

4. 高危性分析的观点

健康不利事件的高可能性即高危险性分析观点,使医学服务抓住重点。高危危险包括高危环境(易致病的社会、自然环境)、高危人群(处于高危环境中的人群和对环境刺激有危险反应或高危险行为的人群)、高危险反应(对一般人不会引起明显危害的因素却造成了严重疾病反应和其他健康问题)。因此,现代医学模式的任务之一就是改变高危环境,保护高危人群(儿童、孕妇、老人、残疾人、丧偶者等弱势群体),以及减少高危反应,使社会防治措施取得良好效果。

三、改 变

过去临床医师的基本任务是诊断及治疗,重视患者的生物方面,忽视患者的心理、社会环境方面，导致许多心身疾病久治不愈。现代医学模式则要求临床医师在了解患者疾病和病史的同时，从患者的社会背景和心理变化出发，对患者所患疾病进行全面的分析及诊断，从而制订有效的综合治疗方案。临床医师需要提高对患者的心理社会因素作用的观察和分析能力，增强治疗效果。

预防保健工作一贯重视生物、物理、化学等环境因素的作用，但往往忽视不良的心理、行为以及社会因素对人群健康的影响与作用。如西方发达国家艾滋病、吸毒的发生率较高；一些经济不发达的国家则由于贫穷造成营养不良，居住条件拥挤、不良的卫生习惯造成病毒性肝炎的流行。尤其是现代社会的发展步伐加快，竞争日益加剧，若人们没有经过完善的社会化，其社会心理因素常常表现为恐惧、焦虑、紧张、绝望等一系列综合征，这些心理状态是心脑血管疾病、高血压、恶性肿瘤、溃疡病和精神疾患的重要致病因素。现代医学模式则将从以生物病因为主的预防保健扩大到以生物—心理—社会为主综合的预防，从而更全面、有效地增强预防效果。卫生服务随着医学模式的转变而逐步扩大了服务范围：① 由生理服务扩大到心理服务；② 由医院内服务扩大到医院外服务；③ 由医疗服务扩大到预防服务；④ 由技术服务扩大到社会服务。

纵观整个疾病与健康的关系过程，康护心理学的发生和发展适应了医学模式的转变的发展，有利于全面提高医疗质量，有利于培养人的良好的心理素养及人文素养。

【思考与练习】

一、选择题

1. 关于康护心理学表述不正确的是（　　　）。
   A. 交叉学科　　　　　　　　B. 边缘学科　　　　　　　　C. 思想教育学科
   D. 心理学的分支　　　　　　E. 康复学的重要分支
2. 康护心理学研究各种疾病患者的（　　　）。
   A. 康复期患者的临床表现　　　B. 生物理化致病因素
   C. 康复期患者特殊的心理行为表现
   D. 康复期患者心理行为变化和心理康护方法及技术
   E. 康复期患者心理行为变化的一般规律
3. 康护心理学发展的理论根据是（　　　）。
   A. "生物—心理—社会"模式　　　B. "生物—社会"模式
   C. "生物—社会—心理"模式　　　D. 生物医学理论模式
   E. 社会医学理论模式

二、简答题

简述"生物—心理—社会"模式的主要特征。

第二章　心理学基础知识

【学习目标】

1. 了解心理和心理学的基本概念及其主要范畴。
2. 认知个体心理过程的基本内容及其规律。
3. 认知个体个性心理特征及其规律。
4. 理解心理学与康复医学、护理学的关系。
5. 尝试理解病人在康护过程中的心理特征及其影响因素。

【引言】

心理学是一门既古老又年轻的科学。约公元前300年，古希腊哲学家亚里士多德（Aristotle，约公元前384年—前322年）在其著作《灵魂论》中论述了灵魂的存在、作用、性质、来源和最后归宿等问题，对心理现象进行了系统的阐述，这被认为是朴素心理学的启端。心理学历经漫长岁月的酝酿，至1879年德国心理学家冯特（W. Wundt，1832—1920）在莱比锡大学建立了世界上第一个心理学实验室，标志着心理学成为一门独立的科学。自此，心理学成为研究人的心理现象及其规律的一门科学。心理现象是心理活动的表现形式。人的心理现象极为复杂，但是一般把心理现象分为心理过程（Mental Process）和个性心理（Personality）（或人格）两个方面（见图2-1）。心理过程是指人的心理活动发生、发展的过程，是指在客观事物的作用下，在一定的时间内，大脑反映客观现实的过程。心理过程包括三个方面：认识过程、情绪情感过程和意志过程。三种心理过程互相联系、相互制约，情绪情感和意志是在认识的基础上产生和发展起来的；情绪情感和意志对人的认识也有重要影响。个性心理，也称人格，是指一个人的整个精神面貌，是具有一定倾向性的心理特征的总和，包括个性倾向性、个性心理特征和自我意识。

心理学提供了感知觉、注意、记忆、思维、语言、个性等方面的规律性知识，并不断在教育、社会、劳动、医疗等社会实践方面实现理论指导和运用。心理学深刻讨论了心理因素和身体机能之间的关系，产生了大量的心理卫生和心理治疗的知识，并逐步发展起三个与医学相关的重要分支，即生理心理学、医学心理学和变态心理学。随着心理学知识和技术广泛应用于医学领域，其主要发挥了四个方面的作用：（1）研究在各类疾病的发生、发展和变化过程中心理因素的作用规律；（2）研究心理因素特别是情绪因素对身体各器官生理、生化功能的影响；（3）研究人的个性心理特征在疾病发生和康复中的作用；（4）研究如何通过人的高级心理机能，认知、支配或调节自身的生理机能，以达到治病、防病和养生保健的目的。

本章主要讨论个体心理现象具备哪些要素，以及这些要素存在的基本规律和特点，为进一步了解心理学在医学中的作用奠定理论基础。心理现象是本章的核心概念。

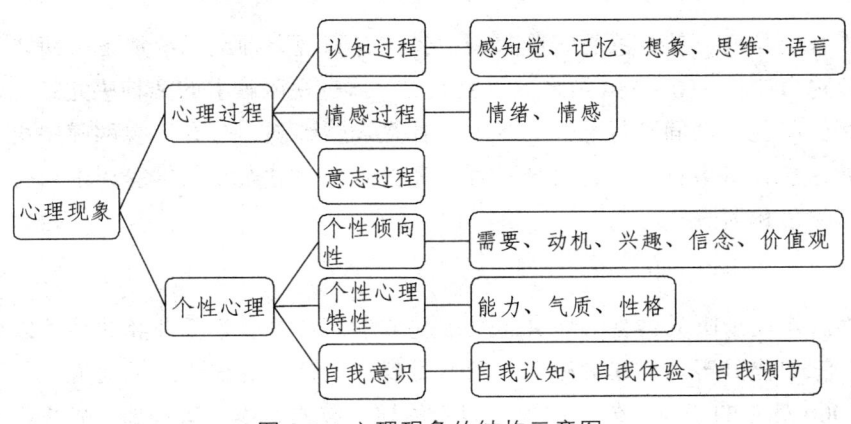

图 2-1　心理现象的结构示意图

第一节　康复过程中的认知心理

【情景案例】

> 2007 年 10 月—2008 年 4 月，研究者使用神经心理学测试量表对山西省某医院全麻下行非心脏手术外科治疗的 100 例老年患者（年龄≥60 岁）进行术前术后的认知功能评估，发现术后老年患者在心算、概念判断、定向、注意、远时记忆、新近记忆、结构模仿和思维流畅性方面比术前明显下降，POCD 这项研究反映了术后认知功能障碍（Postoperative Cognitive Dysfunction，POCD）。是指在手术后常出现中枢神经系统的并发症，临床表现为精神错乱，记忆受损，焦虑，人格、社交能力及认知能力和技巧的变化。POCD 的表现不仅包括记忆受损，语言、认知、社交能力及视空间障碍等，还可伴随焦虑、抑郁、冲动等情感行为改变，这些情感和行为障碍同样给社会和家庭带来沉重的压力。认识病人康复过程中的心理特征的改变，有利于理解并帮助病人调节身心状态。

一、感　觉

（一）概念及其分类

感觉是人脑对直接作用于感觉器官的事物的个别属性的反映。依据刺激物的来源和产生感觉的分析器不同，可以把感觉分为两大类，即外部

【分析性思考】

根据你的生活经验，指出人认识事物凭借哪些生理基础？感觉信息的传递是否总是有效？

提示：感官对信息的获取会受到遗传、外在环境、个体经验以及交互作用等因素的影响。

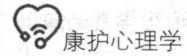

感觉和内部感觉。外部感觉包括视觉、听觉、嗅觉、味觉和肤觉，其中视觉是人的主导感觉，获取80%以上的外部信息。内部感觉是由机体内部变化所引发，包括运动觉、平衡觉和机体觉。

1. 视觉

光作用于视觉器官，使其感受细胞兴奋，其信息经视觉神经系统加工后便产生视觉。视觉的适宜刺激物为波长380～780纳米的可见光波。通过视网膜上的两种感光细胞对外界物体的大小、明暗、颜色、动静进行感知。其中一种是视锥细胞，分布于视网膜中央，能感受强光和颜色刺激，能分辨事物细节；另外一种是视杆细胞，分布于视网膜周围部分，对弱光敏感，不能分辨颜色和细节。

2. 听觉

听觉指声波作用于听觉器官，使其感受细胞处于兴奋并引起听神经的冲动以至于传入信息，经各级听觉中枢分析后引起的感觉。听觉是仅次于视觉的重要感觉通道，其适宜刺激为频率16～20 000赫兹的声波。外耳和中耳担负传导声波的作用，这些部位发生病变引起的听力减退，称为传导性耳聋，如慢性中耳炎所引起的听力减退。内耳及听神经部位发生病变所引起的听力减退，称为神经性耳聋。某些药物亦可损伤听神经而引起耳鸣、耳聋。

3. 嗅觉

嗅觉的受器位于鼻腔上方的鼻黏膜上，其中包含了支持功能的皮膜细胞和特化的嗅细胞。在听觉、视觉损伤的情况下，嗅觉作为一种距离分析器具有重大意义。嗅觉有两个感觉系统参与，即嗅神经系统和鼻三叉神经系统，因此，嗅觉和味觉会整合和互相作用。嗅觉是一种远感，即它是通过长距离感受化学刺激的感觉。

4. 味觉

能溶解于水或唾液的有滋味的物质是引起味觉的适宜刺激，它作用于味蕾（即位于舌表面、咽后部和腭上的感受器）。人的味觉分析器能分辨苦、咸、酸、甜和鲜五种基本味道。在基本味觉中，人对咸味的感觉最快，对苦味的感觉最慢，但就人对味觉的敏感性来讲，对苦味比其他味觉都敏感，更容易被觉察。人的味觉器官在食物温度20～30 ℃时，感受性最强、最敏感，太冷或太热都会使敏感性下降。

5. 肤觉

肤觉是皮肤受到物理或化学刺激所产生的触压觉、温度觉（冷觉和热觉）和痛觉等皮肤感觉的总称。皮肤是人体面积最大的结构之一，对人体有防卫功能，也有散热和保温的作用。有研究表明，同一片皮肤具有相对独立的触点、温点、冷点和痛点。如局部麻醉可以使肤觉按照触觉、痛觉、温觉、冷觉的顺序消失，而恢复时的顺序则相反。

6. 运动觉

运动觉，又称动觉，是反映身体各部分的运动和位置状态的内部感觉。运动觉的感觉器官位于肌肉、肌腱和关节中的神经末梢。运动觉支持人体各种复杂运动，同时与其他感觉紧密联系产生复合感觉从而能辨别物体属性。

7. 平衡觉

平衡觉，又称静觉，是反映头部运动的速率和方向的感觉。这种感觉是头部运动产生的刺激作用于内耳的前庭感受器（由三个半规管、椭圆囊和球囊组成）而引起的。平衡觉对从事航空、航海事业的人具有特殊的重要作用。

8. 机体觉

机体觉又称系统觉、内脏觉，它是反映机体内脏各器官活动状况的感觉，如饥饱、胀痛、干渴、作呕、便意等。机体觉的特点是定位不精确，分辨力差，通常只有在内脏器官工作异常或发生强烈病变时才能被清楚地意识到。它主要反映机体内部的变化、脏器的工作状态和机体内部的异常状况，引起人的警觉，对于保障机体的生命安全具有重要作用。

（二）感觉的规律

值得一提的是，并不是任何刺激都能引起我们的感觉，刺激物的强度达到一定强度后便产生感觉，随着刺激物的强度增大到一定程度，感觉系统又停止正常工作。感觉器官仅对适应刺激做出反应的感觉能力被称为感受性。感受性是感觉系统功能的基本指标，可用感觉阈限来衡量。刚能引起感觉的最小刺激量，称为绝对感觉阈限。能觉察的刺激物的最小差异量，称为差别感觉阈限。人的感受性不是固定不变的，受刺激物的持续作用或者个体感觉经验的影响，个体的感受性会发生变化。

> 【实践性思考】
> 根据你的生活经验，思考列举出各种感官的适应现象。
> 提示：感觉适应利弊兼具，有的可以使个体对不良刺激降低敏锐度以减轻身心负担，如闹市读书；有的则会降低刺激敏锐度，导致个体丧失生理警惕性造成伤害，如一氧化碳中毒。

1. 感觉适应

感觉适应是指对持续的同一刺激所产生的应激性形态，特别是感受器的适应。这是相同的刺激物持续地作用于某一特定感受器而使感受性发生变化的现象。在生活中，感觉的适应是很普通的，俗话说："入芝兰之室，久而不闻其香；入鲍鱼之肆，久而不闻其臭"，就是嗅觉适应的表现。

适应可以引起感受性的增强，也可以引起感受性的降低，这在视觉的适应中表现得特别明显。如一个人由亮处到暗处，开始什么也看不清，过一会儿之后，才能逐渐分辨身边的物体，这是对暗的适应过程，称作暗适应。相反的过程是对光的适应，称作明适应。此外，各种感觉的适应速度和程度表现出明显的差异性。

2. 感觉的对比

这是两种不同的刺激物作用于某一特定感受器而使感受性发生变化的现象。感觉的对比，可以分为两种：同时对比和继时对比。两种刺激物同时作用于某种特定的感受器时，产生同时对比。如同样的灰色图形，放在白色的背景上显得暗些，放在黑色的背景上则显得亮些。马赫带现象（见图2-2）是同时对比的典型例子。两种刺激物先后作用于同一感受器时，产生继时对比。如凝视红色物体后，再看白色物体就觉得白色中带有青绿色。

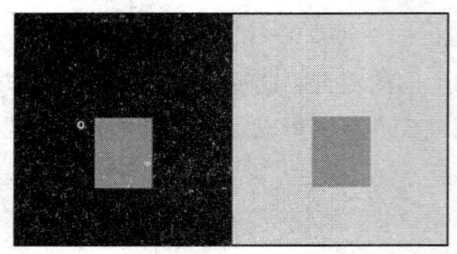 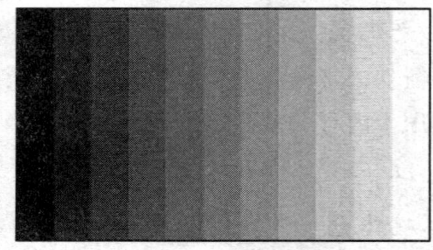

图 2-2　马赫带现象

3. 联觉

当某种感官受到刺激时出现另一种感官的感觉和表象,这种现象叫联觉。例如,用刀子沿着玻璃边擦出来的吱吱声,往往使人的皮肤产生寒冷的感觉;色觉引起温度觉,红、橙、黄等颜色往往能给人以温暖的感觉;微弱的听觉刺激能增强视觉对颜色的感受性;咬紧牙关或握紧拳头,会使人感到身体某一部位的痛苦似乎减轻了些。可见,对某种刺激的感受性,不仅取决于对该感受器的直接刺激,而且还取决于同时受刺激的其他感受器的机能状态。这种不同感觉相互作用的一般规律是:较弱刺激能增强另一种感觉的感受性;而较强刺激则使这种感受性降低。

4. 感觉后像

刺激物对感受器的作用停止后,感觉现象并不立即消失,它能保留短暂的时间,这种现象称为后像。如电灯灭了,眼睛里还保留着亮灯泡的形象;声音停止后,耳朵里还有声音的余音在萦绕。

5. 感觉补偿

感觉补偿是指人的某种感觉能力丧失后,为适应生活的需要,使其他感觉的能力获得突出的发展。例如,盲人丧失了视觉,但其听觉、触觉、振动觉却得到了特别的发展等。

(三)感觉障碍问题

1. 感觉过敏

感觉阈值的降低,表现为对平常强度刺激的感受性增强。多见于神经衰弱、癔症的转换症状、更年期综合征、感染后的虚弱状态、躯体疾病恢复期等。

2. 感觉减退和感觉缺失

感觉阈值的升高,表现为对外界刺激的反应性降低,严重时达到感觉缺失的程度。此症状和体征更多见于神经系统疾病。感觉缺失最常见于癔症的转换症状。常出现感觉减退的情况有抑郁状态、木僵状态、催眠状态等。

例如:嗅觉消失。嗅觉灵敏度较低与鼻子呼吸有困难。人生病时,常常会出现嗅觉消失的情况。若因不明原因地闻不出气味则叫作失嗅,此症由于鼻腔阻塞,空气到达不了鼻子的灵敏区;其次是嗅觉神经受伤或损坏,以及脑的嗅觉中区发生病变。鼻阻塞性失嗅是由于鼻息肉、肿瘤和鼻黏膜肿胀造成的。鼻的嗅觉神经损伤多由于病毒感染和过敏反应,此外,头部损伤、鼻部手术或肿瘤也会造成嗅觉神经组织损伤。失嗅的人仍可靠舌头分辨出咸、酸和苦味，唯无法分辨香味。

3. 感觉统合失调

感觉统合失调是指外部的感觉刺激信号无法在儿童的大脑神经系统进行有效的组合，而使机体不能和谐地运作，久而久之形成各种障碍最终影响身心健康。感统训练最初是用于矫治学习困难或大脑功能发育不协调的儿童，以改善其感觉统合失调的症状。主要作用于两类儿童：多动症患儿和自闭症患儿。有研究表明，在感统失调的儿童中，患注意力缺陷多动症的约占41%。因为感统失调会引发注意障碍问题，是部分多动症患儿的成因。通过感觉统合训练可以增强个体对信息接收和统合能力，从而改善儿童自我控制的行动，减少其注意力不集中、目的多变等问题。另外，自闭症患儿的家庭诊疗中也常常听到感官统合处理失调，那是因为自闭者患者普遍存在感官接触有困难的现象，他们对视觉、触觉和听觉的讯息输入有极端强烈或无知觉的反应，这使他们无法加入典型的日常社交活动。

二、知 觉

（一）概念及其分类

知觉是人脑对直接作用于感官的客观刺激物的整体反映。个体把来自感觉器官的信息进行信息加工转化为有意义的对象。例如以视觉为例，来自感觉器官的信息为我们提供了某种颜色、边界、线段等个别属性，经头脑的信息组织与加工我们认出了"这是一个苹果或者装饰物"。感觉和知觉密不可分，既有联系又有区别，两者都是人脑直接作用于感官的反映；都属于感性认识阶段；感觉是基础、知觉是延展，两者之间是连续的。但是，感觉是以生理为基础的简单心理过程，知觉是受个体主观影响的心理过程；感觉是个体共有普遍现象，知觉存在较大个体差异，感觉同知觉不同；感觉是单一分析器活动的结果，知觉是多种分析器协同活动的结果。

【反思性思考】
根据感觉和知觉的区别与联系，反思感觉统合问题实质上是感觉问题还是知觉问题？
提示：感觉统合是指个体对感觉信息的整合能力。

根据知觉对象的不同，可将知觉分为物体知觉和社会知觉。

1. 物体知觉

物体知觉就是对物的知觉，对自然界中机械、物理、化学、生物种种现象的知觉。

（1）根据知觉过程中起主导作用的分析器，知觉可分为视知觉、听知觉、嗅知觉、味知觉和触摸觉等类型。

（2）根据人脑反映的事物特性分类，知觉可分为空间知觉、时间知觉和运动知觉，这是知觉最常用的分类方法。空间知觉包括形状知觉、大小知觉、深度知觉及方位知觉等；时间知觉是人脑对客观现象的延续性、顺序性和周期性的反映，如生物钟；运动知觉是人脑对物体空间位置移动的反映，受到动静状态、速度、参考系等因素影响。

在不同的心理状态下，人们对物体的知觉有很大差别。以时间知觉为例，有研究表明，在悲伤的情绪下，人们在时间估计方面会出现高估现象；在欢快的情绪下，在时间估计方面会出现低估现象。此外,运动知觉除了对物体本身的运动速度和轨迹有真动知觉以外,还有似动知觉和诱动知觉,后两者将静止的物品视为运动。这是由于知觉会受到个体主观因素的影响。

2. 社会知觉

社会知觉是个体在生活实践过程中对别人、群体以及对自己的知觉,也叫社会认知。包括对人的外部特征(外貌、姿态、行为举止等)的知觉,也包括人际交往中,通过对外部特征的知觉判断人的内部动机、兴趣、性格和心理状态等,从而形成对人的认识、印象和评价。可分为对他人的知觉、自我知觉和人际知觉(也叫群体知觉)。

社会知觉易受到情绪、动机的影响出现偏差。常见的社会知觉偏差有以下四种:

(1)第一印象。第一印象是指与陌生人初次相见对方给自己留下的印象。第一印象鲜明、深刻而牢固,会形成一种固定的看法,影响甚至决定着今后的交往关系,在社会知觉中起重要作用,常常造成"先入为主"的偏差。良好的第一印象是建立医患关系的第一步。

(2)晕轮效应。晕轮效应是指对人的某些品质、特征形成的清晰鲜明的印象掩盖了其余品质、特征的知觉。这是以偏概全,"一俊遮百丑""一坏百坏"的主观倾向。

> 【分析性思考】
> 请查阅文献《"晕轮"效应与临床》,思考社会知觉效应在医患关系建设中的作用。
> 提示:临床诊治过程是一个错综复杂的人际交往过程,医护人员作为诊治过程的组织者和主导者,应如何给患者和自己建立良好的社会知觉?

(3)刻板印象。刻板印象是指对社会上的各类人群所特有的固定的看法,或是对人概括、泛化的看法。一旦形成了刻板印象,个体在对人认知中就会不自觉地、简单地把某个人归入某一群体中去,会令人的认知产生偏差。

(4)近因效应。近因效应,是指在时间上最近获得的有关信息给人留下的深刻印象和强烈影响。在与熟人多次交往中,近因效应起很大的作用。熟人行为上表现出来的某种新异性会影响或改变第一印象的影响。

3. 错觉和幻觉

(1)错觉。

错觉是在特定条件下对客观事物必然产生的歪曲的知觉。只要客观条件具备,错觉必然发生,难以避免。错觉有许多种,可以发生在各种知觉中,如视错觉、听错觉等。其中以视错觉最为常见。其他错觉还有形重错觉、运动错觉、时间错觉、方位错觉,等等。在图 2-3 中,两条线段是等长的,由于箭头的朝向不同而造成一长一短的错觉(穆勒-莱依尔错觉)。在图 2-4 中,左右两个中心圆相等,但人们常觉得被大圆包围的中心圆比被小圆包围的中心圆小,这是大小对比造成的错觉(艾宾浩斯错觉)。

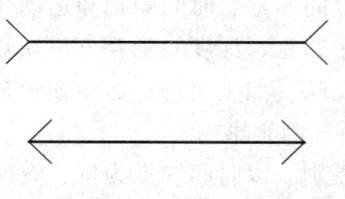

图 2-3　穆勒-莱依尔错觉

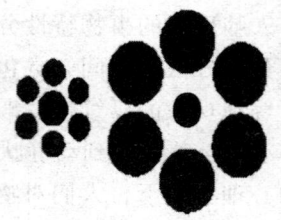

图 2-4　艾宾浩斯错觉

错觉的产生有其客观原因。错觉都是在知觉对象受背景条件干扰的情况下发生的，是知觉的情景发生了变化的结果。错觉的产生也有主观原因，如当前知觉与过去经验之间的矛盾，思维推理上的错误等。错觉还与各种感官之间的相互作用有关，如形重错觉。总之，错觉产生的原因比较复杂。错觉有时会给生活和社会实践带来麻烦，造成损失，但是，人们也可根据错觉发生的规律，运用错觉为实践服务。例如军事上的伪装可以迷惑敌人，球类比赛中运动员的假动作可造成对方的失误。

（2）幻觉。

幻觉是在没有外界刺激物作用于感觉器官的情况下产生的一种虚幻的知觉。

幻觉按产生来源划分可分为真性幻觉与假性幻觉两种。真性幻觉又称完全性幻觉、知觉性幻觉，系指患者体验为经由感官所感知到的实际不存在的、来源于客观空间、具有"真实"鲜明生动的幻觉，患者坚信不疑，伴有相应的思维、情感和意志行为反应。假性幻觉是幻觉形象不够鲜明生动，产生于患者的主观空间，如脑内、体内。幻觉不是通过感觉器官而获得，如听到肚子里有说话的声音，可以不用自己的眼睛就能看到头脑里有一个人像。虽然幻觉的形象与一般知觉不同，但是患者却往往非常肯定地认为他的确是听到了或看到了，因而对此坚信不疑。

幻觉可以影响人的行为和思想感情。身心健康的人很少有幻觉，只有在特殊心理状态下，如疲劳、入睡前、刚睡醒时，才偶尔出现幻觉，而且时间短暂。对精神病患者来说，幻觉则是一种常见症状，持续很久，这是严重的知觉障碍。

幻觉按产生的结构性质，可分为要素性幻觉（或称原始性幻觉）、完全性幻觉、不完全幻觉（或伪幻觉）、思维化声、思维显影、精神性幻觉和其他特殊幻觉（如机能性幻觉、镜像幻影等）。上述这些幻觉可见于精神分裂症与某些器质性脑病。

幻觉按产生的感觉器官，可分为幻听、幻视、幻嗅、幻味、幻触和本体幻觉。其中幻听最为常见。病人听到各种声音，常为言语声。其来源、清晰程度和内容各不相同。病人有相应的情绪和行为反应，如与幻听对骂，或侧耳倾听等。幻听可为评论、争论或命令的内容，如为命令性幻听，可直接支配患者的行动。幻视多见鲜明生动的形象，亦可为支离破碎的人形或令人惊恐的怪物猛兽。多见于感染、中毒所致的精神障碍。幻嗅、幻味较少见，病人可闻到各种特殊的气味，尝到特殊味道等，常见于颞叶癫痫与精神分裂症。幻触病人感到其皮肤黏膜有虫爬、通电、火灼、手抓等异常感觉，可见于中毒性精神病与精神分裂症。本体幻觉较少见，包括内脏幻觉、运动幻觉和前庭幻觉。更年期发生的抑郁症常有内脏幻觉。运动幻觉指病人处于静止状态时自觉身体某部位有运动感，以精神分裂症多见。前庭幻觉指病人自感失去平衡，从而引起奇特姿势和行为，可见于精神分裂症和脑干器质性病变。

（二）知觉的特性

知觉使我们周围的世界变得有意义，它包含了若干相互联系的作用或过程，如检测、分辨和识别等。从信息加工的观点看，我们将刺激的个别部分或属性组合在一起，形成特定知觉物的心理表征。人的知觉信息加工表现出四种特性，选择性、整体性、理解性和恒常性。

1. 选择性

同一时间作用于人的客观事物是复杂多样的。在某一瞬间，人不可能对所有事物进行感知，而总是有选择地把某一事物作为知觉对象，与此同时把其他事物作为知觉背景，这就是选择性。分化对象和背景，将对象鲜明化、背景模糊化的选择性是知觉最基本的特性。知觉过程中的对象和背景不是固定不变的（见图 2-5）。

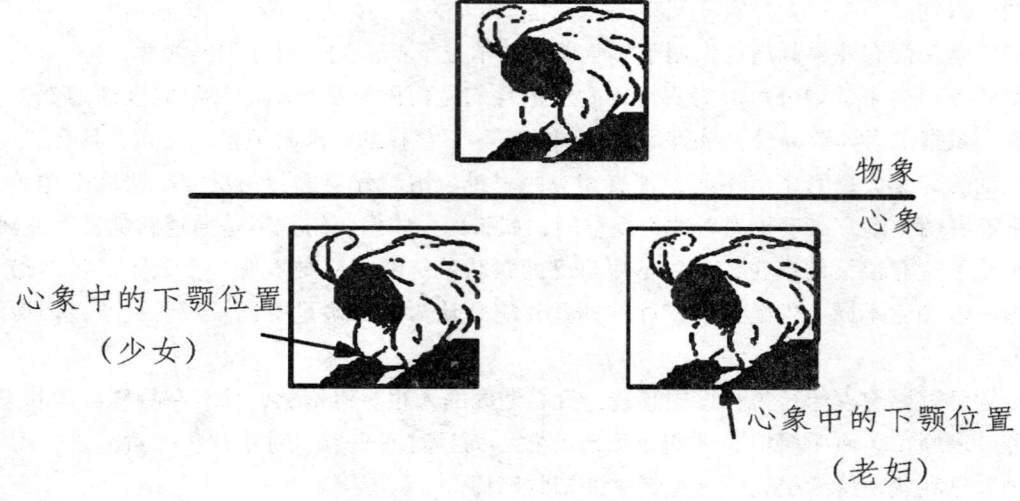

图 2-5　花瓶与人面图

2. 整体性

在知觉过程中，人们不是把知觉对象感知为个别的、孤立的几个部分，而是倾向于把它们组合为一个整体，这种反映事物的整体和关系的特性称为知觉整体性。例如，同样一个图形，当它处在数字序列中时，我们把它知觉为 13，而当它处在字母序列中时，我们又把它知觉为 B。组成事物整体的各部分和属性对整体知觉的作用并不都是一样的，关键性的成分对知觉的整体性起决定作用。如漫画家作画，只要抓住了事物的特点和关键部分，不管画的比例正确与否，线条粗细如何，人们一眼就能看出画的是什么，反映的是什么。知觉整体性的形成不是随意的，它遵循着一定的规则，研究者发现相似的、接近的、闭合的、连续的物体更容易被作为一个整体知觉（见图 2-6）。

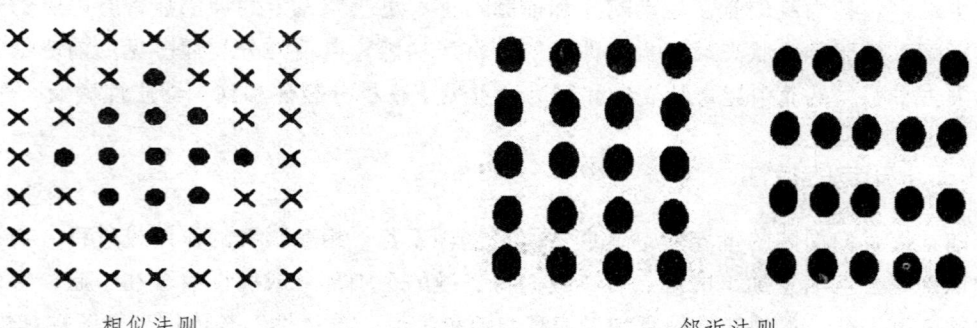

相似法则　　　　　　　　　　邻近法则

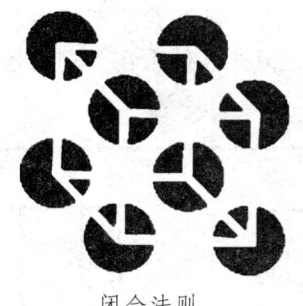 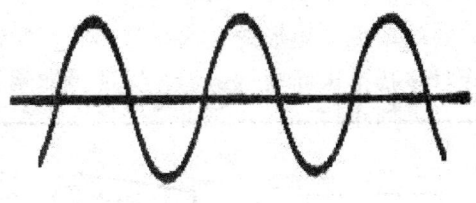

闭合法则　　　　　　　　　　　　　　　连续法则

图 2-6　知觉组织法则

3. 理解性

知觉过程中，人们根据已有的知识经验对感知的信息进行加工，进行语义的概括和理解，使之具有一定的意义。首先，在对知觉对象理解的过程中，经验是最重要的。其次，言语的指导对知觉的理解性也有较大的作用。在较为复杂、对象的外部标志不很明显的情况下，言语的指导作用能唤起人们的过去经验，有助于对知觉对象的理解。最后，知觉对象本身的特点也影响知觉的理解性。此外，知觉的理解性还受人的情绪、动机、态度以及实践活动的任务等因素的影响。

斑点图（见图 2-7）是常用于说明知觉理解性的例子。斑点图在感觉水平上看来，只是一些斑点的散乱排布，没有意义。而由于知觉的理解性，人们可以根据知识经验寻找斑点之间的联系，形成完整的知觉对象，并做出合理解释。

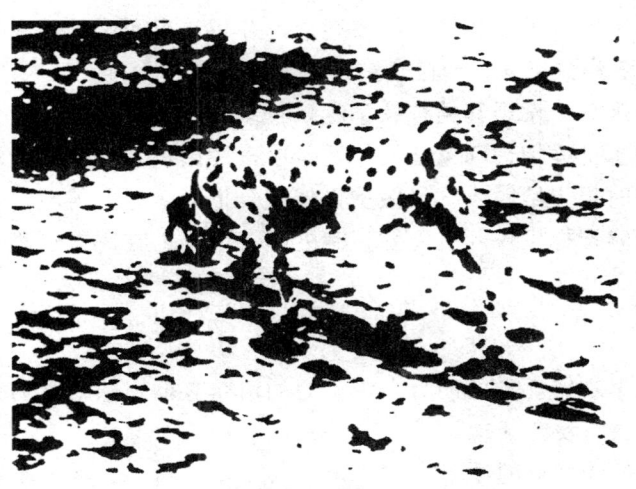

图 2-7　你看到了什么？

4. 恒常性

当知觉条件发生一定变化时，知觉的映象仍然保持相对不变，这就是知觉恒常性。常见的知觉恒常性以视知觉为主，有颜色恒常性、大小恒常性、形状恒常性等。例如，阳光照射下的白色墙壁与阴影中的角落，其反射出来的亮度差别很大，但人们却把它们感知成亮度相等的白色。这是颜色恒常性。学生坐在第一排座位上看老师与坐在最后一排座位上看老师，老师在他们视网膜上的像大小不一，但学生总是把老师看成具有特定大小的形象，这就是大小恒常性。无论你在教室的哪个地方看教室的门,也无论教室的门是开着的还是关着的,你总把教室的门看成是矩形的,这就是形状恒常性(见图 2-8)。恒常性使人在不同的条件下,始终保持对事物本来面貌的认识,保证了知觉的精确性。

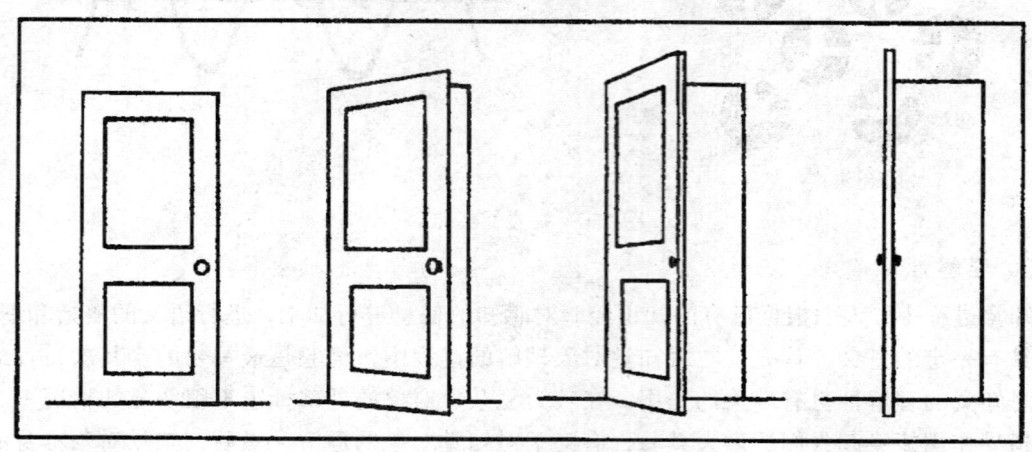

图 2-8　形状恒常性

(三)观察力

1. 概念

观察是特殊的知觉活动,是有目的、有计划、持久的知觉活动。一般包括自然观察和实验观察两大类。医学中使用观察的情况比较频繁,并且具有明确的观察时限和观察指标。例如某医院儿科收治一名高热患儿,经医生初诊"发烧待查,不排除脑炎"。急诊值班护士凭多年经验,对患儿仔细观察,发现其精神状态越来越差,末梢循环不好,伴有谵语,但患儿颈部不强直。于是,护士又详细询问家长,怀疑是中毒性菌痢。经肛门指诊大便化验,证实为菌痢,值班护士便及时报告给医生。经医护密切配合抢救,患儿得救。这个案例中,护士善于观察,及时根据观察指标发现问题,并正确处理。因此,在医护过程中,观察力的训练尤为重要。

2. 观察力培养

观察力是人们从事观察活动的能力。观察力的培养有助于感知觉的发展,培养观察力主要需从以下几个方面进行实践活动:

(1)有明确的目的和周密的计划。

在观察之前,必须有明确的目的,要有观察的中心和观察的范围,这样才能把自己的知觉严密地组织起来,并集中于所要观察的事物上。在对病人的病症进行初步观察和进一步判断性观察的过程中,都需要确定基本的观察点、观察要素和观察计划。

(2)有必要的预备知识。

在观察之前,知识准备越充分,观察的效果就越好。相反,观察前毫无准备,在观察中往往"视而不见,充耳不闻",例如老师要同学们观察一个盆腔炎患者,然后写一篇观察记录文,有知识基础和观察经验的同学,写的内容丰富,要点细致,并有初步判断,而初次接触病例观察的同学往往无从下笔。

（3）良好的观察思维习惯。

首先是客观，尊重事实，大胆质疑，而不是胡乱猜疑。其次，要从多方面考虑问题，从多个角度入手观察，相互印证。最后，对观察的现象要反复检查。

（4）有一定的观察顺序。

有研究表明，散乱的观察往往会遗漏重要信息。对事物的观察，有几种顺序：由近到远或由远到近；观察整体，得出总体印象；观察部分与部分之间的联系；观察各个重要的细节。

（5）做好观察记录和总结。

我们在进行观察时，所使用的技术、仪器、当时的环境条件、所得的数据和发现的新现象，以及我们当时的感想等，单凭头脑是记不住的，应该及时而准确地记录下来，以便进行深入的研究。如对腹泻病人进行病情观察，要记录其排便的性质、次数等，必要时留取标本送检；如病情危重者，要注意其生命体征的变化；如疑为传染病则按肠道隔离原则护理。

（四）知觉障碍问题

知觉障碍是指在感觉输入系统完整的情况下，大脑皮质特定区域对感觉刺激的认识和整合障碍，可见于各种原因所致的局灶性或弥漫性脑损伤患者。损伤部位和损伤程度不同，知觉障碍的表现亦不相同。

1. 躯体构图障碍

躯体构图障碍是指识别自己和他人身体部位的能力障碍，表现为不能执行需要区别身体部位的指令。躯体构图障碍多由顶叶损伤引起，包括躯体失认、单侧忽略、疾病失认、手指失认、左右分辨困难等。

2. 空间关系综合征

空间关系综合征是指个体在观察两者之间或自己与两个及以上物体之间的位置关系和距离上表现出障碍。最常见于右侧脑损伤的患者。具体包括图形背景分辨困难、空间定位障碍、空间关系障碍、地形定向障碍、物体恒常性识别障碍、距离与深度知觉障碍等。

3. 失认症

失认症指不能通过特定的感觉方式认识以往熟悉的事物，但仍可以利用其他感觉途径对其识别的一类症状。常见于脑外伤及脑卒中患者。失认症分为视失认、触觉失认和听失认。

4. 失用症

失用症即为运用障碍，是指脑损伤后大脑高级部位功能失调，表现为不存在瘫痪和深感觉障碍的情况下肢体的运用障碍，是后天习得的、随意的、有目的性的、熟练能力的运用行为障碍。患者神志清楚，对所要求完成的动作能充分地理解，却不能执行，不能完成他原先早已掌握了的、病前能完成的、有目的性的技巧动作。包括面部运用障碍、手的运用障碍、躯干和下肢的运用障碍、物品处理的运用障碍、绘画障碍、结构障碍等。

综上所述，知觉障碍表现形式较多，需做好功能障碍的评估确认工作。同时，在脑损伤患者的康复过程中，认知功能损害是阻碍患者肢体功能与日常生活活动能力改善与提高的重要因素。重视各种认知功能障碍的临床表现，及时检查、及时诊断，将有助于及时治疗认知障碍，有助于缩短脑损伤患者的康复疗程，促进脑损伤的康复。康复训练对减轻症状及延缓病情的恶化具有重要的作用。训练包括注意力训练、记忆训练、计算力训练及知觉障碍的训练等。

三、意识和注意

（一）概念及其分类

1. 意识及其分类

人的意识产生于脑部，是一种高级的心理官能。根据生物学的观点，人的大脑、小脑、丘脑、下丘脑、基底核等，将视觉、听觉、触觉、嗅觉、味觉等各种感觉信息，经脑神经元逐级传递分析为样本，由丘脑合成为丘觉，并发放至大脑联络区，令大脑产生觉知，即人的意识。根据心理学的观点，意识是赋予现实的心理现象的总体，是个人直接经验的主观现象，是一种心理状态。

精神分析心理学家弗洛伊德认为，人的心理包含两个主要的部分：意识和无意识。意识是能够觉察到的心理活动；无意识包含人的本能冲动，以及出生后被压抑的人的欲望。这种欲望因为社会行为规范不允许满足，而被压抑在内心深处，意识不能将其唤起。它不同于觉察不到的通常意义上的"无意识"，为避免混淆，后来经常将其叫作潜意识。

意识有不同的状态，分为醒觉状态下的意识、低觉知的意识状态、睡眠与梦境。睡眠与梦的意识状态是近两年的研究关注点。

2. 注意及其分类

注意是心理活动对一定对象的指向和集中。指向性和集中性是注意的两个基本特征。注意是普遍的心理现象，但不是一个独立的心理过程，它与其他心理过程联系在一起，如感知觉、思维，具有组织心理活动的特性。注意是一种内部的心理状态，它以人的外部行为表现出来的，主要体现为有适应性运动、无关运动停止和生理运动的变化。例如，人在集中注意时，呼吸会变得轻微而缓慢，出现吸气短促、呼气延长的情况。在注意紧张时，还会出现心跳加速，甚至出现呼吸暂时停歇的现象，即所谓的"屏息"。

根据巴甫洛夫的观点，注意是有机体对外界刺激的一种定向反射，定向反射对有机体的生存具有重要的生物学意义。他说："这种反射的生物学意义是极其巨大的。如果动物没有这种反射的话，那么可以说，它的生命每分钟都是处于千钧一发的危险境地。而我们人类的这种反射却发达得极其遥远。它最后表现为求知欲，创造了科学，使我们可以高度地并且无止境地来确定对周围世界的定向。"

根据注意的产生和保持有无目的性及是否需要意志努力，可将注意分为无意注意（不随意注意）、有意注意（随意注意）和有意后注意（随意后注意）三种。

（1）无意注意。

无意注意是事先没有预定目的，也不需要付出意志努力的注意，又称不随意注意。例如，在安静的夜里，突然一支笔掉在地上，人们都会不由自主地向它望去。引发无意注意因素很多，其中客观因素有刺激物的强度、新颖性、变化活动性、对比性等，主观因素有个体的需要、兴趣、情绪状态、技能状态等。

（2）有意注意。

有意注意是事先有预定目的，需要付出意志努力的注意，又称随意注意。例如，学生根据学习需要对两个病例进行比较性学习时所表现出的注意，就是有意注意。有意注意事先有预定目的，自觉性较好，保持时间较长，但人在有意注意状态下消耗精力多，很容易因疲劳导致注意分散。引发有意注意的条件有注意习惯、意志力水平、兴趣和态度、对任务的理解等，同时有意注意也受到刺激物的特点和机体状态的影响。

（3）有意后注意。

有意后注意是事先有预定目的，但不需要付出意志努力的注意。它是在一定的条件下由有意注意转化而来的。它的形成有两个条件：一是要对活动有浓厚的兴趣；二是活动的自动化。人在有意后注意状态下消耗精力较少，不容易疲劳，工作效率高。例如：人们在打电话的同时也能熟练地骑自行车。

（二）注意的品质

注意的特征也称为注意的品质。注意有四种品质，包括注意的广度、注意的稳定性、注意的转移和注意的分配，这是衡量一个人注意力好坏的标志。

1. 注意广度

注意广度指注意的范围，是个体在同一时间内能清楚地把握注意对象的数量。如"一目十行"就是注意广度的表现。研究发现，成人在 1/10 秒内一般能注意到 8~9 个黑色的圆点或 4~6 个没有联系的外文字母。

影响注意广度的因素主要包括三个方面：一是对象的特点，对象越集中，排列越有规律，注意的广度也就越大；二是个体经验和心理状态，个体对自己熟悉的事物注意范围大，心情处于紧张状态下注意范围小；三是活动的性质和任务，关注细节的注意过程其广度会缩小。

2. 注意稳定性

注意稳定性指注意的持久性，是指对一定的事物或是一类活动注意所能持续的时间。这是注意在时间上的特征。与注意稳定相反的状态是注意分散，即分心。注意的稳定性也有广义和狭义之分。广义上来说，注意在某项活动上保持的时间。狭义上认为，人在注意同一事物时，很难长时间地对注意对象保持固定不变。例如，把一只表放在被试耳边，保持一定距离，使他能隐约听到表的嘀嗒声。结果被试时而听到表的嘀嗒声，时而又听不到。注意这种周期性变化的现象，叫作注意的起伏。

影响注意稳定性的重要因素有：（1）是否有明确的任务；（2）是否进行积极的思维活动；（3）注意对象的特点；（4）注意活动方式是否多样化；（5）个体的情绪和身体状况；（6）主体的意志力水平。

3. 注意的转移

注意的转移是指根据活动任务的要求，主动地把注意从一个对象转移到另一个对象。注意的转移不同于注意的分散,它是根据任务需要,有目的地、主动地转换注意对象,为的是提高活动效率。

影响注意转移的因素有四个方面,主要取决于原来注意的紧张度、前后活动的关系、个人的兴趣和情感强弱、个体的神经类型及已有的习惯等因素。神经类型灵活性高的人比不灵活的人更容易实现注意的转移,自控能力强的人比自控能力弱的人更善于主动及时地进行注意的转移。

4. 注意的分配

注意的分配是指个体的心理活动同时指向不同的对象的特点,即"一心二用"。注意分配在人的实践活动中有重要意义。如医生在诊疗时,一边检查病人病症,一边与病人家属了解相关情况,还一边记录相关信息。

注意分配比较困难,需要在一定条件下产生,主要取决于活动的熟练程度。如果同时进行的多项活动中只有一项是不熟悉的,其余活动都已达到"自动化"或"半自动化"的程度时,注意就能较好地分配到这几项活动中来。同时进行的几种活动有必然内在联系,也能促进注意分配。

(三)意识和注意的障碍问题

1. 意识障碍

意识活动包括觉醒和意识内容两方面。上行网状激活系统和大脑皮质的广泛损害可导致不同程度觉醒水平的障碍,而意识内容变化则主要由大脑皮质病变造成。可区别为意识野狭窄、意识混浊、朦胧状态。其中,意识混浊又可根据清晰度障碍和程度不同而区别为嗜睡、昏睡、昏迷三种状态,而昏迷有浅昏迷、中度昏迷、深昏迷三度。

确定意识障碍的程度或类型的常用方法有:

(1)临床分类法。主要是给予言语和各种刺激,观察患者反应情况并加以判断。如呼叫其姓名、推摇其肩臂、针刺皮肤、与之对话和嘱其执行有目的的动作等。

(2)Glasgow昏迷量表评估法。主要依据对睁眼、言语刺激的回答及命令动作的情况对意识障碍的程度进行评估的方法。

意识障碍的诊断需重点检查神经体征和脑膜刺激征,也可做实验室检查,以确定意识障碍的病因。

2. 注意障碍

注意障碍是一种精神症状。临床上大致可分为三个方面:注意程度方面的障碍(注意增强和注意减退);注意稳定性方面的障碍(随境转移和注意固定);注意集中性方面的障碍(注意迟钝、注意狭隘和注意缺陷性障碍)。

(1)注意增强。

注意增强指病人对微不足道的事情过度关注,有时觉得虚弱。注意增强有两种,一种是注意指向外在的某些事物,如具有妄想观念的病人,过分地注意看他所怀疑的人的一举一动,甚至对某些微小细节都保持高度注意和警惕。另一种是指向病人本身的某些生理活动,如神经症患者的疑病观念,这些患者过分地注意自身的健康状态或那些使他忧愁的病态思维内容。

（2）注意减退。

即注意力不集中，患者难于在较长时间内将注意集中于某一事物，以致注意很容易分散，即使看了很长时间的书，结果仍不知所云，就像没读过一样。

（3）随境转移。

表现为被动注意的兴奋性增强，但注意不持久，注意的对象不断转移。如处于兴奋状态的躁狂症患者，注意力易受周围环境中的新现象所吸引而转移，以致不断改变话题和活动内容，而这种注意力不能持久，外界的偶然变动又会将患者注意力吸引到另一方面去。

（4）注意固定。

患者的注意稳定性增强。如某些发明家和思想家，固定注意一定的观念，牢固的观念控制了他们整个的意识，特别是这种思考与相当强烈的情绪反应有联系时。

（5）注意迟钝。

患者的注意兴奋性的集中困难和缓慢，但是注意的稳定性障碍较小，患者对回答第一个问题完全正确，但对他人接连不停地提出第二、第三个问题时，他人的回答就显得缓慢，主要是由于注意的兴奋性缓慢和联想过程的缓慢，多见于抑郁症。

（6）注意狭隘。

患者的注意范围显著缩小，主动注意减弱，当患者集中于某一事物时，而其他一般易于唤起注意的事物并不引起患者的注意，见于蒙眬状态和痴呆。

（7）注意缺陷性障碍（ADD，常称多动症）。

儿童的一种心理障碍，2%~10%的学龄儿童患此症。其临床表现主要为多动—冲动、注意力不集中及由此导致的学习困难和行为异常，但智力正常或处于边缘状态。多动症儿童注意障碍主要表现在注意的集中性、稳定性和选择性等特征上的异常。正常儿童在不同年龄阶段注意集中的时间不同，随着年龄增长而逐渐延长。一般来说，2~3岁时专注时间为10~12分钟，5~6岁达12~15分钟，7~10岁为20分钟，10~12岁为25分钟，12岁以上可以达到30分钟以上。注意缺陷障碍的孩子专注时间短于上述范围，因此，他们很难维持注意较长时间去从事某一活动，每节课听5~10分钟就坚持不下去了，做事往往有始无终，不能完成父母分配的任务，做感兴趣的事情维持的时间可能会长一些。

综上所述，注意和意识密不可分。在注意条件下，意识与心理活动指向并集中于特定的对象，从而使意识内容或对象清晰明确，意识过程紧张有序，并使个体的行为活动受到意识的控制，而进入意识的具体过程则可能是无意识的。但是，注意不等同于意识。注意是一种心理活动或"心理动作"，而意识主要是一种心理内容或体验。乌申斯基曾指出："'注意'是我们心灵的唯一门户，意识中的一切，必然都要经过它才能进来。"

四、记　忆

（一）概念及其分类

1. 记忆的概念

记忆是人脑对经历过的事物的反映。按时序发生的先后，记忆可分为先记和后忆两部分。

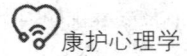 康护心理学

"记"包括识记和保持,"忆"包括再认和再现。从信息加工观点来看,记忆就是对输入信息的编码、贮存和提取的过程。

记忆过程中,感知过的事物不在眼前而在头脑中重现出来的形象,叫作记忆表象。表象具有直观性、概括性和可操作性。例如:你回忆母亲的样子,是图像式的,但是这种图像往往是多次形象的组合。表象在记忆中占有重要的地位,是记忆的主要内容。在记忆中,我们能够回忆过去的事物,并且能够记起很久以前看到的人、事,听到的声音,主要是依靠表象来实现的。表象是由感性认识向理性认识过渡的桥梁,也是想象的基础。

2. 记忆的分类

(1)根据记忆内容的不同,记忆可以分为形象记忆、语词逻辑记忆、情绪记忆和运动记忆。

形象记忆,以感知过的事物的形象为内容的记忆。具有直观形象性的特点,所反映的通常又是事物大体轮廓和一些主要特征。如"闻其声知其人""余音绕梁、三日不绝"等。形象记忆在人的社会实践活动中有重要意义,如画家、建筑师富于视觉表象,音乐家擅长听觉表象,化学家富于嗅觉表象,运动员和舞蹈演员精于动作表象,厨师在味觉上有较好的表象,雕塑家、外科医生则体现出触觉表象的优势。

语词逻辑记忆,以语词所概括的逻辑思维为内容的记忆。具有高度的概括性、理解性和逻辑性。语词不仅可以使人们了解事物间或表象间的相互联系,而且还可以标志词与词之间的联系。语词逻辑记忆的信息量最大。

情绪记忆,以体验过的情绪、情感为内容的记忆,具有鲜明、生动、深刻、情境性等特点。乡愁是一种典型的情绪记忆。运用情感记忆欣赏一部好的文艺作品时,往往能做到"身临其境"。

运动记忆,以自己做过的动作、运动及其系统为内容的记忆。容易保持和恢复是其显著特点。当你学会骑自行车、游泳、打球等运动后,即使过很长时间也不会忘记,这是主管运动的小脑对肌肉运动的"反馈调节",称"运动记忆"。

(2)根据记忆过程中信息保持的时间长短不同,将记忆分为瞬时记忆、短期记忆和长期记忆三个阶段。

瞬时储存系统也叫感觉登记,当一种信息在一个极短暂的时间内保留着这种信息的印象,保持时间为0~2秒。

短时记忆也叫工作记忆,信息呈现一次后,保持在1分钟以内的信息。短时记忆的信息保持时间很短,其容量有限,一般为7±2个组块。

长时记忆是信息在记忆中的储存超过1分钟以上的记忆。其保持的时间长、容量极大,以意义编码为主。

(3)按心理活动是否带有意志性和目的性分类,可以将记忆分为无意记忆和有意记忆。

无意记忆包括无意识记和无意回忆两个部分。无意识记是没有预定目的,不经任何意志努力的识记,具有偶然性、片段性、自发性等特点。无意回忆也是在无任何目的和意志努力的情况下自发产生的回忆现象。

有意记忆包括有意识记和有意回忆两个部分,它是人获得系统科学知识、完成特定任务

和积累个体经验的主要记忆形式。有意记忆一般有三个特点：有预定目的、需意志参与、采取一定的方法和步骤。

（4）根据提取记忆信息时有无意识可分为外显记忆和内隐记忆。

内隐记忆是指在不需要意识或有意回忆的情况下，个体的经验自动对当前任务产生影响而表现出来的记忆，其特点是自动化。

外显记忆是指在意识的控制下，当个体需要有意识地或主动地收集某些经验用以完成当前任务时所表现出的记忆。它对行为的影响是个体能意识到的。

（二）记忆的过程

记忆过程包括识记、保持、回忆（再认和再现）三个基本阶段。用信息加工的术语，就是人脑对外界输入信息进行编码、存储和提取的过程。

1. 识记

识记是指通过对事物的特征进行区分、认识并在头脑中留下一定印象的过程。识记是使新的信息与人已有的知识结构形成联系，大部分识记过程需要通过反复感知。

作为记忆过程的第一环节，识记根据其是否有目的可分为：无意识记和有意识记。无意识记带有选择性，一般容易对感官上强烈或重大刺激和符合人的需求、情绪体验的内容产生作用。无意识记对人们知识经验的获得有积极作用，但是无意识记不能保证学生获得系统的文化科学知识。因此，在教学过程中，大量的识记内容应通过有意识记来获得。识记的目的性决定了有意识记过程是对识记内容的一个积极主动的编码过程。这种编码包括"识记什么"和"怎样识记"。因此，引导学生建立目的和方法是保证有意识记的重要过程。

根据识记时对材料是否理解，也可以把识记分为：机械识记和意义识记。机械识记是指在材料本身无内在联系或不理解其意义的情况下，按照材料的顺序，通过机械重复方式而进行的识记。如对无意义音节、地名、人名、历史年代等的识记。意义识记是在对材料内容理解的基础上，通过材料的内在联系而进行的识记。理解是对材料的一种加工，它根据人的已有知识经验，通过分析、比较、综合来反映材料的内涵以及材料各部分之间的关系。意义识记应该是学生识记的主要形式。

2. 存储中的遗忘

遗忘是指识记过的材料不能回忆或者回忆错误的现象。遗忘虽是一种复杂的心理现象，但其发生发展也是有一定规律的。德国心理学家艾宾浩斯用无意义音节作记忆材料，用节省法计算保持和遗忘的数量，根据他的实验结果绘成描述遗忘进程的曲线，即艾宾浩斯记忆遗忘曲线（见图2-9）。该曲线表明了：遗忘的进程是不均衡的，呈先快后慢的遗忘速度。

产生遗忘的原因，既有生理方面的，如因疾病、疲劳等因素造成的遗忘；也有心理方面的。主要有四种学说：痕迹衰退说、干扰说、压抑说、同化说。

3. 提取——再认和再现

（1）再认。

再认是过去经历的事物重新出现时，能够被识别和确认的心理过程。原有经验的巩固程度会影响再认速度，一般过去经验很清晰、准确地被保持，当再次出现时，再认速度较快。此外，原有事物与重新出现时的相似度、个体的特征等亦会影响再认过程。

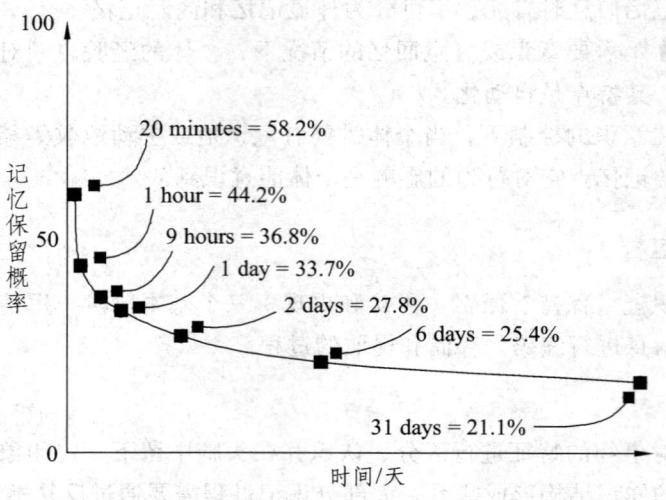

图 2-9　艾宾浩斯记忆遗忘曲线

（2）再现。

回忆发生在一定诱因的作用下，对过去经历的事物在头脑中再现的过程。一般简答题、论述题的提取过程就是再现回忆。

（三）障碍与康复

1. 含义

记忆障碍指个人有关记忆机能的失调或失控，可以在识记、保存、认知、回忆等不同部分发生。记忆障碍可能是由于病理生理性的或情境性的原因引起永久性或暂时性的记忆障碍，痴呆、脑外伤、精神发育迟滞、一氧化碳中毒、应激障碍等均可引起记忆障碍，往往是与前额叶、边缘系统、基底神经节、颞叶新皮层等神经机制的受损有关。一般可采用韦氏记忆量表、行为记忆测试、临床记忆量表对记忆进行检查。

2. 临床分类

（1）记忆减弱。

记忆减弱指记忆过程全面的功能减退。最常见于脑器质性精神障碍，如痴呆症患者，也可见于正常老年人。

（2）遗忘综合征。

遗忘综合征也称回忆的空白。指对局限于某一事件或某一时期内的经历产生遗忘，不是记忆的普遍性减弱，而是一种回忆的丧失。①顺行性遗忘，凡不能保留新近获得的信息的称为顺行性遗忘症。患者对于一个新的感觉性信息虽能做出合适的反应，但只限于该刺激出现时，一旦该刺激物消失，患者在数秒钟就失去做出正确反应的能力。所以患者易忘近事，而远的记忆仍存在。本症多见于慢性酒精中毒者。②逆行性遗忘，正常脑功能发生障碍之前的一段时间内的记忆均已丧失的,称为逆行性遗忘症;患者不能回忆起紧接着本症发生前一段时间的经历。一些非特异性脑疾患(脑震荡、电击等)和麻醉均可引起本症。③进行性遗忘,即患者除有遗忘外,同时伴有日益加重的痴呆和淡漠,随大脑损害的不断加重,记忆损害也进行性加重,其受影响较大的是再认和回忆,常见于多发性脑梗死性痴呆、脑动脉硬化、老年性痴呆等。④心因性遗忘,其具有选择性遗忘的特点,即所遗忘的事情选择性地限于痛苦经历或可能引起心理痛苦的事情。多在重大心理应激后发生,可见于急性应激障碍。

(3)错构。

错构指患者在回忆自己亲身经历的事件时,对地点、时间等的记忆出现错误或混淆,如将此时间段内发生的事情回忆成在另外时间里发生的。常见于酒精中毒性精神病、智力落后等患者。

(4)虚构。

虚构指患者对某段亲身经历发生遗忘而用完全虚构的故事来填补和代替,随之坚信。有些患者所谈内容大部分为既往记忆的残余,在提问者的诱导下串联在一起丰富生动又显得荒诞不经,但转瞬即忘,临床上称为虚谈症,多见于脑器质性精神障碍,如痴呆患者和慢性酒精中毒性精神病。

(5)潜隐记忆。

潜隐记忆又称歪曲记忆。患者将别人的经历或者自己曾经的所见所闻回忆成自己的亲身经历或者将本人的真实经历回忆成自己所见所闻的别人的经历。

3. 记忆康复

记忆康复训练中,需帮助患者建立一个持续恒定重复的环境和常规作息,将外界环境中信息的量和呈现的条件进行有效控制,帮助患者发展和有效地利用内外环境中的记忆辅助物和记忆策略。

记忆障碍的康复训练有两类策略:一是利用残留的外显记忆进行康复训练,常见方法有图片刺激法、编故事发、层叠法、PQRST记忆法、视意象法、联想法、倒叙法、关键词法、自问法、现场法等。二是利用相对完整的内隐记忆系统进行康复训练,常见方法有无错误学习法。

五、思 维

(一)概念及其发展

1. 概念

思维是个体以已有的知识为中介,对客观事物的概括和间接的反映。它是一种内隐的认知操作过程,是认识过程的高级阶段。

概括性和间接性是思维的两大特点。思维的间接性指的是通过已有经验或其他事物为中介来认识事物,间接认识当前不能直接感知的事物。例如医护人员虽不能直接看到病人体内各种脏器的病变,却能通过听诊、切脉、量体温、量血压、化验以及各种医疗器械,经过思维加工间接地判断出其内脏的病情。思维的概括性指的是对一类事物的本质和规律性的认识。例如通过长期的临床工作，医学已发现乙型肝炎、黄曲霉素污染都是肝癌的诱因，这种对事物间规律的理性认识体现了思维的概括性。

2. 思维的发展

人的思维能揭示事物的本质特征和内部联系，并主要表现在概念形成和问题解决的活动中。著名发展心理学家让·皮亚杰通过对儿童系统的观察把个体认知发展过程分成四个阶段。

（1）感知运动阶段（0~2岁）。

这个阶段的儿童的主要认知结构是感知运动图式，是凭借直接感知，伴随实际动作进行的思维活动。例如，幼儿在学习简单计数和加减法时，常常借助于数手指，实际活动一停止，他们的思维便立即停下来。成人也有动作思维，如学习开车。不过，成人的动作思维是在经验的基础上与语言相联系，区别于儿童的动作思维。

（2）前运算阶段（2~7岁）。

儿童将感知动作内化为表象，可凭借心理符号（主要是表象）进行思维，从而使思维有了质的飞跃。如儿童计算3+4=7，不是对抽象数字的分析、综合，而是在头脑中用三个手指加上四个手指，或三个苹果加上四个苹果等实物表象相加而计算出来的。儿童这一阶段的思维表现出自我中心主义、不可逆性、不守恒等特点。

（3）具体运算阶段（7~12岁）。

儿童的认知结构由前运算阶段的表象图式演化为运算图式。具体运算思维的特点：具有守恒性、脱自我中心性和可逆性。皮亚杰认为，该时期的心理操作着眼于抽象概念，属于运算性（逻辑性）的，但思维活动需要具体内容的支持。例如，要考虑走哪条路能更快到达目的地，便须在头脑中出现若干条通往目的地的路的具体形象，并运用这些形象进行分析、比较以做出选择。这阶段主要支持的是形象思维，在青少年和成人中仍是一种主要思维类型。

（4）形式运算阶段（12岁及以后）。

儿童思维发展到抽象逻辑推理水平。这个阶段儿童思维能够摆脱现实的影响，关注假设的命题，进行假设—演绎推理。假设—演绎推理是先提出各种解决问题的可能性，再系统地评价和判断正确答案的推理方式。假设—演绎的方法分为两步，首先提出假设，提出各种可能性；然后进行演绎，寻求可能性中的现实性，寻找正确答案。学生理解、论证科学的概念和原理以及日常生活中人们分析问题、解决问题等，都离不开现阶段的抽象逻辑思维。

（二）基本过程

思维是人类所具有的一种高级心理现象，思维的过程是人们运用概念、判断、推理的形式对外界信息不断进行分析、综合、比较、抽象和概括等的过程。

1. 分析与综合

分析与综合是最基本的思维活动。分析是指在头脑中把事物的整体分解为各个组成部分的过程，或者把整体中的个别特性、个别方面分解出来的过程。如人体的组织被分析为有上皮组织、肌肉组织、结缔组织、神经组织。综合是指在头脑中把对象的各个组成部分联系起来,或把事物的个别特性、个别方面结合成整体的过程。如医生在判断病症时,往往不是凭单个症状决定,而是综合把握疾病现阶段的各种病症和病理而确定。

分析和综合是相反而又紧密联系的同一思维过程不可分割的两个方面。分析可以帮助人认识事物的基本特征、属性和结构,是认识事物的基础;没有分析,人们认识客观事物是较为笼统模糊的。综合能认识事物间的区别、联系和规律,是以分析为基础对事物进行完整认识,避免盲人摸象式的认识。分析与综合可以在不同的水平上进行。人可以在直接摆弄物体的情况下进行分析与综合,如医学生需要在医学解剖图谱的基础上进行解剖,这是直观水平的;也可以在思想上对抽象的事物进行分析与综合,例如,医科主任通过表面病症判断进行复杂的内在病理推断,这是分析与综合的最高水平。

2. 比较与分类

比较是在头脑中确定对象之间差异点和共同点的思维过程。分类是根据对象的共同点和差异点,把它们区分为不同种类的思维过程。比较是分类的基础。只有通过比较才能确认事物的主要和次要特征以及共同点和不同点,进而把事物分门别类,揭示出事物之间的从属关系使知识系统化。如在教学中,教师为了帮助学生清楚地了解某个对象,就把这个对象与它十分相似的各种对象进行比较,找出两者之间不同点;又将同类事物进行比较找出相同点。这样,学生就很容易地分辨这个事物的本质特征。

3. 抽象和概括

抽象是在分析、综合、比较的基础上,抽取同类事物共同的、本质的特征而舍弃非本质特征的思维过程。概括是把事物的共同点、本质特征综合起来的思维过程。抽象是形成概念的必要过程和前提。概括又可分为两种水平。初级形式的感性概括,这种概括形式是根据事物的外部特征,对不同事物进行比较,然后对它们的特征加以概括。如小学生根据鸟会飞这一外部特征得出"会飞的动物就是鸟类",从而错误地认为鸭、鹅不会飞,所以不是鸟类。这种概括是属于知觉和表象水平的概括。高级形式的科学概括,这是根据事物的本质特征进行的概括。如学生通过学习有关动物学的知识,能准确地概括出鱼的本质特征,即"用鳃呼吸的脊椎动物是鱼类"。这种水平的概括属于思维水平的概括。

4. 具体化与系统化

具体化是指在头脑里把抽象、概括出来的一般概念、原理与理论同具体事物联系起来的思维过程,实际上是理论指导实践的过程。系统化是指在头脑里把学到的知识分门别类地按一定程序组成层次分明的整体系统的过程。如医学中按照基因结构将已知病毒划分为 DNA 病毒、RNA 病毒和噬菌体,其中噬菌体又根据蛋白质结构分为无尾结构、有尾结构、线状体三类,这一系统地分门别类认识病毒的过程就是系统化。系统化是在分析、综合、比较和分类的基础上实现的。

(三)问题解决

1. 问题解决含义及其特征

问题是指给定信息和要达到的目标之间有某些障碍需要被克服的刺激情境,包含:给定信息（即初始状态）、目标（即结果状态）、障碍、方法四个成分。问题可分为有结构的问题和结构不良的问题两种类型。

问题解决是由一定的情景引起的，按照一定的目标，应用各种认知活动、技能等，经过一系列的思维操作，使问题得以解决的过程。问题解决有以下特点：（1）问题解决所遇到的问题是新问题，即第一次遇到的问题；（2）问题解决是一个思维的过程，它将已掌握的概念、原理根据当前问题的要求进行重新转换或组合；（3）问题解决是形成解决问题的原理或规则，并成为认知结构中的一个组成部分，所以问题解决是更为高级的一种学习形式。

2. 基本过程

不同学者对问题解决的过程有不同的认识，有桑代克的尝试错误说、苛勒的顿悟说、加涅信息加工论模式、杜威的五阶段论以及我国学者提出的四阶段说等。

我国学者在综合各理论模式的基础上，认为问题解决是思维的基本形式，一般可分为提出问题、分析问题、提出假设、检验假设四个基本阶段。首先，问题提出是发现问题的过程，是激发个体解决问题的动力结构，一般来说，思维活动积极的、对工作认真负责的、参与个人兴趣爱好相符活动的、个人知识经验丰富的，这四种类型的个体容易提出问题。其次，分析问题是问题解决的关键过程，是个体通过分析综合等活动系统地把握问题的感性材料，并根据个体已有经验将已知、未知信息进行有效归类的过程。然后，提出假设是个体在分析问题的基础上，对问题解决的原则、途径、方法等提出假设性方案。这个过程会受到个体智力水平、知识经验、想象力、创造性、语言表达、尝试性操作等因素的影响。最后，检验假设是对假设进行验证，以确认方案有效性或调整方案的过程。一般来说，实践是检验假设的最直接、最有效的手段。但如果比较复杂的、不能立即进行实践检验的问题，可以通过间接检验的方式，根据已掌握的科学原理、原则，通过逻辑推理对假设进行论证。如果检验的结果与假设符合，那么问题得以解决；如果不符合，那么假设错误。重复问题解决的过程直到问题解决。

3. 问题解决的影响因素

影响问题解决的因素很多，主要包括：表征问题、解决策略、知识经验、认知结构、动机等因素。

（1）问题情境的表征方式。

在理解问题的条件、目的、障碍的基础上，人们通过大脑或外部行为对整个问题进行结构化认识，即为表征，这是解决问题的第一步。课堂中教师呈现问题材料的位置、距离、时间顺序都会影响学生表征问题的组织形式。一般来说，问题心理表征形式有符号、图像表征和动作表征三类。例如：江上有甲、乙两码头，相距15千米，甲码头在乙码头的上游，一艘货船和一艘游船同时从甲码头和乙码头出发向下游行驶，5小时后货船追上游船。又行驶了1小时，货船上有一物品落入江中，6分钟后货船上的人发现了，便掉转船头去找，找到时恰好又和游船相遇，则游船在静水中的速度为每小时多少千米？这个问题的表征，个体较多会运用图形表征。

问题表征是否清晰将影响问题能否解决。一般来说，书本上有结构的问题容易表征；实际生活中结构不良问题，其问题情境不明确，较难表征。如果问题表征不清晰或者错误，那么就难以找到问题初始状态到目标状态的路径。"九点连线"是一道著名的数学题，你能用一笔画 4 条连续的直线段，把下图（见图 2-10a 图）中所有的 9 个点都连起来吗？人们很容易表征为 2-10b 图，即线条不超过圆点范围，这样就难以解决问题。事实上，问题解决的关键是打破点的封闭范围（见图 2-10c 图）。

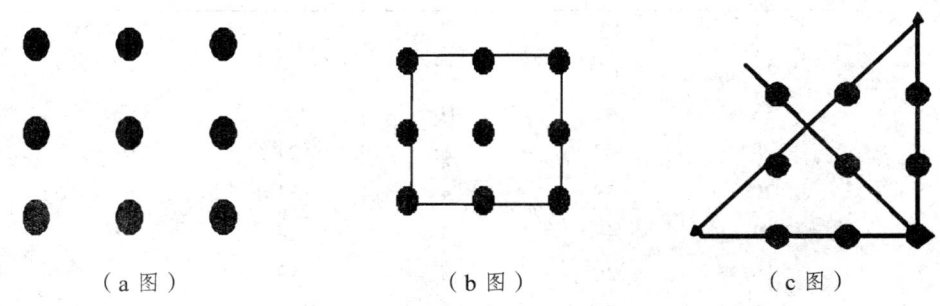

图 2-10　九点连线中的表征问题

（2）问题解决中的策略。

常见策略有尝试—错误策略、算法式策略、启发式策略三类。尝试—错误策略是通过尝试性的实际动作来分析和解决问题，如爱迪生发明灯泡等技术性问题往往会采取这种策略。

算法式策略指对所有解决问题的方法一一尝试，直到找到解决问题的答案，如鸡兔同笼等有明确规则的问题可通过这种策略。

启发式策略是指人们根据问题相关经验，在问题空间进行较少搜索，以达到问题解决的目的。卡纳曼和特弗斯基认为三种重要的启发式策略：代表性启发法（依据发生概率）、可得性启发法（依据回忆性信息）、调整启发法（如爬山法）。除此之外，我国学者认为还有逆向搜索的方法。

（3）知识经验在问题解决中的作用。

知识经验指一个人所需要的知识经验的数量和所拥有的知识经验的质量。与问题解决有关的经验越多，解决该问题的可能性也就越大。有研究表明，专家和新手在问题解决中的思维过程不一致，受到已有知识经验的影响，专家不注意中间过程，更多利用直觉推理问题，而新手更多关注问题解决的全过程，利用方程式严格推理，缺少对解决过程的元认知能力。因此，专家更容易发现问题解决中存在的问题和经验。

（4）认知结构的作用。

认知结构是个体头脑中已有的知识结构，它是问题解决的过程中一个最关键的因素。定势、功能固着、原型启发等认识问题的方式都会影响问题解决。

① 原型启发。原型是指对解决新问题能起到启发作用的事物，任何事物或现象都可以作为原型。问题解决者在"原型"中获得一些原理的启发，使其结合当前问题的有关知识，形成解决方案，从而创造性地解决问题。如鲁班爬山被茅草割破手，观察后根据草叶边缘的毛刺发明锯子就是原型启发。此外，鸟翅膀与飞机机翼、蝙蝠与雷达等，人类很多发明创造都来源于原型启发，其关键是抓住事物本身的属性和特点进行类比或者依靠灵感创造性地解决问题。

② 定势。定势是指一种心理准备状态，按照积累的思维活动经验教训和已有的思维规律，在反复使用中所形成的比较稳定的、定型化了的思维路线、方式、程序、模式。它影响着解

决问题时的倾向性，有时有利于问题解决，有时妨碍思维。卢钦斯的量水实验就清晰说明了人的思维活动会受到先前心理操作的影响（见表 2-1）。

表 2-1　卢钦斯的量水实验程序和结果

问题	A	B	C	求 D	习惯解决	注
1	21	127	3	100	$D=B-A-2C$	
2	14	163	25	99	…	
3	18	43	10	5	…	
4	9	42	6	21	…	
5	20	59	4	31	…	
6	23	49	3	20	…	$D=A-C$
7	15	39	3	18	…	$D=A+C$
8	28	76	3	25	…	$D=A-C$

"量水"实验的部分结果

组别	人数	灵活地直接解决/%	定势序贯/%	其他
实验组（1~8 题）	79	17	81	2
控制组（1，7，8 题）	57	100	0	

③ 功能固着。功能固着指每个物体都具有人们常见的某种功能，人们就倾向于将某种功能赋予某个物体而不能认识到物体还有别的功能，这种现象被称为功能固着。功能固着影响人的思维，不利于新假设的提出和问题的解决。例如：东科尔盒子问题实验（见图 2-11），发给被试三支蜡烛、三个纸盒、几根火柴、几个图钉等材料。让被试把三支点燃的蜡烛沿着与木板墙平行的方向，固定在木板墙上。把发给第一组的所有材料分别装进三个纸盒里，而发给第二组的所有材料放在三个纸盒之外。结果是：第二组有 86% 的被试按时解决了问题；第一组只有 41%的被试按时解决了问题。为什么第一组被试的成绩不如第二组被试呢？原因在于第一组被试一开始就把纸盒的功能固定地看成装东西的容器，而没有看到纸盒还有当烛台用的功能，所以没能顺利解决问题。第二组被试一开始就没有把纸盒看成仅仅是装东西的容器，在解决实际问题中想到了其可以当烛台用，所以顺利地解决了问题。

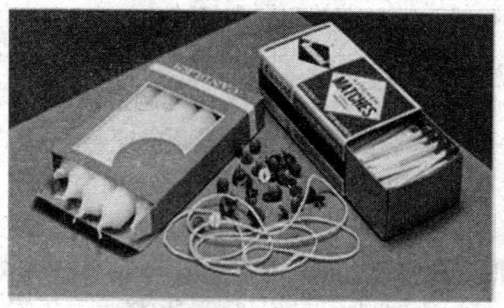

图 2-11　东科尔盒子问题实验

（5）动机与情绪。

动机的强弱会影响问题解决的效果。耶克斯—多德森通过实验发现动机水平与工作效率之间的关系是一种倒 U 形曲线关系（见图 2-12）。简单问题解决效率随动机增强而增高；在解决难度适中的问题时,中等动机水平最佳;复杂或者困难问题的解决,在偏低动机水平下的工作效率最佳。

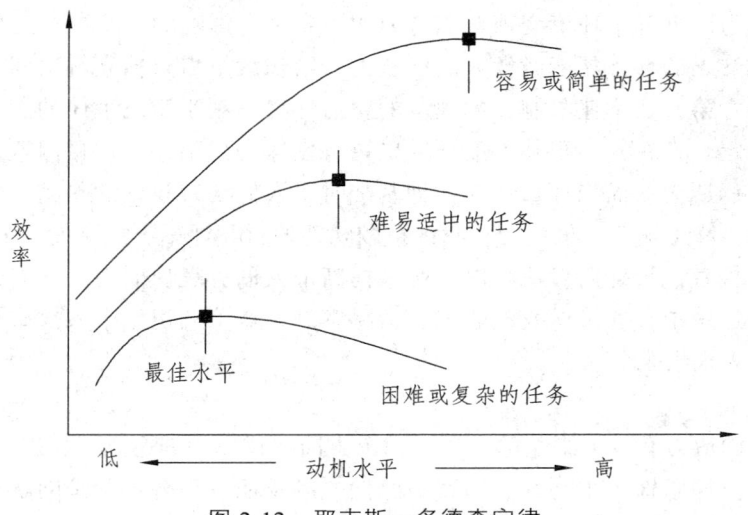

图 2-12　耶克斯—多德森定律

情绪对问题解决过程也具有增力或减力作用。有研究表明,诱发情绪状态对经营管理情境中的创造性问题解决有显著的影响,积极情绪组正确率最高,中性情绪组次之,消极情绪组的正确率最低。因此,正性情绪对创造性问题解决有促进作用,而负性情绪有抑制作用。

(6)积极的个性因素。

个性因素对解决问题也有重要影响。实验表明:一个人是否善于解决问题,与他的灵活性、首创性和自信心等个性心理品质相联系。此外,个体的智力水平、认知风格和世界观等也影响着问题解决的方向和结果。

(四)创造性思维

1. 含义及其特点

创造性思维是产生新颖而独特的、具有社会价值的产品或想法的心理过程。创造性思维总是体现在问题解决的活动中,是创造力的主要形式。一般认为,创造性思维是一种以发散思维为核心、聚合思维为支持性因素,两者有机结合的心理操作。发散思维也叫求异思维,指从不同方向进行思考,观念发散到多个相关领域,追求多样性答案的一种思维方式。如"一题多解""一事多写""一物多用"等方式。聚合思维也叫求同思维,指把解决问题的各种信息综合起来加以考虑,得出一个正确的或最佳的答案的思维方式。

吉尔福特认为,创造性思维的核心是"发散思维",并提出了发散思维的四个主要特征,即流畅性、灵活性、独创性、精致性。流畅性指在短时间内能连续地表达出的观念和设想的数量;灵活性指能从不同角度、不同方向灵活地思考问题;独创性指具有与众不同的想法和别出心裁的解决问题思路;精致性指能想象与描述事物或事件的具体细节。

2. 创造力的影响因素

创造力是一种生产力,对个人和社会的变革和发展都有重要作用。不同个体其创造力各有不同，受到诸多因素的影响，主要体现在环境因素、个体因素、群体因素、刺激强度等方面。

（1）环境因素。

斯腾伯格认为以下五个环境变项对创造力的表现是有影响的。第一，工作情境，如：充满刺激的情境比贫乏的环境更能激发人的创造力，面临大量需要独立解决问题的环境有利于增进人的创造力。第二，作业限制，如规范的生活环境不利于激发个体的创造力，但要根据规范的本质而确定。人在其不很熟悉的环境里更有创造力。第三，评量因素。当评量被视为威胁时，会伤害创造力。而当评量成为一种基准时，人们会有较好的作品。而自我评量有助于及早发现毛病，修正偏差。早期的自我评量较晚期的自我评量更能激发人的创造力。第四，竞赛，一般低动机者、较外向者适合以竞赛来提高个人创意表现能力。第五，合作情境，如在头脑风暴法的运用中，通过激发、联想、情感感染、竞争意识、个人欲望的酝酿使得集体的创造能力得以表现出来。

（2）个体因素。

个体素质对创造力有较大影响的主要有四个方面：首先，创造意识，表现为动机、兴趣、好奇心、求知欲、探索性、主动性、问题敏感性，以及从成功解决疑难问题中获得的"征服感和满足感"。有高度创造力的人，一般都有较强的好奇心，有强烈探索和解决问题的愿望，并能从解决问题中获得征服感和满足感。其次，创造精神，如坚持性、挑战精神、使命感、冒险精神、勇气等，这些非智力因素是创造活动的动力系统。反之，有些情绪对创造性的发挥具有阻碍作用，如偏见、害怕失败、他人的评价、焦虑、自满、缺乏自信心等。再次，知识的组织方式，包括知识存量、知识存储形态、知识的联结形态三个方面。最后，思考风格，即一个人组织其思考的外在表现形式，体现为心智自我管理。

（3）群体组织因素。

群体组织因素也是影响创造性发挥的一个重要因素：一方面是群体思维。如在集体开会讨论解决某一问题时，可以集思广益，相互激发，产生社会促进现象。另一方面是群体中的社会特质。S. 阿瑞提认为，有九种社会特质可以鼓励社会中的成员创作，包括支持有创意的作品、接受各种文化刺激、社会寻求成长、可以自由使用媒体、自由、接触各种刺激、容忍不同的意见、与有创意的人互动、给予创意作品报酬或奖励九种。

3. 创造性训练

（1）创设有利于创造性产生的激励环境。给予个体宽松的心理环境，允许个体充分选择，改革评价的方式等。

（2）注重创造性个性的塑造。给个体提供创造性的榜样，建立个体良好的自我效能感。

（3）帮助个体建立创造性思维模式。激发个体求知欲和好奇心；培养敏锐的观察力和丰富的想象力；重视思维的流畅性、变通性和独创性；培养求异思维和求同思维；培养急骤性联想能力。在创造性思维的培养中，可以采用材料扩散、功能扩散、结构扩散、特征扩散等不同维度进行发散思维训练，也可以采用推测与假设训练、头脑风暴训练、逆向思维训练等方式。

（五）思维障碍

思维障碍是指思维失去正常思维应用的连贯性、逻辑性、目的性等，并失去了完整的对事物的效验能力为症状的精神障碍。其临床形式多样，多见于精神分裂症等精神类疾患，主要包括思维形式障碍和思维内容障碍。

思维形式障碍，是指思维联想活动量和速度方面发生异常，或者联想结构的松弛，或者逻辑障碍。包括：（1）思维奔逸；（2）思维迟缓；（3）思维贫乏；（4）病理性赘述；（5）思维散漫；（6）思维中断；（7）思维不连贯；（8）思维破裂；（9）思维云集；（10）思维插入；（11）象征性思维；（12）语词新作；（13）逻辑倒错性思维；（14）诡辩性思维。（1）~（4）是思维联想活动量和速度障碍的几种表现；（5）~（10）体现为思维联想连贯性的问题；（11）~（14）是思维逻辑性障碍问题。

思维内容障碍，一种脱离现实或者难以自我控制的病理性思维。包括：（1）妄想；（2）强迫观念；（3）超价观念。对于思维障碍患者的康护，要正确认识其临床表现。一般来说，青春型和偏执型的精神分裂患者如能及时治疗，预后效果较好。前者其病程发展较快，多见于青春期；后者多为青壮年期，起病缓慢不易发现，病程较长。对此类患者进行康护，主要是在药物治疗的基础上进行心理和社会康护治疗。首先，需评估其主观与客观资料，然后进行康护诊断，最后进行康复康护。评估需要了解的信息包括病因、诱因、病史、现阶段状态及其他影响因素；康护诊断包括行为危险性、不合作行为、营养情况、睡眠情况、感知情况、思维过程情况、自我概念水平、生活自理问题、社交情况和个人应对能力等内容。康护包括安全康护、生活康护、心理康护和健康教育四个方面的事宜，对于特殊病人还需做特殊关注和康护，如冲动型患者和最近有新生活变化的患者。

六、语　言

（一）基本认识

1. 概念和性质

语言是人们在交际和思维活动中应用思维的过程和产物，是高度结构化的符号系统。首先，人的思维发展很大程度上依赖于语言，因为语言是思维的工具。思维和语言这两者都是人类反映现实的意识形式，两者互相联系、共同统一构成人类所特有的语言思维形式。其次，言语活动是人类一般的交际形式，人与人之间思想的交流、信息的传播一般都是通过言语进行，包括口头语言、书面语言和手势语言三种形式。与此同时，语言在交流的过程中，逐渐形成对事物、思想、过程和关系等的符号指代，因此具有结构性的特点，即由语音、字符、词汇等按一定规则组成系统。最后，语言是文化的一个组成部分，以符号形式成为文化信息的重要载体。

2. 语言的结构

语言的构成主要有：语音、语素、词、句子四个要素。

（1）语音。

语音是一个语言系统中能够区分词义的最小的语言单位，有音高、音强、音长、音质四个要素。儿童模仿成人语音的前提条件是发音器官的生理成熟。首先，语音的生理系统包括动力器官（肺和气管）、发音器官（声带和喉头软骨）和共鸣调节器（口腔、鼻腔和咽腔），通过声带振动或声腔里空气扰动引发音波。同时，言语的听觉系统和大脑语言区同样重要。其次，儿童往往是主动积极处理语言输入。美国语言学家奥勒（J.Oller）对儿童前言语阶段进行研究，将语音发展分为五个阶段（即反射性发音期、咕咕发音期、发音游戏期、咿呀学语期、原词期），并认为每一阶段均对正在发展成人样言语的儿童起作用，如婴儿对语音的定向反射，就是一个从复合刺激物中通过语音感知—辨析从而分化出有意义语音的过程，也是积极的交往过程。整个语音的获得对于说汉语的儿童来说，主要包括声母、韵母、声调、语调四个结构的习得。

（2）语素。

语素是语言中最小的语义构成单位。在不同语言体系中，语素的表达形式也各不相同。有的是实语素有实在意义，如表述时间、地点等；有的是虚语素没有实在意义，如词的前缀un-、后缀-ing等。

（3）语词。

词是由语素构成，比语素高一级的语言单位。词是最小的能够独立运用的语言单位。儿童的词汇量随着年龄的增加而增长。幼儿期是人一生中词汇数量增长最快的时期，其中，3~4岁幼儿词汇量的年增长率最高。有研究表明，儿童掌握各类词的顺序为：儿童最先掌握的是实词，其中最先和大量掌握的是名词，其次是动词，再次是形容词；虚词如连词、介词、助词、语气词等，儿童掌握较晚，它们在儿童词汇中所占的比例也较小。幼儿掌握和使用得最多的是与他们日常生活内容密切相关的词，常用名词包括人物称呼、身体、生活用品、交通工具、自然常识、社交、个性、时间、空间概念等。

（4）语句。

语句是语言运用的基本单位，它由词、词组（短语）、语法构成，能表达一个完整的意思。语句的成分包括主语、谓语、宾语、定语、状语和补语，有的句子还有表达语气的独立成分或复指成分。婴幼儿在咿呀学语期后，逐渐进入语句的学习。

首先，是单词句阶段（12个月左右）儿童一次只会说一个词，但他常常用一个词来表达整个句子的信息，从而起着一个句子的作用。这种词的词义是过分扩展了的，而语义的理解往往需要结合其语境。如"妈妈"可能表达的是"妈妈抱我"，也有可能表达的"妈妈，我饿了"等。在单词句阶段初期，儿童的词汇量只有几个词，但随着年龄的增长，词汇量增加也日趋迅速，语词的获得往往与其生活直接经验相关。

其次，双词句阶段(12个月~18个月)，这个阶段儿童的语言逐渐使用一种新的句子——即将两个单词迅速连起来说表达一个意思，这是造句的萌芽。如简单动宾句、主谓句等，如"吃饭饭""宝宝吃"等。

然后，电报体阶段（18个月左右），儿童语句中语词增加，句子语法关系开始变得复杂，虚词、语法变化（数、格、时、体、态等）陆续出现，但是其语法的表达会有遗漏，成为结构不完整的句式，如一个儿童说"哥哥鞋子拿走了"，事实上想表达的是"哥哥把我的鞋子拿走了"等。

最后，简单句阶段（24个月~30个月），儿童能说出一个完整的句子表达意思。2.5岁以后，逐渐发展复合句。一直到6岁，儿童已学到了大量的会话行为。4岁儿童基本上能理解并列复句（"不是……就是……"），6岁儿童基本上能理解递进复句（"不但……而且……"）和条件复句（"只有……才……"，"如果……那么……"）。儿童不仅懂得一句话的字面意义，而且懂得说话者的意图，在言语表达的内容也比上一阶段大为丰富，而且形式多样。这时儿童的谈话，已脱离当前情景的范围而追述过去的事情和描述发生在远方的事情。儿童对语法结构的掌握主要体现在语句的发展和理解上，并逐渐从情境性对话语言发展为连贯性的独白语言。

总之，儿童语言的发展是复杂且有系统的符号学习过程，是个体发声器官、神经系统与环境交互作用的结果。因此，在儿童语言发展的关键期，要积极创设语言环境，使儿童参与充分的语言交往活动，获得丰富的生活经验以增加词汇。

3. 语言活动类型

人利用语言进行交流或者思维活动时，会采取不同形式的语言活动，大致可以分为两大类：外部语言和内部语言。外部语言包括口头语言（含对话和独白语言）、书面语言和肢体语言；内部语言主要体现在个体思维活动过程中，是一种自问自答或不发声的言语活动。

（二）语言的大脑中枢

儿童的语言发展受发音器官和大脑等神经机能的制约，当其有关生理机能成熟到一定的状态时，受到适当外界条件激活，就能使潜在的与语言相关的生理机能转变为实际的语言能力。在儿童发育期间，语言能力开始时是受大脑右半球支配，以后逐渐从右半球转移到左半球，最后才形成左半球的语言优势（左侧化）。左侧化过程发生在两岁至12岁之间，这是儿童语言发展的关键时期：在这一时期之后，如果大脑左半球受损，将会造成严重的语言障碍，甚至终生丧失语言能力；如果是在这一关键时期的开始或中间阶段（即左侧化完成之前）左半球受损，则语言能力将继续留在右半球而不受影响。

言语中枢包括四个部分：首先，运动性语言中枢（说话中枢），紧靠中央前回下部，额下回后1/3处，又称布洛卡氏区（Broca's Area），能分析综合与语言有关肌肉性刺激。此处受损，病人与发音有关的肌肉虽未瘫痪，却丧失了说话的能力，临床上称运动性失语症。其次，听觉性语言中枢（韦尼克区的一部分）：位于颞上回后部，能调整自己的语言和听取、理解别人的语言，此处受损，患者能讲话，但混乱而割裂；能听到别人讲话，但不能理解讲话的意思（听觉上的失认），对别人的问话常所答非所问，临床上称为感觉性失语症。然后，视运动性语言中枢（书写中枢）：位于额中回的后部，此处受损，虽然其他的运动功能仍然保存，但写字、绘画等精细运动发生障碍，临床上称为失写症。最后是视觉性语言中枢（阅读中枢，韦尼克区的一部分和位于其上方的角回）：位于顶下叶的角回，靠近视中枢。此中枢受损时，患者视觉无障碍，但角回受损使得视觉意象与听觉意象失去联系（大脑长期记忆的信息编码以听觉形式为主），导致原来识字的人不能阅读，失去对文字符号的理解，称为失读症（见图2-13）。

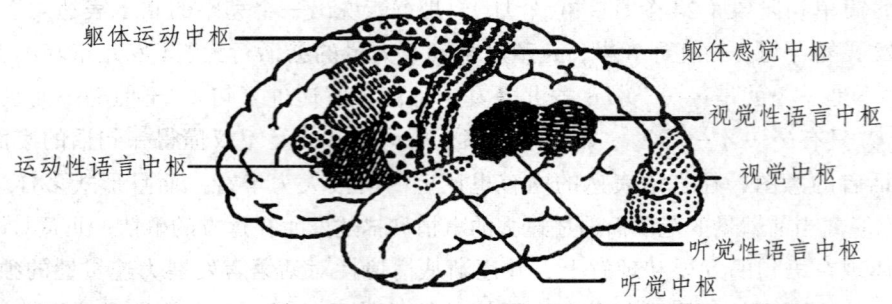

图 2-13　大脑皮层语言神经中枢分布图

（三）障碍与康复

1. 概念

言语—语言障碍是指言语—语言处理过程的各阶段单独受损或两个以上阶段共同受损。言语障碍主要表现为发音准确性、流畅性、嗓音缺陷等问题；语言障碍一般表现为对语言的理解或语言符号的运用等问题。一般需要对患者的语言进行评价，对其语言障碍的性质、类型、原因和严重程度做出诊断，以确定语言康复训练的方法和康护程序。

2. 成因

言语—语言障碍可能涉及的范围很大，涵盖整个言语—语言的处理过程，包括大脑语言系统、发音系统、语言交流的心理因素三大环节。大脑语言系统包括对呼吸肌肉、发声、构音肌的神经指令，听觉反馈，对肌肉肌腱的意识性反馈、非意识性反馈等；发音系统包括呼吸运动、喉头运动、调音运动及其训练等；在心理因素方面，可考察交流角色关系，交流循环系统，交流者的欲望、心态、地位和环境等在语言理解与表达过程中的影响等。

3. 类型

言语—语言障碍一般被分为构音障碍、声音障碍、口吃、失语症和语言发育障碍五大类。

（1）构音障碍。

又称为发音障碍，指的是发音器官在发某个或某些元音音位、辅音音位或声调音位的语音时发生异常。构音障碍是最常见的言语障碍之一，其表现形式主要有以下四种：增音，即增加不应该有的音素。例如，将"三"（san）发成"sang"；将"害怕"发成"hai pia"。遗漏，说话时漏掉了某个或某些应该有的音素。例如，将"剪刀"（jian dao）发成"jiao"，漏掉了"d"这个音素；将"月亮"（yue liang）发成"yue yang"。歪曲，把一个音位发成该语音系统中没有的音位而出现走音现象，如将"s"发成齿音"o"（舌尖顶在牙齿之间）。替换，把一个音位发成该语音系统中的另一个音位，例如，把"电脑"（dian nao）发成"tian niao"，"d"音被"t"音所替换。

构音障碍产生的原因是很多，有解剖、生理方面的原因，也有心理和环境方面的原因。能引起构音障碍的解剖和生理方面的原因主要包括唇裂、腭裂、舌系带短、上下齿咬合不良、软腭麻痹、发音器官肌肉运动不协调等。心理方面的原因主要包括不同程度的听力损失、语音分辨能力差、发音器官的运动觉障碍、听觉记忆广度过窄、发育迟缓、情绪障碍等。另外，如果在音位习得阶段，儿童处在不利于习得正确发音的语言环境中，也容易引起构音障碍。

（2）声音障碍。

声音障碍是指说话的音高、音量或音质出现异常。

① 音高异常。即说话的频率过高或过低，声音与说话人的年龄、性别等不相符。例如，一个成年男性仍像一年级小学生那样用很尖的声音说话就会被认为不正常。此外，如果说话的音调平直而单调，缺少起伏变化，这种情况也属于音高异常。造成声音过高的原因之一是因职业需要不得不提高嗓音，久而久之便成为一种习惯。另一种原因是有些男孩没有顺利地通过变声期，因而成年以后还继续保持儿童时期的嗓音。声音过低往往是由声带疾病引起的，如声带麻痹、声带慢性水肿、声带长息肉等等。不过，也有功能性的原因，例如有些女性喜欢模仿男人说话的声音，因而说话的声音可能很低沉。

② 音量异常。指说话的音量过小或过大，以致让听话人听不清话语或感到不舒服的情况。第一种常见的音量异常为失声，即喉部完全发不出声音来。造成失声的主要原因是一些人因为喉部肿物而做了喉全切手术。也有一些人是因为情绪紧张或焦虑而导致失声。第二种音量异常为声音过弱，让听话人感到要把话语听清楚很费劲。说话声音细小通常没有器质性的原因，而可能由说话人性格上的缺陷所引起，如过于自卑、胆小、缺乏安全感等，也有可能是由发声方法不当造成的。第三种音量异常为声音过大，让听话人感到声音震耳，不舒服。说话声音过大的人可能有听觉障碍，他们为了使自己能听清楚话语，所以说话时提高了嗓门。也有一些人并没有器质性的原因，但由于长期工作在充满噪音的环境中，或者缺乏教养，因而形成了一种大声说话的习惯。

③ 音质异常。包括说话时鼻音过重或缺乏鼻音共鸣、有嘶哑声、呼吸声等异常情况。如果说话时软腭不能正常地关闭鼻腔通道，气流会从鼻腔或同时从口腔和鼻腔通过，就会导致鼻音过重。造成软腭功能障碍的原因通常是腭裂、软腭麻痹、脑瘫、脊髓灰质炎等。当鼻腔通道部分或完全堵塞，通过鼻腔的气流不足时，说话的声音就会缺乏鼻音共鸣。造成鼻腔通道堵塞的原因主要是患重感冒、扁桃体肿大、鼻炎等。如果说话时声带的振动出现了异常，那么发出的声音常常会有嘶哑声或呼吸声。嘶哑声主要是由大声喊叫引起的。不过，声带发炎、声带长瘤，或长时间使用嗓子等也可能引起嘶哑声。

（3）口吃。

口吃是一种典型的言语流畅性障碍，表现为口吃者不能顺畅地把各言语成分依次说出来。口吃患者在某些音素或音节的发音上有重复、拖长、发音费力、有发音动作而发不出声音、不该停顿时有停顿等现象。例如，把"我们"发成"我——我——我们"。消极情绪如恐惧、焦虑、羞愧、沮丧等与口吃紧紧相连。当发生口吃或预感到将要发生口吃时，许多口吃者有挣扎和回避的行为。口吃产生的原因是比较复杂的，至今尚未有定论，有以下几种推测：一是发音系统的机能性障碍，可能是遗传，也可能是由后天的病变或损伤造成的。二是通过模仿而习得。如有些儿童观察到别人有口吃行为，出于好奇，他们有意模仿了这些人的说话方式，由于没有得到及时、恰当的纠正，逐渐地便养成了口吃的习惯。三是由环境施加过度的压力造成的。有些儿童在成长过程中出现了暂时性的口吃现象，其家长没有给予正确的指导，而是严厉地批评和训斥，并受到他人嘲笑等，这使儿童在心理上产生很大的压力，进而紧张和恐惧感加重口吃，口吃促使儿童说话更紧张，形成了一种恶性循环，儿童暂时性的口吃便成为一种言语障碍。

（4）失语症。

失语症是一种由脑部病变或创伤引起的获得性语言信号处理的障碍。失语症具有以下几个重要特征：① 有器质性的原因，它主要由脑部炎症、脑血管疾病、外伤等引起；② 语言能力已经有了一定的发展之后才出现语言运用能力丧失情况，所以它是发生在年龄较大儿童或成人身上的一种获得性障碍；③ 发生在言语理解和表达的核心环节上，即在大脑将声音或字形信号转化为意义（观念）或将意义（观念）转化为支配发音或书写活动的神经冲动的环节上发生障碍。目前，人们一般把失语症分为感觉性失语症和运动性失语症两大类。感觉性失语症是指发生于言语理解过程的语言信号处理能力的丧失，而运动性失语症是指发生于言语表达过程的语言运用能力的障碍。这两类失语症在口语和书面语上皆可能发生。

（5）语言发育迟缓。当儿童个体的语言理解和表达技能的发展明显低于同龄的正常儿童所能达到的水平时，就可以说他的语言发展迟缓。导致语言发展迟缓的原因有很多，例如，大脑损伤、听觉障碍、智力障碍、教育处境不利、情绪障碍、病弱等。其中，最典型的是听觉障碍和智力障碍引发的语言发育迟缓。① 听觉障碍，患者常常不能理解由听觉通道传来的语言信息，但若以视觉信息呈现比如书面语或者手语，则完全可以理解。虽然目前利用现代的科学技术，通过系统的语言训练，已经可以使聋儿发展口语能力，但有严重听觉障碍的儿童在语义、语法和语用的发展上仍然会存在一定的缺陷。② 智力障碍，智力发育迟缓儿童在语言的接收与输出上表现迟缓的现象。染色体异常、新生儿窒息、核黄疸、脑炎、先天性代谢异常等易引发语言发育障碍，其障碍主要表现在以下几方面：首先，词汇量少。由于受智力水平的限制，他们难以掌握抽象的概念，因而无论在语言理解还是在表达上其能力都是非常有限的。例如，弱智儿童无法理解诸如"概率"之类的概念，因此，在言语交往中他们就不会使用这些词汇。其次，不会运用有复杂语法结构的句型。当句子中词与词之间的关系比较复杂时，他们理解起来就会有困难，一般也只用简单的句型。再有，语言运用不当或不灵活。弱智儿童常常会说出一些不完整或不符合语法规则的话，让人难以听懂，而对于一些有引申意义的话，如"年轻的心似红火朝阳"，他们一般理解不了。

言语障碍涉及因素较多，往往与耳鼻喉科、儿科、心理科等相联系，因此要严格把握病症和临床特征以便做好严格的评定工作。

4. 康复训练

康复工作中常见到的是脑损伤引起的失语症与构音障碍，其主要通过康复训练手段得到改善。对于失语症患者的康护主要有以下工作：首先，言语功能评定要全面、细致。确定患者听、说、读、写障碍程度，突出重点，使治疗有针对性，并制定简便易行的治疗程序。其次，如果听、说、读、写等口语和书面语言多方面同时受损，治疗的重点和目标应首先放在口语的康复训练上。然后，在口语训练的同时，辅以相同内容的朗读和书写，以此强化训练。治疗涉及的语言信息要适合患者的文化水平及生活情趣，先易后难，循序渐进。最后，设置适宜的语言环境，激发患者言语交际的欲望和积极性。注意掌握患者的情趣变化，当患者情绪低落时应缩短治疗时间或更换治疗方式，或间断治疗。当患者取得进步时应予以鼓励，树立其信心，出现差错时即时给患者反馈以求纠正。

对构音障碍患者的语言训练工作主要有以下几种：① 松弛训练，当随意肌群完全放松，躯体非随意肌群包括构音肌群也可松弛。② 呼吸训练，呼吸气流的量和呼吸气流的控制是正确发声的基础。注意呼吸控制可降低咽喉部的肌紧张，同时把紧张性转移到腹肌和膈肌，从而有利于发声。③ 发音训练，包括发音启动、持续发音控制、音量控制、音高控制及鼻音控制等，应根据评价时发现的障碍类型决定。④ 口面与发音器官运动训练，主要是改善口面与发音器官肌肉收缩力量、活动范围、准确性、协调性和运动速度的方法。⑤ 语音训练，鼓励患者观察治疗师的发音口型。患者发音时照镜子，以便及时纠正自己的发音动作。⑥ 语言节奏训练，在构音障碍中，共济失调型和运动减退型构音障碍者存在重音、语调和停顿不当与不协调等语言节奏异常，应有针对性地进行训练。⑦ 替代言语交流的训练，适用于重度构音障碍的患者，常用且简便易行的是利用图画板、词板、句子板进行交流等。需要根据患者的构音问题有针对性地设置方案。

第二节　康复过程中的情感意志

一、情绪与情感

（一）基本认识

1. 概念

情绪和情感是人对客观事物的态度体验，是人的需要是否得到满足的反映。研究者认为，情绪情感大致包括生理唤醒、表情行为和主观体验这三个成分。有机体在情绪状态下出现许多生理反应，因而有可能运用各种生理记录仪器把这些变化记录下来，作为情绪活动的客观指标之一。例如，心率、血压、血糖、呼吸、脉搏容积、皮肤电阻、肌肉紧张度以及脑电变化、脑神经化学物质变化等，均可被测量。与此同时，情绪过程中的许多生理变化都同内分泌腺的活动有关，其中肾上腺同情绪的关系最为密切，它实际是情绪内脏反应的最主要来源。表情行为包括面部表情、姿态表情和声调表情，这些是由躯体神经系统支配的随意运动实现的。情绪不仅具有强烈生理特征，也具有社会属性，作为交际手段和活动动机，情绪受社会规范的制约，对个体的适应能力有较强反映。

2. 情绪情感的区别与联系

情绪和情感两个词常可通用，共同反映客观事物与主观需要的关系。一般来说，情绪是情感的基础，情感往往是通过情绪表现出来，情绪是情感的具体表现。但是在某些场合它们所表达的内容也有不同，这种区别是相对的。人们常把短暂而强烈的具有情景性的感情反应看作是情绪，如愤怒、恐惧、狂喜等。情绪一般反映个体生理需要是否满足，是较为情境性和外显性的，在婴儿早期就会产生，动物也有。然而情感是稳定而持久的、具有深沉体验的感情反应，如自尊心、责任感、热情、亲人之间的爱等。情感往往与社会需要相联系，较为内隐和稳定，是人类个体逐渐发展起来的态度体验。

3. 情绪的功能

情绪是适应生存的心理工具。当特定的行为模式、生理唤醒及相应的感受状态三成分出现后，就具备了情绪的适应性，其作用在于发动机体中能量使机体处于适宜的活动状态；将相应的感受通过行为（表情）表现出来，以达到共鸣或求得援助。

情绪是激发心理活动和行为的动机。情绪具有生理内驱力，它能够驱策有机体发生反应、从事活动，在最广泛的领域里为人类的各种活动提供动机。情绪的这一动机功能既体现在生理活动中，也体现在人的认识活动中。

作为脑内的一个监测系统，情绪对其他心理活动具有组织的作用。情绪的组织作用包括对活动的瓦解或促进这个两方面，一般说来，正性情绪起协调的、组织的作用；负性情绪起破坏、瓦解或阻断的作用。

情绪和语言一样，具有服务于人际通信的功能。情绪通过独特的无词通信手段，即由面部肌肉运动模式、声调和身体姿态变化所构成的表情来实现信息传递和人际间互相了解。其中面部表情是最重要的情绪信息媒介。语言是人际交流的主要工具，而情绪信息的传递则应当说是语言交际的重要补充。

4. 情绪情感两极性

情绪和情感都具有两极性（或称对比性），这是 1872 年达尔文在研究人和动物的表情时提出的对立性的原则，指人的任何一种情感体验，都有一种与其性质相反的情感体验相对应。如在情绪的四个维度上就体现了这种两极性，强度（情绪的强弱程度）、快感度（愉快和不愉快的程度）、紧张度（从紧张到轻松的程度）和确信度（从无措到坚信的程度）。愉快度表示主观体验的享乐色调；紧张度表示情绪的心理激活水平，包括肌肉紧张和动作抑制等成分的激活水平；激动度表示个体对情绪、情境出现的突然性，即个体缺乏预料和缺乏准备的程度；确信度表示个体胜任、承受感情的程度。情感的每个维度都有不同程度的序列。四种维度之间不同程度的组合构成复杂多样的情绪状态。

（二）情绪和情感的种类

1. 基本情绪的分类

关于情绪的类别，长期以来说法不一。我国古代医学专著中早就有"怒伤肝""喜伤心""思伤脾""忧伤肺""恐伤肾"的记载，认为五情与五脏相连，会影响内脏器的功能。美国心理学家普拉切克提出了八种基本情绪：悲痛、恐惧、惊奇、接受、狂喜、狂怒、警惕、憎恨。虽然类别很多，但一般认为有四种基本情绪，即快乐、愤怒、恐惧和悲哀。

快乐是指一个人达到预期目标和随之而来的解除紧张时的情绪体验。快乐有强度的差异，从愉快、兴奋到狂喜，这种差异和所追求的目的对自身的意义以及实现的难易程度有关。

愤怒是指所追求的目的受到阻碍，愿望无法实现时产生的情绪体验。一方面，愤怒是不适应的，可诱发身体或言语上的攻击性行为；另一方面，愤怒具有许多进化功能，如自我保护或者减压。

恐惧是个体企图摆脱和逃避某种危险情景而又无能为力时产生的情绪体验。所以，恐惧的产生不仅仅由于危险情景的存在，还与个人排除危险的能力和应付危险的手段有关。一个初次出海的人遇到惊骇浪或者鲨鱼袭击会感到恐惧无比，而一个经验丰富的水手对此可能已经司空见惯，泰然自若。

悲哀是指个体在分离或丧失理想或愿望破灭时产生的情绪体验。悲哀的程度取决于失去的事物的主观价值。悲哀时带来的紧张的释放，会导致哭泣，在消除机体不平衡时，有时也能够转化为促进机体前进的动力。

由于环境事件及其对人的意义的复杂性，以及情绪在种类和维量上的交织，致使情绪发生时的变异性很大，其产生的频度与强度均可不同，某些情绪发生过多过强，某些情绪发生过少过弱；情绪有时得到释放，有时受到压抑；个体往往感受到的不是单一的一种情绪，而是多种情绪的复合。

2. 情绪状态的分类

（1）心境。

心境是一种比较微弱而又持久的情绪状态。心境具有弥漫性和长期性，它由特定情境唤起后，使个体一段时间内对所有事物都有着同样的态度体验。例如，"忧者见之而忧，喜者见之而喜"，指当一个人心灰意冷的时候，对良辰美景也有一种无可奈何之感；而一个人高兴的时候，周围的环境仿佛变得清晰明亮、赏心悦目。心境持续的时间有长有短，这取决于客观刺激和人格特征。例如：失去亲人引起长时间的郁闷；性格内向比外向的人受影响更久。一个有高尚的人生追求的人会无视人生的失意和挫折，始终以乐观的心境面对生活。

（2）激情。

激情是一种强烈的、有爆发性的、为时短促的情绪状态。通常由重大事情引起。如重大成功后的狂喜，突如其来的危险引起的异常恐惧等。激情常伴随明显的生理变化和外部行为表现。如当中国女排赢得里约奥运冠军时，众人狂喜而手舞足蹈，有的欢呼跳跃，有的泪流满面等，这些都是激情的表现。激情对人的影响有积极和消极两个方面。一方面，激情可以激发内在的心理能量，成为行为的巨大动力，提高工作效率并有所创造。如战士在战场上冲锋陷阵，一往无前。但另一方面，在激情状态下，人常出现"意识狭窄"现象，自控能力减弱，有可能产生破坏性和危害性。例如一些涉世未深的青少年，就是在激情的控制下，一时冲动，酿成大错。

（3）应激。

应激是出乎意料的紧张和危急情况下引起的情绪状态，是一种对意外刺激做出的适应性反应。当刺激事件打破了有机体的平衡和负荷能力，或者超过了个体的能力所及，就会造成紧张和惊恐体现为压力。例如有一次，拿破仑骑着马正穿越一片树林，忽然听到一阵呼救声。他扬鞭策马，来到湖边，看见一个士兵在湖里拼命挣扎，并向深水中漂去。岸边的几个士兵乱成了一团，因为水性都不好，不知该怎么办。拿破仑问旁边的那几个士兵："他会游泳吗？""只能扑腾几下！"拿破仑立刻从侍卫手中拿过一支枪，朝落水的士兵大喊："赶紧给我游回来，不然我毙了你！"说完，朝那人的前方开了两枪。落水人听出是拿破仑的声音，又听说拿破仑要枪毙他，一下子使出浑身的力气，猛地转身，扑腾扑腾地游了回来。不会游泳的士兵突然发生戏剧性转变,是因为拿破仑"不游回来就毙了你"的强刺激,使他产生"应激反应",才使出浑身力量,自救成功。无论是动物或人类,在遇到突如其来的危险情境时,身体会自动发出一种类似"总动员"的反应现象,这种本能性的生理反应,可使个体立即进入应激状态。应激反应由个体行为表现于外时可能有两种形式:一是向对象攻击,二是逃离现场,所以也称这种反应为攻击或逃离反应。

在医学中,应激反应现象较多,当机体突然受到强烈有害刺激(如创伤、手术、失血、感染、中毒、缺氧、饥饿等)时,通过下丘脑引起血中促肾上腺皮质激素浓度迅速升高,糖皮质激素大量分泌,并引起一系列全身反应以抵抗有害刺激。剧烈的精神创伤或生活事件,或持续的困难处境,皆可成为本病发生的直接原因。这些应激源包括:严重的生活事件,如亲人突然亡故,尤其是配偶的死亡;自然灾害,如火灾、地震、山洪暴发等威胁生命安全和导致财产巨大损失的灾难;人际关系的持续紧张或社会关系的意外变化,如长期的夫妻关系不和、同事关系紧张、亲人生离死别等。刺激强度和持续时间是发病的关键因素。

3. 高级情感的分类

人的情感同社会需要相联系,主要有理智感、道德感和美感三种高级情感,也是我们常说的真、善、美。

(1)理智感。

理智感不同于理智,是指个体在智力活动中,认识和评价事物时所产生的情感体验。如人们在探索未知事物时的兴趣、好奇、求知欲、惊讶、怀疑、困惑和喜悦等,这些都是人们在探索活动和求知过程中产生的理智感。人们越积极地参与智力活动,就越能体验到更强烈的理智感。

理智感是人们从事学习活动和探索活动的动力。当一个人认识到知识的价值和意义,感到获得知识的乐趣,以及追求真理过程中的幸福感时,他就会不计名利得失,以一种忘我的奉献精神投入到学习和工作中。如"知之者不如好之者,好之者不如乐之者",理智的发挥需要"乐在其中"的心境。理智感不总是积极情绪,也可能产生消极情绪。如在认识活动中遇到逆境,就会产生苦闷感,有的激励奋发解脱苦闷,有的消沉自责难以自拔。

(2)道德感。

道德感是人所特有的一种高级情感,是道德品质的一个重要组成部分。它是一个人对自己或他人的动机、言行是否符合社会一定的道德行为准则而产生的一种内心体验。道德情感与道德信念、道德认识密切相关。它是道德意识的一个内容,具有社会历史性与阶级性。例如,爱国主义情感、国际主义情感、集体主义情感等反映着主体对社会客体的态度在不同的历史条件下有不同的内容。

道德感按其形式可分为:① 直觉的道德情绪经验,它是由于对某种情境的感知而引起的,如医学生在宣誓时产生强烈的责任感,医生参与国际救援组织联盟产生的使命感都是直觉式道德情感;② 与具体的道德形象相联系的情绪体验,它是通过人的想象发生作用的一种情感,例如当阅读到邱少云等革命烈士的光辉事迹时,产生的钦慕、敬佩之情,以及进而产生的爱国情绪;③ 意识到道德理论的情绪体验,它是可以清晰地意识到道德要求为中介的情感,例如人们通过对"老人倒地扶不扶"这一问题进行讨论,认识到社会的道德责任和价值,仍然坚持老吾老以及人之老的深刻道德认知。

（3）美感。

美感是根据一定的审美标准评价事物时所产生的情感体验。人类的美感来源于动物的本能，却超越了动物的本能，与人类的社会实践紧密相连。如医生力求将手术做得完美不留遗憾。不同时代、阶级、民族和地域的人，固然有不同的美感，就是个人与个人之间也会因文化修养、个性特征等的不同，而形成美感的差异性。在审美的实践活动中，个体自觉地产生对美的主观反映、感受、欣赏和评价。

美感的本质特征是形象的直觉性、精神的愉悦性、潜伏的功利性和想象的创造性。例如当我们欣赏一幅美的画、一道美的风景时，我们所感受到的不是物质上的满足，而是精神上的满足和享受。在美感的愉悦情感中，潜伏着人对美感形象的、不自觉的理性认识和思想，体现了人的心理反应的认识。正是人的理性认识和情感在美感活动中的和谐统一，才使美感具有了震撼人心的力量，才使美感对人的精神世界产生深刻的影响。

（三）情绪与心理健康

常言道"人生不如意十之八九"。在生活中，我们每一个人都在不断面对问题，使用各种方式克服环境中的挫折，随着现代化进程的不断推进，日渐复杂而多变的环境给人们带来了巨大压力。如何应对压力，从而健康地生活并发展下去成为当今社会的重大话题。

1. 压力

认清压力是解决压力的基础。什么是压力？不同的研究者从不同角度有所论述，目前人们普遍认同的观点有三种含义。第一，压力是那些使人感到紧张的事件或环境刺激。第二，压力是一种主观反映，是紧张或唤醒的一种内部心理状态，它是人体内部出现的解释性的、情感性的、防御性的应对过程。第三，压力也可能是人体对需要或伤害侵入的一种生理反应。这些定义分别从源头、情感体验和结果预期三个角度论述了压力对个体的影响。

压力是一个中性词，它不仅会产生消极作用，也会产生积极作用。常言道"井无压力不喷油，人无压力轻飘飘"。心理学家曾形象地说："压力就像一根小提琴弦，没有压力，就不会产生音乐。但是，如果琴弦绷得太紧，就会断掉。"因此，人需要将压力控制在适当的水平——使压力的程度能够与生活或工作协调。压力的结果取决于压力的大小和一个人对压力的承受程度。一个处于长期压力之下的人就像一量齿轮转动频率过高的汽车，会过早报废，我们的身体也同样如此。压力过大的影响依次会在人的心理、生理、行为等方面反映出来。

（1）压力源。

根据压力的起因或来源，我们将压力源大体分为三个方面：生物性压力源、精神性压力源、社会环境性压力源。生物性压力源是一组直接阻碍和破坏个体生存与种族延续的事件。包括躯体疾病创伤或疾病、饥饿、性剥夺、睡眠剥夺、噪音、气温变化等。精神性压力源是一组直接阻碍和破坏个体正常精神需求的内在事件和外在事件。包括错误的认识结构、个体不良经验、道德冲突及长期生活经历造成的不良个性心理特点等。社会环境性压力源是一组直接阻碍和破坏个体社会需求的事件。分为两方面：第一类是纯社会性的，如重大社会变革、重要人际关系破裂、家庭长期冲突、战争、被监禁等；第二类是由自身状况，如个人精神障碍、传染病等造成的人际适应问题。现实生活中少有纯粹的单一压力源，多数压力源都涵盖着两种以上的因素。由于三种压力源之间有着不可分割的联系，所以我们在实践领域，特别是在分析求助者心理问题的根源时，必须把三种压力源作为有机整体加以考虑。

（2）压力的身心反映。

当个体长期处于压力状态或者受到过度压力都会在身心方面产生压力反应。首先，在心理方面可能出现：焦虑、紧张、担心、悲痛、绝望、急躁、气愤、暴躁、沮丧、冷漠、消沉、情绪过敏和反应过敏等情绪体验和认知问题；也会产生做噩梦、失眠、退缩、注意力分散、降低交流等行为反应。其次，在生理方面：由于长期处于压力的情况下，人们将会出现不同程度的病变，如胃肠溃疡、高血压和心脏病等，甚至造成免疫功能低下而出现感染性疾病。一般在心血管系统、免疫系统和消化系统上容易产生反应。一项研究表明：对900个中年男女进行了10年跟踪随访，根据人们的职业以及他们在工作中的自身感受进行调查发现，过高的工作要求与对工作的过低控制的人群，患心血管疾病的人是其他人的1.5倍，原因是压力可促进动脉粥样硬化的形成，加速血液凝固，以及促进冠状动脉病变而造成心肌缺血。

（3）压力的一般适应症候群。

人体在面对重大持续性的压力时会出现一系列的反应，包括相互连续的三个阶段：预警阶段、阻抗阶段、衰竭阶段。通过图2-14所知，在环境刺激面前，个体首先要对作为威胁的环境刺激做出认知评估，认知评估的结果取决于个人的心理特征和对刺激的认知；根据评估结果，个体会做出自发的唤醒和预警反应，找到反抗策略。如果策略成功，个体进入衰竭阶段，如果不成功，就要付出适应的代价（见图2-14）。这个模式有助于我们进一步认识患者心理压力和医护人员职业压力的反应过程。

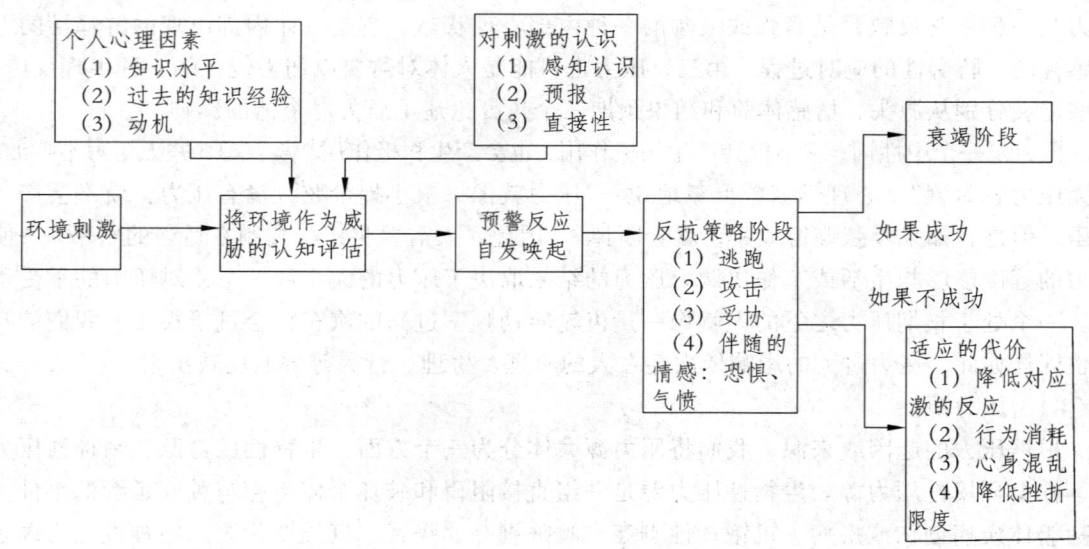

图2-14 基于认知交互理论的一般适应症候群

预警（警觉）阶段，是机体最初发生惊恐反应的阶段，个体通过警觉反应动员身体的防御系统来恢复体内的平衡。身体自动激活生理资源以保护自身，抵御知觉到的紧张性刺激。压力的积极意义就在于使有机体系统能做好应对行动的准备。

阻抗阶段中，身体资源被调动起来应付压力。人会通过实际行动去尝试解决问题，这些"实际行动"，有积极的，也有负面的，如"逃避""攻击"等。在抵抗阶段，究竟是积极解决问题还是逃避困难，与个人特点有密切关系。

耗竭阶段，如果人体继续处于压力之下，就会进入一般性适应症状的第三阶段——衰竭阶段。身体长期处于抵抗外来压力或威胁的阶段，是一种紧张和消耗体能的过程，时间久了就会导致身体构造和功能的损害，如发展成为病态情况的话，则可能导致机体极端衰竭，甚至引起死亡。

（4）压力的应对和管理。

在生活与工作中，压力无处不在，如何应对和管理压力成为现代人必备的一种生存能力。在压力的解决过程中，大致可以分成两步：第一步，针对压力源所造成的问题本身去处理；第二步，处理压力所造成的压力反应，以缓解压力带给我们的负面影响。

在寻找压力源的过程中，个体可以建立压力的主观感受等级，将最近的压力、最大的压力、最易引发情绪、影响时间最长的压力事件分门别类地整理处理，然后根据轻重缓急和可解决的现实性依次有针对性地解决问题。大致需要一个完整的心理过程：仔细分析形势，认清压力事件的性质；理性思考，正确分析判断事件的来龙去脉，寻找出要解决的关键因素；获得所有能帮助解决问题的相关信息；考虑处理问题的方式方法，积极处理问题；借助外部环境及资源，寻求帮助，获取社会支持。

在减压的具体行为方面，主要可以通过认知—情绪调整、时间管理、社会支持、放松训练、生活方式调整、提升抗压能力等。认知—情绪调整可以采取合理情绪 ABC 疗法。这是由美国心理学家埃利斯提出，A 是激发事（activating event），A 只是引发情绪和行为后果 C（consequence）的间接原因，而引起 C 的直接原因则是个体对激发事件 A 的认知和评价而产生的信念 B（belief），即人的消极情绪和行为障碍结果（C），不是由于某一激发事件（A）直接引发，而是由于经受这一事件的个体对它不正确的认知和评价所产生的错误信念（B）所直接引起。错误信念也称为非理性信念。正是由于我们常有的一些不合理的信念才使我们产生情绪困扰。这些不合理的信念久而久之还会引起情绪障碍。通过与不合理信念进行辩论，最终建立正确的认知模式。可以从某一特定的经历中寻求意义。经过思索或从朋友、同事处得到不同看法后改变事件的原有意义；也可从某一特定事件或对生活的总体中重新获得主动，还可以通过积极的自我评价来增强自尊，如采取正向乐观的态度应对压力，视压力为增强自身能力和促进自身发展的重要机会。进行压力管理的方法很多，养成健康的生活习惯和态度，平衡工作与生活是问题解决的基础。

2. 创伤后应激障碍（PTSD）

PTSD（Post Traumatic Stress Disorder）创伤后应激障碍，又称延迟性心因性反应，是指突发性、威胁性或灾难性生活事件导致个体延迟出现和长期持续存在的精神障碍。一般在遭受应激事件后数周至数月后发病，只用于心理创伤，不包括躯体创伤，其主要临床表现为反复重现创伤性体验、保护性反应、高警觉状态三类。创伤性事件受害者大概有四类人：事件幸存者、事件目击者、事件当事人的亲人和救援人员，需要通过 PTSD 诊断标准进行确认。创伤后，个体的心理过程与一般适应症候群一致，经历预警阶段、阻抗阶段、衰竭阶段三个过程。

精神卫生工作者对大多数幸存者进行的心理治疗主要针对两方面的内容：创伤性记忆和在危险境遇中所出现的各种生理心理反应。这两种情况在灾难结束后都会持续相当长的一段时间。在心理治疗中，专业人员通常会运用认知疗法、暴露疗法和行为疗法、EPD 心理疏泄、EMDR 等心理治疗方法，其目的主要是让受害者在一个安全的环境中身心得到疗养，尽快从灾难带来的创伤性记忆、反复闯入的灾难性情境、恐惧和悲痛中解脱出来。在灾难发生后，如果社会心理预防干预措施及时而且得当，则可以防止受害者在灾难后远期发生进一步的社会功能减退和更严重的精神障碍等情况的发生。

总之，情绪与健康的关系密切，它不仅能传递个体的身心信息，也起着重要的调节作用。在情绪对环境的应对过程中，我们需要充分考虑应对资源、应对策略和应对风格三者之间的协同作用，共同提高个体情绪的管理能力。

二、意　志

（一）概念及其特征

意志是个体自觉地确立目的，并以此主动地调节自己的行动，努力克服困难以实现目的的心理过程。意志是人类特有的心理现象，是人类意识能动性的集中表现。

意志有三个基本特征。第一，目的性。自觉地确立行动目的，是意志的首要特征。第二，调节性，表现为能够按照预期目的主动调节自己的心理活动和行动。调节作用又具体表现为发动目标性行为和抑制无关行为这两个相互联系的方面。第三，排难性，意志与意志行动始终是与克服困难相联系的。在具体的意志行动中，这三个特征相互联系，缺一不可。

> 【分析性思考】
> 请分析以下病人的心理冲突并提出解决策略：病人先前积极要求手术治疗，但医生真要给他做手术时，他却撤回同意手术的决定。
> 提示：随着目标的靠近，危险与代价也越来越显而易见，从而使人望而生畏，回避的反应倾向迅速增强。

意志是在认知活动的基础上产生的，同时又影响着认知活动的进行，二者之间有着密切的相互依赖关系。首先，意志的产生以一定的认知活动为前提，并随着认知活动的深化而不断发展。其次，认知活动的顺利进行依赖意志的支持。与此同时，意志与情绪也有着密切的相互作用关系。一方面，情绪伴随意志，并给予意志活动以动力影响。另一方面，意志可以调节、控制情绪。

（二）意志行动的过程

意志行动的过程可分为两个阶段：采取决定阶段和执行决定阶段。

1. 采取决定阶段

采取决定阶段是意志行动的准备阶段，决定着意志活动的方向和轨道，是从计划到决定的过程。具体包括动机斗争、目的确立、方法选择和计划制订这四个环节。

（1）动机斗争。

动机斗争是个体在确定目的时，对各种动机进行价值权衡，以作出选择的过程。动机由需要产生，是意志行动原因。个体行动背后的动机往往是复杂多样的，多种动机常同时存在但又不能同时满足，因此导致动机之间的矛盾和冲突。

按冲突的形式来划分，动机斗争可以分为双趋冲突、双避冲突、趋避冲突、多重趋避冲突四种类型。双趋冲突是两种或两种以上目标同时吸引个体，只能选择其中一种目标，必须放弃另一目标时所产生的内心冲突。如"鱼与熊掌不可兼得"，有舍才有得。趋避冲突是指两种或两种以上的目标都是个体想要回避的，而个体只能回避其中一种目标时所产生的内心冲突。如"前有狼后有虎"，两害相权取其轻。趋避冲突是个体一方面想要接近某个目标，同时又想回避这个目标所产生的内心冲突。如"心急吃不了热豆腐"，折中处理。在实际生活中，人们的趋避冲突，常常出现一种更为复杂的形式，即一个人面对两个或两个以上的目的，而每一个目的又分别具有趋避两方面的作用。像这种对几个目的兼具好恶的复杂矛盾心理状态，必须进行多重选择，称为多重趋避冲突。解决这种冲突要求人们对各种可能性进行深入的思考，因而要花费较长的时间。医护人员在面临复杂病例时，往往会综合考虑治疗费用、危险性、病人个体身心状况等多种因素之间的利弊得失关系才得出最适宜的治疗目标，这个过程就是多重趋避冲突。

（2）目的确立。

确定意志行动要达到的目的和结果。一般来说，目标越明确、越高尚、越有社会意义，对行动的推动作用就越大。反之，过于遥远的目的容易使人懈怠。意志行动中的冲突要靠决策来解决，确立目的就是一个决策的过程。

（3）方法选择和计划制订。

行动目的确立之后，面临的任务就是选择实现目的的方法和途径。方法的选择要多样，是全面分析基础上选择最有效、最经济、最优化的方法。随后是制订计划，一般需要建立在调查研究的基础之上，要综合分析主客面因素，根据行动目的和方法制订行动具体方法，包括行动的程序。制订一个切实可行的计划，将为执行决定打下一个良好的基础。

2. 执行决定阶段

执行决定就是将准备阶段所采取的决定付诸实践的过程，它是意志行动的关键环节和完成阶段。执行决定过程是从"头脑中的计划"过渡到"实际行动"，它需要克服更多的内、外部困难，因此意志的排难性在这一阶段表现得尤为突出。

执行决定阶段包括两个方面的工作，一是根据既定方案积极组织自己的行动，以实现预期目的；二是随时排除阻碍或干扰实现预期目的的内、外部困难或障碍，以保证意志行动的顺利完成。

（三）意志行动的影响因素

1. 意志行动中的挫折

挫折是个体在意志行动过程中，遇到无法克服或自以为无法克服的干扰或障（阻）碍，使预定目标不能实现时所产生的紧张状态和情绪反应。挫折包括挫折情境、挫折认知和挫折行为三个成分。

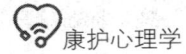

不同的人，挫折承受力存在差异，即使同一个人，对不同挫折情境的承受力也存在差异。挫折认知（即个体对挫折情境的态度、评价和解释）是核心影响因素，因为挫折的实质是主体的一种主观感受。此外，影响挫折承受力的因素还有生理条件、人格因素、个体经验、挫折的强度和频率、社会支持等。有研究表明，饱经风霜的人和有良好教养的人其挫折承受力较强；而从小娇生惯养、生活平顺的人其挫折承受力较弱。

2. 意志品质

意志品质指个体在意志行动中所形成的比较稳定的意志特点或特征。它主要表现在自觉性、坚韧性、果断性、自制性四个方面。

（1）自觉性。

自觉性指个体在行动中具有明确的目的，能认识到行动的社会意义，并主动调节、支配自己的行动以服从于社会要求的品质。如屈原"举世皆浊我独清，众人皆醉我独醒"的品质。其相反的品质有受盲从性与独断性，如人云亦云、做一天和尚撞一天钟等。

（2）坚韧性。

坚韧性指一个人在实现预期目的的行动过程中，坚持不懈，不达目的不罢休的意志品质。例如，百折不挠、持之以恒、"富贵不能淫，贫贱不能移，威武不能屈"等。有学生问哲学家苏格拉底，怎样才能学到他那博大精深的学问。苏格拉底听了并未直接作答，只是说："今天我们只学一件最简单也是最容易的事，每个人尽量把胳膊往前甩，然后再尽量往后甩。"苏格拉底示范了一遍说"从今天起，每天做 300 下，大家能做到吗？"学生们都笑了，这么简单的事有什么做不到的？过了一个月，苏格拉底问学生们："哪些人坚持了？"有九成的学生骄傲地举起了手。一年后，苏格拉底再一次问大家："请告诉我最简单的甩手动作还有谁坚持了？"这时，只有一人举起了手。他就是后来的古希腊另一位大哲学家柏拉图。坚韧性是人们取得学业和事业成功的不可缺少的意志品质。其相反的品质有顽固性和动摇性，如虎头蛇尾、见异思迁等。

（3）果断性。

果断性指个体根据变化的情况，分辨是非，迅速做出合理决定并实现决定的心理品质。例如黄继光在上甘岭战役中负责爆破任务，当他投掷的一枚手雷未能成功爆破时，他毅然决定用身体挡住了敌人的地堡枪眼，使得后续部队能够攻下高地。果断性是以深思熟虑为前提的，与其相反的品质有优柔寡断与草率行事。

（4）自制力。

自制力是指一个人善于根据预期目的，克制自己的情绪并有意识地调节和支配自己的思想和行动的品质。它主要表现在两个方面：一是善于驱使自己去执行所采取的决定；二是善于抑制与自己的目的相违背的愿望。如古希腊神话中奥德赛船长不受海妖歌声诱惑而坚持横渡海峡就是自制力的典型例子。与自制力相对立的品质是冲动性、任性和怯懦。任性表现为放纵自己、毫无约束。在顺利的情况下喜欢为所欲为、肆无忌惮；不顺利时容易冲动、感情用事。

上述意志品质并不是彼此孤立的,而是相互联系、相互制约的统一体,其中以自觉性为核心和前提,其他品质则相互渗透和影响。良好的意志品质是保证活动顺利进行、实现预定目的的重要条件,因此要加强个体自身意志品质的锻炼。意志不是人与生俱来的。青年期是意志品质逐渐形成定型时期,又是有较大可塑性时期。

(四)康复中的意志力培养与激发

1. 树立高远理想,确定适宜目标

列夫·托尔斯泰说过,理想是指路明灯。没有理想,就没有坚定的方向,而没有方向也就没有生活。远大的理想和确定的目标是学生培养坚强意志的前提。当然理想的树立、目标的确立应该是正确的、有意义的、符合社会发展要求的,也必须与现实的学习与工作结合起来。1984年,在东京国际马拉松邀请赛中,名不见经传的选手山田本一意外夺得世界冠军。当记者问他凭什么取得如此惊人的成绩时,他说:凭智慧战胜对手。原来每次比赛之前,他都要乘车把比赛的线路仔细地看一遍,并把沿途比较醒目的标志画下来,比如第一个标志是银行;第二个标志是一棵大树;第三个标志是一座红房子……这样一直画到赛程的终点。比赛开始后,他就以百米的速度奋力地向第一个目标冲去,等到达第一个目标后,他又以同样的速度向第二个目标冲去。40多公里的赛程,就被他分解成这么几个小目标轻松地跑完了。如果目标定在40多公里外终点线上的那面旗帜上,我们很多人都会被那段遥远的路程吓倒。

2. 讲究科学方法,遵循渐进实践

常言道"欲速则不达",培养个体的意志力需要持续不断地提升,正如苏格拉底对他学生要求,从小事做起,在生活的点滴中逐渐培养个体的意志坚持、果断等品质。很多研究表明,运动锻炼对个体意志品质的培养有促进作用。因此,我们可以选择合适的运动或者个体感兴趣的实践活动为突破口分步提高个人意志品质。

3. 梳理榜样,以标杆激励自己

我们的历史和现实生活中有大量坚忍奋进的人物故事,从"卧薪尝胆""愚公移山"到爱迪生发明灯泡,我们能看到实实在在因坚韧等意志品质取得成功的例子。以此为榜样,激励个体形成动力和信念,并且可以一些行之有效的方法和途径去践行,如利用格言、座右铭警醒自己,用杰出人物的事迹对照、监督自己的言行;同身边的榜样相比较,找出差距,迎头赶上;制订作息计划和学习计划,并严格执行;自己设计一些加强意志锻炼的活动,并努力实践;每天坚持记日记,反思自己的言行和思想,发现缺点,及时改正等。

4. 正确认识困难,寻找助力坚持到底

孟子曰:"天降大任于斯人也,必先苦其心智,劳其筋骨,饿其体肤,空乏其身,行拂乱其所为,所以动心忍性,增益其所不能。"因此,要正确认识困难的事实存在,能不断激励自己寻找各种方法和资源解决问题。

总之,意志力的培养是一个长期磨砺的过程,是一个自我不断完善和发展的过程。因此,培养自我的意志力可通过生活点滴去渗透,通过持久地自觉克服困难而逐渐表现出来。

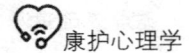

第三节　康复过程中的个性心理

一、个性（人格）

（一）概念及其分类

什么是个性？我们日常生活中说"这个人很有个性"，这里的"个性"是指一个人很独特，这并不是真正的个性的含义，仅是个性概念的一个特征。心理学中，个性，也称人格，是指一个人比较稳定的、具有一定倾向性的各种心理特点或品质的独特组合。它包括个性倾向性、个性心理特征和自我意识三个部分。

个性倾向性是推动人进行活动的动力系统，是个性结构中最活跃的因素。个性倾向性决定着人对周围世界认识和态度的选择和趋向，包括需要、动机、兴趣、爱好、态度、理想、信仰和价值观等。个性心理特征是指个体在社会活动中表现出来的比较稳定的成分，包括能力、气质和性格。个性心理特征的形成具有相对稳定性。自我意识是一个人对自己以及自己和他人之间关系的意识，是由自我认知、自我体验和自我调节（或自我控制）三个子系统构成。自我意识在个体发展中有十分重要的作用。

（二）人格的基本特性

1. 人格的整体性

一个现实的人不是只具有单一的某个特质，而是多种心理成分和特质相互密切联系，形成一个有机的心理组织。一个人的人格需要统合，保证了个体自身的健康完整，并与外界的和谐相处。如果个体的人格特质之间出现断裂、无法实现统整，就会产生心理问题，精神分裂症是人格特质混乱的极端代表。

2. 人格的稳定性

"江山易改，本性难移"反映出人格在跨时间上的持续性和一致性。持续性强调个体的人格特征在不同年龄阶段趋于稳定，如一个人在青春期阶段的心理和老年阶段的心理有所不同，但阶段内相对稳定，阶段间也有本质联系；一致性则是个体的行为面对情境变化仍保持相似，如一个孩子很友好不仅是他在学校表现得很友好，在家里或其他场合也如此。但是，同种人格特征随着年龄和境遇的影响，其表达方式不同；遇到重大事件有可能发生较大改变。

3. 人格的独特性

世界上没有完全相同的两片叶子，人亦一样。一个人的人格是在遗传、环境、教育等因素的交互作用下形成的，不同的遗传、生存及教育环境，形成了各自独特的心理。即使是同卵双生子，他们的人格也不会完全相同。独特性不仅体现在各个人格特质的数量、组合方式上的差异，还体现在每种特质的表现方式上，例如外向有多种表达方式。

4. 人格的社会性

人格的形成不仅受到人的生物性需要和本能的影响，也受人的社会性制约，如社会的行为道德规范、价值观念、信念体系、社会风俗等。这种社会化过程促使人格更加完善。

二、个性心理特征

（一）气　质

1. 概念

人格中的气质是生而具有的比较稳定的心理活动动力方面的个性心理特征，是由遗传和生理决定的心理与行为特征。

2. 气质体液说

气质是一个很古老的概念。早在古希腊时期，医学之父希波克拉底（公元前 460 年—前 370 年）通过人体解剖，把恩培多克勒的"四根说"进一步发展为"体液说"。他认为，人体内有四种体液，即血液、黏液、黄胆汁和黑胆汁，不同的人体内占优势的体液不同。在体液的混合比例中，血液占优势的人属于多血质，黏液占优势的属于黏液质，黄胆汁占优势的人属于胆汁质，黑胆汁占优势的人属于抑郁质。随后，在盖伦的研究发展下产生气质类型说，认为同一气质类型的个体其典型人格特质有所相似。多血质的心理特征属于敏捷而好动的类型，适应环境的变化、性格开朗、热情、喜闻乐见、善于交际、兴趣广泛，但情感易变，不安于循规蹈矩的工作，有时轻诺寡信。胆汁质属于兴奋而热烈型，热情直爽，遇到困难也不折不挠，有魄力、敢负责，有开拓精神，但往往比较粗心，自制力较差，容易感情用事和冲动。黏液质安静而稳定，成熟稳重，自制有序，较有计划性，但灵活性不足，有可能因循守旧、固执己见。抑郁质的特质是羞涩而敏感，表现出怯懦和优柔寡断，但内心情感丰富，也能坚守细致而枯燥的工作。

3. 巴甫洛夫神经气质说

俄国生理学家巴甫洛夫认为原有气质分类能把握个体的基本特质，但是运用条件反射法的高级神经活动的研究，才能够把神经型的生理学基础建立起来。于是，他通过大量的实验发现，人的高级神经活动有两个基本过程：兴奋过程和抑制过程。这两个过程在每个人身上的表现是不同的，这些不同表现体现在高级神经活动三种基本特性，即神经过程（兴奋和抑制水平）的强度、平衡性、灵活性。据此，巴甫洛夫区别出四种差别比较显著的神经活动类型（见表 2-2）。这四种神经活动类型的划分与气质体液说基本吻合。

在实际生活中，典型的某种气质类型的人并不多，多数人都是混合型气质，且以两种气质混合的（双质型）居多。此外，关于气质类型的划分，还有很多不同的理论。美国心理学家谢尔登提出体型说，他认为形成体型的基本成分——胚叶与人的气质关系密切，并根据人外层、中层和内层胚叶的发育程度将气质分成三种类型。生理学家柏尔曼提出了激素说，他认为人的气质特点与内分泌腺的活动有密切关系，并根据人体内哪种内分泌腺的活动占优势，把人分成甲状腺型、脑下垂体型、肾上腺分泌活动型等。日本学者古川竹二提出了血型，认为气质是由不同血型决定的，可分为 A 型、B 型、AB 型与 O 型四种气质类型。

表 2-2 巴甫洛夫高级神经活动类型

高级神经活动类型	高级神经活动过程			主要特点	气质类型	代表人物
	强度	平衡性	灵活性			
不可遏止型（兴奋型）	强	不平衡	—	直率热情，精力旺盛，表里如一，刚强，脾气急躁，易冲动	胆汁质	张飞、鲁智深
活泼型	强	平衡	灵活	活泼好动，热爱交际，反应迅速，但稳定性差，缺乏耐性	多血质	王熙凤
安静型	强	平衡	不灵活	安静稳重踏实，反应性低，自制力强，细心，可塑性强，易固执	黏液质	爱因斯坦
弱型（抑制型）	弱	不平衡	—	多愁善感，不善交际，适应性差，明显内倾，但能从事枯燥单调工作	抑郁质	林黛玉

对此，我们需要辩证地看待问题。气质在个体心理发展早期阶段表现明显，虽然也随年龄增长而略有变化，但基本上是相当稳定的。气质无好坏之分，其各有优劣。气质的划分有助于我们正确认识自身特点，扬长避短。大量研究发现，气质不能决定个体的品德、智力和成就，不同气质的个体虽然智力活动方式和特点有所不同，但是都能在学业和工作中取得成功。

【情景案例】

> 有一次，孔子讲完课，回到自己的书房，学生公西华给他端上一杯水。这时，子路匆匆走进来，大声向老师讨教："先生，如果我听到一种正确的主张，可以立刻去做么？"孔子看了子路一眼，慢条斯理地说："总要问一下父亲和兄长吧，怎么能听到就去做呢？"子路刚出去，另一个学生冉有悄悄走到孔子面前，恭敬地问："先生，我要是听到正确的主张应该立刻去做么？"孔子马上回答："对，应该立刻实行。"冉有走后，公西华奇怪地问："先生，一样的问题你的回答怎么相反呢？"孔子笑了笑说："冉有性格谦逊，办事犹豫不决，所以我鼓励他临事果断。但子路逞强好胜，办事不周全，所以我就劝他遇事多听取别人意见，三思而行。"
>
> 【分析性思考】
> 请你根据这一小故事，思考理解个体的气质的价值和意义。

（二）性　格

1. 概念

在心理学中，性格是指表现在人对现实的态度以及与之相适应的、习惯化的行为方式方面的个性心理特征。性格相对于气质更具有可塑性，是环境中形成的相对稳定的个性心理。人们在各种社会实践活动中，产生的看法、做出的选择、采取的行为方式都是对性格的表现。

2. 性格结构

性格是一个完整而复杂的个性系统，可以分解为态度特征、意志特征、情绪特征、理智特征四个组成部分。态度特征主要指的是一个人如何处理社会各方面的关系，即他对社会、对集体、对劳动、对他人以及对自己的态度的特征。意志特征指的是一个人对自己的行为自觉地进行调节的特征。良好的意志特征是有远大理想、有计划性、独立自主、果断、勇敢、坚韧等。情绪特征指的是一个人的情绪对他的活动的影响，以及他对自己情绪的控制能力。良好的情绪特征是善于控制自己的情绪，稳定并常处于积极乐观的心境。理智特征是指一个人在认知活动中的性格特征。如认知独立者能根据自己的任务和兴趣主动地进行观察，善于思考。性格的静态结构的几个方面是彼此关联，相互制约，有机地组成一个整体的。

3. 特质论

关于性格的学说繁多，其中影响力较大的是特质流派。特质心理学家认为，一种特质就是一个人格维度，它是依据人们在某一特征上所表现出的程度而被分类的。这一学派的代表人物有高尔顿·奥尔波特和亨利·莫雷。

1921年，奥尔波特出版了《人格特质：分类与测量》。他认为，性格包括两种特质：一是个人特质，为个体所独有，代表个人的行为倾向；二是共同特质，是同一文化形态下人们所具有的一般共同特征。并且一个个体的性格也有两种类型：一种是核心特质，5~10个最能说明个体人格的特质；另外一种是基本特质，有少数个体是由一个单一特质决定人格的。

心理学家卡特尔根据奥尔波特的观点，采用因素分析法，找出16种根源特质，它们是乐群性、聪慧性、稳定性、支配性、怀疑性、兴奋性、有恒性、敢为性、敏感性、幻想性、世故性、忧虑性、实验性、独立性、自律性、紧张性，并设计了16PF人格因素问卷。这是一个广泛使用、比较有效的人格测试问卷。

随后，特质流派的研究者进一步研究提出了"大五"人格理论。通过外倾性、神经质、开放性、宜人性、尽责性这五种相对独立的因素来描述人的个性，通过这五个人格因素可以大体反映出一个人未来的职场表现。因此，该模式被西方国家广泛应用在人才测评以及职场招聘中。

4. 性格的形成与发展

性格特征不是天生的，是在先天素质的基础上，通过后天的家庭、学校和社会环境的影响，个体经过丰富的实践活动与环境积极互动才逐渐形成的。首先，在生理因素方面，生理特征、成熟进程、神经遗传、性别差异都会影响性格形成。其次，家庭是性格形成的最重要环境，其中家庭所处的经济地位和政治地位、家长的教育水平、家长的教育态度与教育方式、家庭氛围、儿童的家庭地位和角色等因素尤为重要。然后，学校作为专门化的教育机构，其中班集体、教师、同伴是三个重要影响因素。最后，社会的风尚、传媒、信息等也会广泛影响个体性格的发展。总之，性格的形成是复杂的过程，也是环境与个体互动的结果。

有研究者发现，除了细菌和病毒会威胁人类的健康以外，心理社会因素也成为一种致病因素。1959年，美国旧金山哈佛布鲁恩心血管病研究所的两位心脏病专家弗里德曼与罗森曼研究发现，A型人格与冠心病之间关系密切。这个结论源于一个行为习惯：负责维修病人候诊室里沙发与椅子的人员告诉弗里德曼，这些沙发和椅子只是坐面前沿部分严重损坏。似乎这些病人都只坐沙发与椅子的前边缘。这一现象促使弗里德曼怀疑这些心脏病患者的总体行为可能有些特异之处，继而对此展开了深入研究。这是人类首次用科学的研究方法验证了性格特点与病症之间的对应关系，意义重大。弗里德曼总结的A型人格（性格）具有6种基本特征：（1）强烈持久的目标动机；（2）处处追求完美的内在倾向；（3）强烈持久的追求赞誉与进步的欲望；（4）连续卷入多项事务，挑战极限压力；（5）习惯于突击完成工作；（6）经常特意地使自己的心理与身体处于机警状态。总结起来，A型人格集中体现两大心理行为特征：过强的时间意识和过强的竞争意识。弗里德曼还提出B型人格，B型人格与A型人格相反，通常内心平静，没有大的情绪波动，所以他们较能抵抗压力，内分泌较少发生紊乱。研究结果表明，人群中A型人格的人患心血管病的概率是B型人格人的2~3倍；而在冠心病患者当中，A型人格患者的比例更是高达70.9%。北美的一项研究也表明，A型人格的人心肌梗死的发病率是B型人格的人的2~4倍。

此后，有关人格与疾病的研究大量涌现。研究者相继提出了C、D型人格，与前面提到的A、B型人格一起成为ABCD人格类型。C型人格是大多数癌症病人的一种普遍人格特征，表现为：好忍气吞声，过度压抑自己的情绪，负性情绪体验过多。中国人当中具有比较典型的C型人格特征的是一些带有较强传统意识的中年人。他们常常为了面子而强调家丑不可外扬，同时家庭观念又特别强，所以只要子女"不成器"，就会整天处于一种负性情绪体验中，不仅不释放这种负性情绪反而拼命地压抑与忍耐。D型人格又称为"忧伤症人格"，具有D型人格的人常常比较忧伤而且孤独，同时对自己忧伤与孤独的心情一味地进行压抑，沉默寡言。这种忧伤与压抑会导致心血管系统承受巨大的压力，时间一长极易出现心血管类疾病。

总之，临床发现某些疾病的发生和发展与性格有一定的关系，一类是由诱发性因素引发的，如神经症、精神分裂症、情感性精神病等；一类为身心习惯引发的，如原发性高血压、冠心病、溃疡病、支气管哮喘、神经性皮炎等。可以说，性格是在一定的社会、文化背景下形成的产物。它反映个体过去的整个生活历程；也会影响个体将来的身心发展。

（三）能　力

1. 概念

能力是人完成某种活动所必备的个性心理特征。它在心理活动中表现出来，是影响活动效果的基本因素，是符合活动要求的个性心理特征的综合。首先，能力和活动紧密相连，离开了具体活动，能力就无法形成和表现。其次，能力是顺利完成某种活动直接有效的心理特征，而不是顺利完成某种活动的全部心理条件。

2. 能力的类型

（1）二因素说。

英国心理学家斯皮尔曼根据人们完成智力作业时成绩的相关程度，提出能力由两种因素组成：一种是一般能力或一般因素，简称G因素，它是人的基本心理潜能（能量），是决定一个人能力高低的主要因素。另一种是特殊能力或特殊因素，简称S因素，它是保证人们完成某些特定的作业或活动所必须的。由许多特殊因素与某种普遍因素结合在一起，就组成人的智力。人们在完成任何一种作业时，都有 G 和 S 两种因素参加。活动中包含 G 因素越多，各种作业成绩的正相关就越高；相反，包含 S 因素越多，成绩的正相关就越低。

（2）多元智力理论。

美国心理学家加德纳认为，智力的内涵是多元的，它由 9 种相对独立的智力成分所构成。每种智力都是一个单独的功能系统，这些系统可以相互作用，产生外显的智力行为。这九种智力分别为：言语智力、逻辑—数学智力、空间智力、音乐智力、运动智力、社交智力、自知智力、自然观察智力、存在智力。

（3）成功智力理论。

斯腾伯格认为，成功智力是一种用以达到人生主要目标的智力，是现实生活中真正能起到举足轻重影响的智力，亦称为"惰性化智力"。斯腾伯格认为智力是可以发展的，特别是成功智力。在现实生活中真正起作用的不是凝固不变的智力，而是可以不断修正和发展的成功智力。成功智力包括分析性智力、创造性智力和实践性智力三个方面。分析性智力涉及解决问题和判定思维成果的质量，强调比较、判断、评估等分析思维能力；创造性智力涉及发现、创造、想象和假设等创造思维的能力；实践性智力涉及解决实际生活中问题的能力，包括使用、运用及应用知识的能力。成功智力是一个有机整体，用分析性智力发现好的解决办法，用创造性智力找对问题，用实践性智力来解决实际问题，只有这三个方面协调、平衡时才最为有效。

3. 能力的个体差异

能力发展存在个别差异并且有其规律性，大致有三种类型差异：第一，发展水平的差异，不同年龄能力发展水平存在个体差异，如智力。第二，表现早晚的差异，如少年早慧或大器晚成。第三，结构差异，能力是多种心理特征的综合，且组合方式有所不同，由此就构成能力结构的差异，这是个体能力差异的一个主要方面。前面两者是量的差异，量上的差异遵循正态分布；第三点是质的差异，体现为结构不同。

（1）智力水平差异。

心理学家根据智力发展水平把个体分成三个等级，即超常儿童、常态儿童、低常儿童。智力超常儿童智力一般在 130 分以上，其智力发展或某种才能显著超过同龄儿童平均水平。低常儿童是指智商在 70 以下，智力发展明显低于同龄儿童平均水平并有适应性行为障碍的儿童，又称智力落后儿童（见图 2-15）。

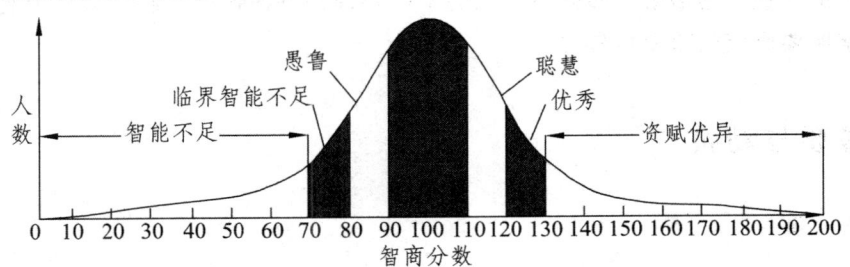

图 2-15 智商在人口中的常态分布

对个体智力水平进行测量的工具很多，最早的智力量表是 1916 年的比奈—西蒙智力量表；在此基础上，推孟修订的斯坦福—比奈量表是运用最广泛的智力量表，并且他提出了智商这

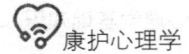

一重要概念来解释智力测验结果。智商计算公式是：IQ=心理年龄（MA）/实际年龄（CA）×100。

此外，美国著名的心理学家韦克斯勒编制的韦氏量表包括三种：韦氏幼儿智力量表，适用于4~6岁儿童；韦氏儿童智力量表，适用于6~16岁儿童；韦氏成人智力量表，适用于16岁以上的成年人。其量表都包括言语和操作两个分量表。并且通过离差智商的方式来计算一个人在同年龄组正常人中的相对地位。韦氏量表被认为相对更为科学，但是智力现象极为复杂，目前智力测验尚不能提供完全准确无误的指标。

（2）发展早晚。

能力早露的案例很多，如《伤仲永》中方仲永，是能力早露没有得到良好发展的范例；而李白"五岁读六甲，十岁观百家"也是早期显露能力的典型例子。但是，能力发展晚不一定发展差，大器晚成的例子也数不胜数。例如陈子昂，唐代诗人，早年没有用心读书，以至"年十八未知书"，都18岁了，在学识上还一无所知，要奋起直追，需要强大的精神动力，需要果断地抉择。果然，不久，在父母的教育下，他幡然悔悟，入乡校求学，"慨然立志"，谢绝门客，专攻文典。终于，数年攻读，一举成才。值得一提的是，各种不同能力在发展速度上是不同的，个体要不断寻求自我发展。

（3）结构的差异。

前面能力的类型就是研究者从不同角度对能力结构差异的讨论，这里不再累述。目前，最被认同的智力结构观就是加德纳的多元智力理论。根据加德纳的理论，学校在发展学生各方面智能的同时，必须留意每一个学生只会在某一、两方面的智能特别突出；而当学生未能在其他方面追上进度时，不要让学生因此而受到责罚。儿童的潜能是巨大的，也是难以估计的，因此我们不是判断其潜能，而是帮助其积淀发展的基础。

除此之外，能力的个体差异还表现在特殊能力的差异和性别差异等方面。由于个性心理特征存在许多差异，就产生了将人格（即个性）分型的概念。如荣格（C.C.Jung）把人格分为"内倾"和"外倾"两类。在医学上，常用人格异常或人格变态这样的术语来标志其个性心理特征已超出常态分布的范围。同样，病人不同的气质、性格特点也影响着疾病的康复过程。例如一个脑血管意外（俗称中风）的病人，急性期过后遗有不同程度的偏瘫。为了能早日坐起、下地行走和自己独立料理日常生活，需要对他进行一系列逐步加强的锻炼。瘫痪肢体机能康复的速度和效果取决于很多因素，其中一个因素是病人对疾病所采取的态度，如是否有信心，能否克服消极、畏难情绪并有坚持不懈的意志，是否遵循医嘱，在医护人员和家庭成员的指导及帮助下积极地锻炼。如何使病人的个性心理特点在各类疾病的康复中起促进作用，是医学心理学所要研究的重要课题之一。

三、需要与动机

（一）需　要

1. 概念

需要是对有机体内部不平衡状态的反映，表现为有机体对内外环境条件的欲求。有机体的内部平衡状态经常会被打破，这时有机体就会要求恢复平衡，如渴了需要喝水，冷了需要穿衣御寒等,这就引起了人们的需要。

需要都有对象,没有对象的需要是不存在的。需要又是不断发展的,人的需要永远不会停留在一个水平上。当旧的需要得到满足,不平衡消除之后,新的不平衡又会产生,人们又会为满足新的需要去追求新的对象,所以,需要是推动有机体活动的动力和源泉。

2. 需要的种类

根据需要的属性,可以分为自然需要和社会需要。前者与有机体的生存和种族的延续有着密切的关系,如饮食、休息、求偶等的需要,又叫生理需要或生物需要。社会需要是反映社会要求而产生的需要,如求知、交往等的需要。社会需要是人所特有的,是通过学习得来的,所以又叫获得性需要。

根据满足需要的对象而言,可把需要分为物质需要和精神需要。物质需要是对社会物质产品的需要,如对食品的需要,对工作和生活条件的需要等;精神需要是对各种社会精神产品的需要,如对文化科学知识的需要,对美的欣赏的需要等。

3. 需要层次理论

美国心理学家马斯洛提出了需要层次理论(见图2-16)。他认为可把人的需要分为五个层次,即生理的需要、安全的需要、爱和归属的需要、尊重的需要、自我实现的需要。生理需要即人对食物、空气、水、性和休息等的需要。安全的需要是人对生命财产的安全、秩序、稳定,免除恐惧和焦虑的需要。爱和归属的需要是人要求与他人建立情感联系,如结交朋友、追求爱情的需要,隶属于某一群体并在群体中享有地位的需要。尊重的需要包括自尊和受到别人尊重需要,这种需要得到满足会使人体验到自己的力量和价值,增强其信心。这种需要得不到满足会使人产生自卑和失去信心。自我实现的需要是指人希望最大限度发挥自己的潜能,不断完善自己,实现自己理想的需要。自我实现的需要是人类最高层次的需要,但各人达到自我实现的途径和方式可以是不同的。

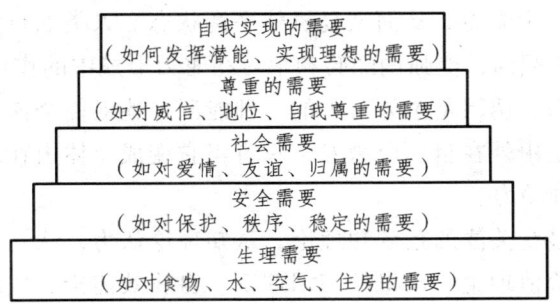

图2-16 马斯洛需要层次理论

马斯洛认为,无论从进化的角度,还是从个体发展的角度来看,都是层次越高的需要出现得越晚,层次越低的需要力量越强,它们能否得到满足直接关系到个体的生存,因而又叫缺失性需要。只有当低层次的需要得到满足或部分满足之后,较高层次的需要才会出现。高层次的需要的满足有益于健康、长寿和精力的旺盛,所以这些需要又叫生长需要。

已经满足了的需要不再是人的活动的动力,只有尚未满足的需要才是当前推动人活动的

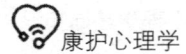

动力。当所有较低层次的需要都得到持续不断满足时，人才受到自我实现需要的支配。但真正达到自我实现境界的人还是少数。

（二）动 机

1. 概念及其结构

动机是引起个体活动，维持并促使活动朝向某一目标进行的内部动力。动机具有激活、引导和强化三大功能。强化是指活动产生以后的维持和调整活动。动机的两个基本成分是需要和期待，需要是一种内在驱力，期待受诱因影响，两者相互作用形成动机系统。

2. 种类

（1）根据动机的性质可划分为：生理性动机和社会性动机。生理性动机是由于生理的需要而产生的动机。如追求高品质生活质量等。社会性动机是指人在一定的社会、文化背景中成长和生活，通过各种各样社会实践活动所产生的动机，如兴趣、交往、成就、权力等动机。其中，成就动机和交往动机被认为是两种主要的社会性动机。

（2）根据学习在动机形成和发展中的作用，可分为原始动机和习得动机。

（3）根据动机的意识水平，可分为有意识动机和无意识动机。

（4）根据动机的来源，可分为外在动机和内在动机。

（5）根据动机在活动中所起的作用不同，可将动机分为主导性动机与辅助性动机。

3. 动机理论

不同学者对动机的认识不同，产生了本能论、驱力论、诱因论、认知论等多种观点。

本能论由达尔文提出，他认为人的行为主要是受人体内在的生物模式驱动，不受理性支配。人的动机行为是在进化过程中形成的，由遗传固定下来，具有固定的行为模式。

驱力理论的代表人物是霍尔，他认为驱力是一种动机结构，它供给机体的力量或能量，使需要得到满足，进而减少驱力，从而恢复机体平衡状态。人类的行为主要是由习惯来支配的，而不是由生物驱力支配的，他强调经验和学习在驱力形成中的作用。

持诱因论的学者认为，诱因是个体行为的一种能源，他促使个体去追求目标。诱因与驱力是不可分开的，诱因是由外在目标所激发，只有当它变成个体内在的需要时，才能推动个体的行为，并有持久的推动力。

目前，动机理论中最受关注的是认知理论。认知理论认为，认知具有动机功能。动机的认知理论主要有：期待价值理论、动机的归因理论、自我效能论、成就目标论。其中归因理论和自我效能论广泛受到关注。

成败归因理论是美国心理学家韦纳提出的。他通过对行为结果的归因进行了系统探讨，把归因分为三个维度：稳定性、内在性和可控性，再将人们活动成败的原因归结为六个因素，即能力高低、努力程度、任务难易、运气（机遇）好坏、身心状态和外界环境（见表2-3）。最终，人的个性差异和成败经验等影响着他的归因；个体对前次成就的归因将会影响到他对下一次成就行为的期望、情绪和努力程度等；个体的期望、情绪和努力程度对成就行为有很大的影响。

表 2-3 成败归因模式

三维度 六因素	稳定性		内在性		可控性	
	稳定	不稳定	内在	外在	可控	不可控
能力高低	+		+			+
努力程度		+	+		+	
任务难度	+			+		+
运气好坏		+		+		+
身心状态		+	+			+
外界环境		+		+		+

自我效能这一概念最早是由班杜拉提出的，指人们对自己是否能够成功地从事某一成就行为的主观判断。班杜拉认为，人的认知变量如期待、注意和评价在行为决策中起着重要的作用。自我效能主要是通过替代性强化和自我强化两种方式实现行为激励的。影响自我效能感形成的最主要因素是个体自身行为的成败经验，其次还有替代性经验、言语劝导、归因方式等。

总之，人的动机体系在后天实践中形成，因此它是发展变化的。首先，它随着个体年龄和实践活动的发展，动机不断地丰富和复杂起来。其次，动机体系的结构也发生变化，其中主导动机可能发生转移。动机体系是个体接受社会环境的影响所形成的，它反映着一个人的思想信仰、文化教养和道德面貌。

【思考与练习】

1. 具有 C 型人格特征的人易患（   ）。
   A. 高血压   B. 冠心病   C. 恶性肿瘤
   D. 支气管哮喘   E. 糖尿病
2. 认知过程不包括（   ）。
   A. 感觉   B. 动机   C. 想象
   D. 思维   E. 记忆
3. 预防人格障碍形成的极为重要的措施是（   ）。
   A. 早期教育   B. 自我控制   C. 自我松弛
   D. 药物控制   E. 经常进行心理咨询
4. 与意志的自觉性相反的不良意志品质是（   ）。
   A. 盲目性   B. 顽固   C. 优柔寡断
   D. 任性   E. 鲁莽草率
5. 最基本、最原始的情绪和情感通常不包括（   ）。
   A. 快乐   B. 愤怒   C. 忧郁
   D. 恐惧   E. 悲哀
6. 世界上第一所心理学实验室的创建者是（   ）。

A. 弗洛伊德　　　　B. 冯特　　　　　　C. 马斯洛
D. 艾宾浩斯　　　　E. 桑代克

7. 以下哪一选项不是知觉的一般特性（　　　）。
A. 知觉选择性　　　B. 知觉整体性　　　C. 知觉理解性
D. 知觉恒常性　　　E. 知觉关联性

8. 盲人用竹竿探路属于（　　　）。
A. 感觉补偿　　　　B. 深部感觉　　　　C. 联觉现象
D. 感觉适应　　　　E. 感觉相互作用

9. 人们对客观事物进行了解的认识的心理活动过程是指（　　　）。
A. 心理活动　　　　B. 感觉　　　　　　C. 知觉
D. 记忆　　　　　　E. 认知过程

10. 体液学说认为，多血质的气质特征是（　　　）。
A. 活泼好动、反应迅速、行动敏捷、兴趣广泛、喜交际、缺乏耐力和毅力
B. 刚强、直率、热情、易感情用事、喜冒险、易冲动
C. 冷静、踏实、善于忍耐、稳定、情感不外露
D. 想象丰富、情感体验深刻、善于觉察细节、遇事缺乏果断
E. 观察细致、非常敏感、表情忸怩、多愁善感、行动迟缓

第三章 心理评估与咨询

【学习目标】

1. 掌握心理评估、心理咨询的概念和心理咨询的技术。
2. 熟悉心理评估的条件,心理咨询的性质、原则、类型、范围、程序和注意事项。
3. 了解并运用心理评估、测验的各种量表。

【引言】

康复患者在患病过程和疾病康复过程中会存在不同程度的心理变化,对这些问题的了解、把握和运用对于做好康复患者心理康护工作是非常重要的。

【情景案例】

1. 张××,男性,61岁,退休,于2016年5月由老伴带来门诊就诊。患者老伴代诉患者一年前意外摔伤至骨折,经治疗后痊愈。近半年来经常感觉头晕,四肢乏力,怀疑是手术麻醉后遗症导致,并进行性出现记忆力差、懒动、食欲减退、言语减少、情绪低落、不与人交往等情况,对自己的人生持悲观态度,自觉难以活下去。

思考:
1. 对该患者应该用什么方法进行评估?
2. 对该患者进行评估可以用哪种量表?

第一节 心理评估

一、概述

心理评估(Psychological Assessment)是用观察法、晤谈法和心理测验的方法对个体某一心理现象作出系统、全面和深入的客观描述及量化的过程。心理评估在医学、教育、心理学、人力资源和军事司法等方面有广泛的应用。本章主要介绍临床康护领域有关观察、晤谈和心理测验的基本知识及常用基本心理测验。

心理评估的方法。心理评估的方法包括观察法、晤谈法和心理测验法三种。在观察过程中还应考虑观察设计，以保证获得的信息可靠且能充分运用。

（一）观察法

观察法指在完全自然或接近自然的情况下对康复患者进行有目的有计划的观察和记录。分为自然观察法和控制观察法。自然观察法：指在自然情景中，对康复患者所表现出来的行为进行直接观察记录分析。如康复患者住院期间的表现、儿童玩耍的情景等。其优点是真实、客观、简单易行，不易使康复患者产生紧张情绪；缺点是不能重复观察，某些情景一闪而过，较难获得典型行为反应。控制观察法：亦称特殊情景下观察法，指在预先设计的情景中进行观察，了解康复患者在特定条件的刺激下会产生的规律性、必然性的反应。其优点是快速，所获资料可做横向对比分析；缺点是易对康复患者产生影响，引起患者反感，无法获取真实信息。

观察设计的好坏直接影响观察结果，完了确保观察的客观性、科学性、系统性和可靠性，应综合考虑以下几方面：

1. 确定观察时间

每次观察的总次数应一致，每一次时间在 20~30 min，也可根据观察方、手段和目的调整观察时间，对于某些特殊康复患者病例，如对缄默症患者的观察，需要长期跟进等。

2. 确定观察次数

观察次数往往根据实际情况而定。一次观察带有偶然性，为了提高观察的可信度，获取不易观察到的一些行为资料，可针对同一患者，在不同的情况下由同一观察人员进行多次观察，也可以在同一情况下由不同观察人员重复观察，而重复观察的次数则视患者本身情况而定。

3. 确定观察情景

对行为进行观察可以在自然环境下进行，也可以在实验室情景下进行，在医院中对患者的密切观察多属于特殊环境下的观察。因此，在确定观察情景时，应坚持观察的可行性，一是观察人员的位置应能保证观察的对象在视野范围内，二是要保证不影响被观察对象的行为常态，三是应了解同一观察对象在不同情景下所表现出的不同行为。

4. 确定目标行为

在确定观察行为时，首先应考虑行为的可观察性，其次是有关行为的关键性反应属性。任何行为都包括发生频率、持续时间和类型等属性，因此，不但要考虑行为的可观察性，还要考虑观察的行为属性。观察内容一般有以下几点：

仪表：举止、表情和穿戴等。

体型：高、矮、胖、瘦、畸形及其他体型。

言谈：简洁叙述、中肯要求、累赘赘述、结巴、语言表达的流畅性等。

举止：动作过大、过小、夸张、适度、刻板或怪异等。

注意力：分散、集中及转移等。

人际交往：大方、羞涩、主动、被动、可接触或不可接触等。
应对情景的方式：主动、被动、紧张、冲动、冷静和狂躁等各种情景下的应对行为。

5. 确定记录方法

为了能准确获取患者的行为资料，正确整理并分析，观察人员应详细、准确地记录观察资料，掌握记录观察资料的各种方法。

（1）叙述记录法。最常采用的一种方法。通常采用录音、录像、笔记或同时联合使用几种方法进行客观记录。

（2）间隔记录法。指在观察中有规律地间隔同样时间进行观察和记录一次，此方法能准确反应目标行为随时间变化的特征性表现，具体间隔时间根据研究需要和目标行为性质来定。

（3）事件记录法。记录在一次观察期间，目标行为或事件的发生频率，这种记录方法通常和时间间隔记录法一起使用，一般在条件控制好的观察和实验研究中使用。

（4）特殊事件记录法。在观察过程中，经常会出现一些特殊事件，观察者应对不同程度的目标行为事件进行详细记录并分析。

（5）评定记录法。根据评定量表要求进行观察记录。

观察记录的注意事项：为了使观察结果客观、准确、科学，应做到：一是观察者应认清本身角色，客观分析目标行为，不凭感觉记录事件；二是观察者对目标行为和突发事件应冷静处理，不能将自己置身事件中；三是观察者对年龄、文化层次、价值观相差悬殊的人，应主动站在对方角度思考，不能站在自己的角度去分析问题；四是观察者尽量用叙述记录法，对目标行为进行合理探索和解释。

（二）晤谈法

这里指临床康复行为晤谈法，即访谈者（临床康护工作人员）与被访谈者（康复患者）有目的的会晤，是访谈者收集信息、诊断评估和治疗干预的基本沟通手段。作为临床沟通的专门技术，临床访谈与日常交谈有本质的区别。其目的明确，内容及方法都围绕目的而展开。根据其组织结构分为：结构式晤谈和非结构式晤谈。结构式晤谈：指以固定模式、顺序和方法设计晤谈提纲，按照提纲向每一位患者提出同样的问题。优点是目的明确、重点突出、节约时间、资料客观便于统计分析比较；缺点是交流缺乏灵活性，容易造成简单回答问题的局面，气氛易出现死板的情况。非结构式晤谈：指谈话没有固定的提纲，以较自由的方式进行交流。优点是方法灵活、谈话真实、范围较广，能获得访谈者需要的真实资料；缺点是费时较多，有时候容易偏离会谈主题，得到资料不易量化和统计分析。

1. 晤谈的内容

晤谈内容较为广泛，晤谈目的的不同，内容也应有所侧重，如收集病史的晤谈和诊断性晤谈都应围绕主题进行，故在记录时，其内容应加以选择。

（1）一般性资料。包括康复患者的姓名、性别、年龄、职业、受教育程度、婚姻、家庭住址及宗教信仰等。

（2）基本情况。包括康复患者近期身体情况（睡眠、饮食）、家庭经济状况、家庭关系、社会关系及患者本身的不良嗜好等。

（3）心理社会资料。包括康复患者自我感知、社会角色、娱乐活动及面对疾病的看法、状态及应急能力等。

（4）希望得到解决的问题。康复患者心理问题（包括仪表、感知觉思维障碍、智力、定向、注意和记忆、情绪表现、行为方式和自知力等）产生的时间、痛苦程度、对生活工作的影响及面对疾病的心理因素等，希望通过治疗达到什么样的目的，解决哪些实际问题等。

2. 晤谈的策略和技巧

晤谈策略包括语言策略和非语言策略两类。如表情、手势和姿势等。晤谈技巧主要为倾听技巧。

（1）晤谈策略。

① 晤谈环境要求。晤谈环境应温馨、安静、舒适，使对方感到温暖不抗拒，能真实轻松地回答访谈者的问题，表达自己的想法、要求，有利于收集患者资料。

② 晤谈开始及结束要求。访谈者在开始阶段应与被访谈者建立良好的信任关系，给被访谈者尊重、信任和被接纳的感觉，提问要先从简单易接受的问题开始，慢慢深入，对于被访谈者比较敏感的话题应避免以好奇、打探的口吻进行提问，以免引起被访谈者的反感；晤谈结束前对晤谈内容作简单小结，客观解释并评估结果，表达上应谨慎斟酌，避免伤害被访谈者，加重被访谈者的心理负担。

③ 提问策略。恰当的提问有助于访谈者获得客观、准确、可靠的信息，一般临床常用以下提问策略：一是开放式提问：被访谈者可以自由回答，但有一定范围，如："能谈谈您最近的睡眠质量如何吗？"二是封闭式提问：只能回答是或不是，如："您最近饮食情况好吗？"三是促进式提问：鼓励和促进被访谈者更清楚地回答问题，如："能举例说明你当时的情况吗？"四是澄清式提问：对于访谈者不确定而需要进一步确认回答结果的问题，如："对不起，我刚刚是否误解了您说的意思？"五是直接提问：在有把握不伤害被访谈者的情况下对被访谈者直接提问，如："能告诉我你疼痛时的感觉吗？"

④ 倾听技巧。倾听的重点因目的不同而不同。访谈者既要让被访谈者自由陈述，又要有中心内容，还不能脱离问题中心，倾听时可适当配合、引导，抓住重点、细节，综合客观分析判断。

⑤ 非语言策略。除语言以外的表达形式，如面部表情、身体姿势等（见表3-1），据研究表明，交谈中的信息来源，其面部表情占55%，谈话音调、语速占38%，谈话内容占7%。

表3-1　非语言行为及其意义

非语言行为	可能表达的意义
身体前倾	注意或接近
身体后倾或侧身	消极或对陈述话题不感兴趣
沉默	思考谈话内容
眼神游移	对谈话内容不肯定
语调激昂	激动、兴奋
语速减慢	犹豫、顾虑
谈话剧烈	访谈者与被访谈者心理距离近

（三）心理测验法

这里指临床康复心理测验。指根据一定的心理学理论，在标准情景下对目标对象进行客观分析和描述的一种方法，是心理评估中较为常用的一种客观的评估方法。

1. 心理测验的类型

据统计，1989年出版的《心理测验年鉴》（第10版）收集的各种常用量表近1800种，且后来每年均有新的量表出现，下面将从不同角度进行归纳。

（1）根据测量方式分类。

问卷测验：将文字组合成各种问题或项目作为刺激呈现给被试，根据其应答结果进行综合统计分析。

投射测验：将图片、照片或填充题等构成的测验项目呈现给被试，观察被试的反应结果。

（2）根据测量内容分类。

智力测验：此类测验主要用于儿童智力发展水平的鉴定，其鉴定结果作为脑部器质性损害及退行性病变的参考指标，也可作为职业选择或特殊教育的参考。常用的治疗测验量表有比纳—西蒙智力量表、韦克斯勒成人和儿童量表、丹佛发育筛选测验量表等。

神经心理测验：此类测验用于脑神经功能状态的心理测验，临床上可用来评估正常人的神经功能，也可用于评估脑损伤患者的神经功能。主要包括一些个别测验如记忆测验、感知运动测验、联想思维测验等。

人格测验：又称个性测验。临床上广泛用来诊断和鉴别各种类型的人格障碍并对精神病、性变态、神经症等做出诊断，对择偶、择业、心理保健等也可提供帮助。常用的测验有艾森克人格问卷测验（EPQ）、明尼苏达多项人格测验（MMPI）、主体统觉测验（TAT）等。

（3）根据测量形式分类。

个别测验：指主试对被试一对一实施的测验，是临床上最常用的测验方式。如韦氏智力量表的测试，主试在较长时间内对被试进行测试，可获得更多有助于临床诊断的资料。

团体测验：指主试对为数较多的被试（一个群体）同时实施的测验，常用于心理健康调查。

各种测验量表中，有些适合个别测验，有些适合团体测验，有些适合两种测验形式。通常个别测验只能个别实施，不能随意改为团体实施，否则会严重影响测验结果的准确性。

2. 标准化测验

标准化测验指的是通过一套标准程序来建立测验内容、制定评分标准和固定实施方法，要具备主要的心理测量学技术指标并达到国际上公认水平的测验。标准化是测验最基本的要求，主要技术指标如下：

（1）常模指一种可供比较的标准量数，也是解释测验结果的依据。测验结果只有与这一标准比较，才能确定测验结果的真正意义，这一结果是否准确，很大程度上取决于常模样本的代表性。常模的建立需要考虑国家、地区、时间等综合因素，建立常模首先选择标准化样本，它是建立常模的依据。样本的选择需考虑年龄范围、性别、区域、民族、受教育程度、职业等多种因素，并按人口实际分布图分层抽取一定数量的样本。样本若选择不合适，会影响常模的参考价值，导致测量失真。

（2）信度指一个测验工具在对同一对象的多次测验中取得结果的一致程度，用来反映测验结果的稳定性和可靠性。主要有重测信度、分半信度、正副本信度和评分者信度四个指标。

（3）效度指一个测量工具能够测出其所要测量内容的真实程度，它反应工具的准确性和有效性。主要有内容效度、效标效度和结构效度三个指标，这三种指标是评估心理测验有效性最常用的。

二、条　件

心理评估的条件包括心理评估原则、心理评估过程、心理评估人员要求三个方面。

（一）心理评估原则

1. 动态实时原则

康复患者的心理活动会随着环境、疾病进展等因素不断发生变化。因此，心理评估是个动态过程，评估者需动态、实时评估患者的心理状态和变化。

2. 综合灵活原则

对已获得的康复患者资料需综合考虑、灵活分析、实时评价。了解各种心理评估方法的局限性，不宜将评估结果绝对化，需与实际情况结合，综合其他评估方法进行判断。

（二）心理评估的一般过程

1. 确定评估目的

首先倾听康复患者倾诉，确定康复患者的首要问题是什么，从而确定评估目的。根据患者表现出来的问题，判断患者有无心理障碍及自伤、自杀等异常行为。

2. 了解康复患者的一般情况

康复患者的一般主诉、既往史、现病史、是否有心理问题及是否需要心理帮助等。

3. 对重点发现的特殊问题进行详细、深入的了解并评估

在掌握康复患者一般情况的基础上，对有心理问题的患者借助各种方法（晤谈法、心理量表测验等）进行深入了解和评估。

4. 对资料进行整理、分析和判断

对已了解的康复患者资料进行系统的整理，分析情况，得出初步结论，写出评估报告。对患者的家属进行沟通解释，争取和家属就患者心理问题的处理达成共识。

（三）对评估人员要求

1. 专业知识要求

心理测验的评估人员应具备一般社会知识，能结合文化背景和社会习俗对评估对象进行观察和分析；对心理学、医学有系统的了解，具有和不同年龄、职业、受教育的程度、心理状

态的评估对象交流的能力；具有多种评估手段，并对评估结果进行统计、分析、应用的能力。

2. 心理素质的要求

一是评估人员应具有敏锐的观察力，能对目标对象的非语言行为（身体姿势、语速、语调）进行观察，尤其是对不同个体在病理情况下出现的不同表情应更加仔细观察；二是评估人员应具有较高情商，能尊重、接纳评估对象，设身处地地理解、共享他人情感；三是评估人员需利用线索和自身经验快速、准确地理解评估对象的"弦外之音"，不偏见、不盲从，客观地分析、准确地评估；四是评估人员需情绪稳定，独立，能较好地与人相处。

3. 职业道德

一是评估人员应严肃、慎重地对待评估对象的一切身体、心理等健康问题，不谋私、不违法；二是尊重评估对象隐私，爱护对方，替其保守秘密，若评估对象有危害他人的可能，可委婉提醒其家人注意，将危害降到最低；三是评估人员需妥善保管标准化心理测验结果和各种量表，不得泄密。

三、临床常用心理评估量表的使用

（一）智力测量

智力测验是评估个人能力的方法，是根据相关智力概念和理论经过标准化过程编制而成。它既是客观、科学地测量人智力的测量工具，还是研究其他病理情况不可缺少的工具，是心理测验中较为重要的一类测验，也是临床上常用的心理测验。

智商是衡量人个体智力发展水平指标之一。由德国汉堡大学教授斯腾（L. W. Sten）率先提出，是一个智龄（MA）与实龄（CA）的比值。智龄（MA）是法国心理学家比奈于1908年修订智力量表时提出，表示人在测验时实际达到的智力水平，说明儿童的聪慧程度；实龄（CA）指个体在测验时的实际年龄。但凡智龄大于实际年龄，可被认为是个聪明的小孩，等于实际年龄被认为智力中等，小于实际年龄被认为智力低下（愚笨）。

（1）比率智商。法国心理学家比奈与他的助手西蒙编制了世界上第一个科学智力测验，即比奈—西蒙智力量表。1916年，美国心理学家、斯坦福大学教授推孟（L. M. Terman）修订并发表了斯坦福—比奈智力量表，进而推广到全世界。用IQ代表智商，其公式如下：

$$IQ=MA/CA\times 100$$

比率智商适用于16岁以下的未成年人，它存在一定的局限性。因此，现已不作为常用智力测验量表。

（2）离差智商。是由美国人韦克斯勒（D Wechsler）于1949年提出。它是一种新的计算方法，特点是放弃了智龄概念，让离差智商代替比率智商，克服了比率智商计算受年龄限制的特点，是智力测验一次新的革命。离差智商采用统计学的均数和标准差计算而来，其均值为 100，标准差为 15。计算公式为：

$$IQ = 100 + 15(X - \bar{x})/SD$$ 或

$$IQ = 100 + 15Z = 100 + 15(X - M)/S$$

其中 X 为评估对象的成绩，$\bar{x}$ 或 M 为样本成绩均数，SD 或 S 为样本成绩的标准差，$(X-\bar{x})/SD$ 是标准分 Z 的计算公式。离差智商不是一个商数。当评估对象的 IQ 高于 120，则表示高于一般智力；等于 100，表示智力水平属于正常；低于 70，则表示低于一般人的智力。

表 3-2　韦氏量表与斯坦福—比奈量表的智力等级和智商值

智力等级	智商值		百分比（理论）
	韦氏量表（s=15）	斯坦福—比奈量表（s=16）	
超常聪明	130 以上	132 以上	2.2
极聪明	120~129	123~131	1.7
聪明	110~119	111~122	16.1
平常（中等）	90~109	90~110	50.0
迟钝（中下）	80~89	79~89	16.0
边缘（临界）	70~79	68~78	1.7
智力缺损	69 以下	67 以下	2.2

目前国际常用智力分类方法采用 IQ 分类法，最具代表性的是韦克斯勒的智力分类和斯坦福—比奈的智力分类（见表 3-2）。

除上述智力测验外，还有丹佛发育筛查测验（Denver Development Screen Test，DDST）。DDST 是筛选性测试，并非测定智商，一次检查时间仅用 15 分钟即可完成，对婴幼儿当前和未来的适应能力和智力高低无预言作用，只是筛选出可能的智商落后者，能反映婴幼儿的智力发展水平并有明确的结果，可供保健工作者早期发现幼儿潜在的问题。丹佛智能测试表由 104 个项目组成，分为四个能区：① 大运动能区：本能区项目表明小儿坐、步行和跳跃的能力；② 精细动作—适应性能区：这些项目表明婴幼儿看的能力和用手取物和画图的能力；③ 语言能区：组成本能区的项目表明婴幼儿听、理解和运用语言的能力；④ 个人—社交能区：这些项目表明小儿对周围人的应答能力和料理自己生活的能力。104 个项目中，有的允许通过询问婴幼儿家长报告的情况来判断通过与否，有的是检查者通过观察婴幼儿对项目的操作情况来判断。

筛查的结果分为正常、可疑、异常及无法解释四种。本筛查方法的优点在于能筛查出一些可能有问题，但在临床上无症状的患儿，也可以对感到有问题的经检查加以证实或否定；还可对高危婴幼儿（如围生期曾发生过问题的）进行发育监测以便及时发现问题，同时还可能辨别患儿属于哪一个能区发育迟缓而有可能对该能区进行早期帮助。

智力测验的临床应用：① 智力测验在儿童保健和儿童精神病学中被用于鉴别智力发育迟缓的患者，以便尽早进行临床干预；② 在老年医学中被用于诊断老年人的智力水平，对诊断早老性痴呆、老年性痴呆具有重要意义，为临床诊断、智力和康护提供可靠依据；③ 在法医学中被用于对罪犯和受害人的智力进行客观评价，为司法提供依据；④ 在临床上被用于大脑器质性改变和功能性障碍提供鉴别诊断。

（二）神经心理测验

神经心理测验是在现代心理测验基础上发展起来的用于脑功能评估的一类心理测验方法，是神经心理学研究脑与行为关系的一种重要方法。为临床诊断、治疗及预后提供依据。神经心理测验评估的心理或行为的范围很广，包括感觉、知觉、运动、言语、注意、记忆和思维，涉及脑功能的各个方面。近几十年来，神经心理测验呈现出发展迅速、应用广泛的特点。最初限于医学领域的精神病学和神经病学，直至现在，国外在传染性疾病的神经认知方面都开展了深入系统的研究，并进一步扩展到了司法、工业和教育领域。神经心理测验的用途表现在四个方面：为大脑损伤病例提供定位诊断的症状学依据；提供药物和外科等其他治疗的判定标准；评定治疗效果；为制订高级神经机能的神经康复治疗步骤和措施提供心理学依据。

成套神经心理测验常用的有 Halstead-Reitan 成套测验（HRB）和 Luria-Nebraka 成套试验（LN）。Halstead-Reitan 成套测验（HRB）是霍乐斯特在研究人脑与行为关系的基础上编制出来的，后来又由他的学生里坦进行修订。我国心理学家龚耀先教授主持修订，形成了中国常模。

HRB 神经心理成套测验共有三套：成人式（用于 15 岁以上成人）、儿童式（9~14 岁儿童）、幼儿式（5~8 岁）。现在一般用 10 个分测验，有些实验室根据各自的经验对这些通用分测验的内容进行适当增减：

此测验共有如下 10 个分测验：

（1）侧式优势检查：通过测定利手、利足、利肩等来判别人的优势大脑半球。

（2）失语检查：通过临摹图案、解释词义、重复语言来测查是否有失语症。

（3）握力测验：握力计测量左右手，比较利手和非利手。

（4）范畴测验：检查病人的抽象能力。

（5）手指敲击测验：测查手指精细运动能力。

（6）语音知觉测验：检查听辨别能力。

（7）连线测验：测量顺序化能力和空间能力。

（8）触摸操作测验：测量触觉、空间知觉和触觉回忆能力。

（9）音乐节律：测量被试对音乐节拍的辨别能力。

（10）感知觉检查：通过一些常用的神经病学临床检查，来检查病人是否有触、听、视觉的缺失。

10 个分测验完毕后把每一个人测验的病理分相加，以总测验分数，得出脑损伤指数。医生以这种损伤指数评估大脑损害程度，了解损伤是弥漫性的还是损害性，是稳定的还是变化的，以此进行定位诊断。

HRB 神经心理成套测验是鉴别脑—行为障碍的一种较可靠的心测工具，其结果有助于诊断脑病变的情况，还能确定某些病例症状群的性质和定位，最重要的是它能够评估脑与行为的关系。但此测验也存在一定局限性，测验所需时间长，结果处理复杂，对某些病人，如偏瘫病人就难以适用，因此，临床广泛应用存在较大困难。

（三）人格测验

人格测验（Personality Test）也称个性测验，是评定人格心理特征的一种技术，在心理学和医学中广泛应用，对于临床诊断、康护、心理咨询等有重要意义。最常用的方法有问卷法和投射法。问卷法由许多涉及个人心理特征的问题组成，进一步分出多个维度或分量表，反映不同人格特征。常用人格问卷有艾森克人格问卷（EPQ）、明尼苏达多项人格测验（MMPI）和卡特尔16因素人格测验（16PF）。投射技术包括几种具体方法，如罗夏克墨迹测验、逆境对话测验、语句完成测验等。

1. 艾森克人格问卷（Eysenck Personality Questionnaire，简称EPQ）

EPQ是英国伦敦大学心理系和精神病研究所艾森克教授编制的。他搜集了大量有关的非认知方面的特征，通过因素分析归纳出三个互相成正交的维度（见表3-3），从而提出决定人格的三个基本因素：内外向性（E）、神经质（又称情绪性）（N）和精神质（又称倔强、讲求实际）（P），人们在这三方面的不同倾向和不同表现程度，便构成了不同的人格特征。艾森克人格问卷是目前医学、司法、教育和心理咨询等领域应用最为广泛的问卷之一。

请回答下列问题。回答"是"时，就在"是"上打"√"；回答"否"时，就在"否"上打"√"。每个答案无所谓正确与错误。这里没有对你不利的题目。请尽快回答，不要在每道题目上思索太多。回答时不要考虑应该怎样，只回答你平时是怎样的。每题都要回答。

表3-3　艾森克人格问卷（EPQ）（成人）

序号	问　　题	是	否
1	你是否有许多不同的业余爱好？		
2	你是否在做任何事情以前都要停下来仔细思考？		
3	你的心境是否常有起伏？		
4	你曾有过明知是别人的功劳而你去接受奖励的事吗？		
5	你是否健谈？		
6	欠债会使你不安吗？		
7	你曾无缘无故觉得"真是难受"吗？		
8	你曾贪图过份外之物吗？		
9	你是否在晚上小心翼翼地关好门窗？		
10	你是否比较活跃？		
11	你在见到一小孩或一动物受折磨时是否会感到非常难过？		
12	你是否常常为自己不该做而做了的事，不该说而说了的话而紧张吗？		
13	你喜欢跳降落伞吗？		
14	通常你能在热闹的联欢会中尽情地玩吗？		
15	你容易激动吗？		
16	你曾经将自己的过错推给别人吗？		
17	你喜欢会见陌生人吗？		

续表

序号	问题	是	否
18	你是否相信保险制度是一种好办法？		
19	你是一个容易伤感情的人吗？		
20	你所有的习惯都是好的吗？		
21	在社交场合你是否总不愿引人注意？		
22	你会服用奇异或危险作用的药物吗？		
23	你常有"厌倦"感吗？		
24	你曾拿过别人的东西吗（哪怕一针一线）？		
25	你是否常爱外出？		
26	你是否因伤害你所宠爱的人而感到乐趣？		
27	你常为有罪恶感所苦恼吗？		
28	你在谈论中是否有时不懂装懂？		
29	你是否宁愿去看书也不愿去多见人？		
30	你想要伤害你的仇人吗？		
31	你觉得自己是一个神经过敏的人吗？		
32	对人有所失礼时你是否经常要表示歉意？		
33	你有许多朋友吗？		
34	你是否喜爱讲些有时确能伤害人的笑话？		
35	你是一个多忧多虑的人吗？		
36	你在童年是否按照吩咐要做什么便做什么，毫无怨言？		
37	你认为你是一个乐天派吗？		
38	你很讲究礼貌和整洁吗？		
39	你是否总在担心会发生可怕的事情？		
40	交新朋友时一般是你采取主动吗？		
41	你曾损坏或遗失过别人的东西吗？		
42	当别人向你诉苦时，你是否容易理解他们的苦衷？		
43	你认为自己很紧张，如同"拉紧的弦"一样吗？		
44	在没有废纸篓时，你是否将废纸扔在地板上？		
45	当你与别人在一起时，你是否言语很少？		
46	你是否认为结婚制度是过时了，应该废止？		
47	你是否有时感到自己可怜？		
48	你是否有时有点自夸？		
49	你是否很容易将一个沉寂的集会搞得活跃起来？		
50	你是否讨厌那种小心翼翼地开车的人？		
51	你为你的健康担忧吗？		

续表

序号	问题	是	否
52	你曾讲过什么人的坏话吗?		
53	你是否喜欢对朋友讲笑话和有趣的故事?		
54	你小时候曾对父母粗暴无礼吗?		
55	你是否喜欢与人混在一起?		
56	你如知道自己工作有错误,这会使你感到难过吗?		
57	你失眠吗?		
58	你吃饭前必定洗手吗?		
59	你常无缘无故感到无精打采和倦怠吗?		
60	和别人玩游戏时,你有过欺骗行为吗?		
61	你是否喜欢从事一些动作迅速的工作?		
62	你的母亲是一位善良的妇人吗?		
63	你是否常常觉得人生非常无味?		
64	你曾利用过某人为自己取得好处吗?		
65	你是否常常参加许多活动,超过你的时间所允许?		
66	是否有几个人总在躲避你?		
67	你是否为你的容貌而非常烦恼?		
68	你是否觉得人们为了未来有保障而办理储蓄和保险所花的时间太多?		
69	你曾有过不如死了为好的愿望吗?		
70	如果有把握永远不会被别人发现,你会逃税吗?		
71	你能使一个集会顺利进行吗?		
72	你能克制自己不对人无礼吗?		
73	遇到一次难堪的经历后,你是否在一段很长的时间内还感到难受?		
74	你患有"神经过敏"吗?		
75	你曾经故意说些什么来伤害别人的感情吗?		
76	你与别人的友谊是否容易破裂,虽然不是你的过错?		
77	你常感到孤单吗?		
78	当人家寻你的差错,找你工作中的缺点时,你是否容易在精神上受挫		
79	你赴约会或上班曾迟到过吗?		
80	你喜欢忙忙碌碌地过日子吗?		
81	你愿意别人怕你吗?		
82	你是否觉得有时浑身是劲,而有时又是懒洋洋的吗?		
83	你有时把今天应做的事拖到明天去做吗?		
84	别人认为你充满活力吗?		
85	别人是否对你说了许多谎话?		
86	你是否容易冒火?		

续表

序号	问题	是	否
87	当你犯了错误时,你是否常常愿意承认它?		
88	你会为一动物落入圈套被捉拿而感到很难过吗?		

艾森克人格问卷(EPQ)88道题的成人版记分:
(+)为正向记分,即答"是"加一分,答"否"不加分;
(-)为反向计分,即答"是"不加分,答"否"加一分
E量表(21道题):(+):1 5 10 13 14 17 25 33 37 41 49 53 55 61 65 71 80 84;(-):21 29 45
P量表(23道题):(-):2 6 9 11 18 22 38 42 56 62 72 88;(+):26 30 34 46 50 66 68 75 76 81 85
N量表(24道题):(+):3 7 12 15 19 23 27 31 35 39 43 47 51 57 59 63 67 69 73 74 77 78 82 86;(-):无
L量表(20道题):(+):20 32 36 58 87;(-):4 8 16 24 28 40 44 48 52 54 60 64 70 79 83

E量表分:分数高于15,表示人格外向,可能是好交际,渴望刺激和冒险,情感易于冲动。分数低于8,表示人格内向,如好静,富于内省,不喜欢刺激,喜欢有秩序的生活方式,情绪比较稳定。

P量表分:分数高于8表示可能是孤独、不关心他人,难以适应外部环境,不近人情,与别人不友好,喜欢寻衅搅扰,喜欢干奇特的事情,并且不顾危险。

N量表分:分数高于14表示焦虑、忧心忡忡、常郁郁不乐,有强烈情绪反应,甚至出现不够理智的行为。低于9表示情绪稳定。

L量表分:L量表分如高于18,显示被试有掩饰倾向,测验结果可能失真。

2. 明尼苏达多项人格测验(Minnesota Multiphasic Personality Inventory,简称MMPI)

MMPI是由明尼苏达大学教授哈瑟韦(S. R. Hathaway)和麦金力(J. C. Mckinley)于20世纪40年代制定的,是迄今应用极广、颇富权威的一种纸—笔式人格测验。该问卷的制定方法是分别对正常人和精神病人进行预测,以确定在哪些条目上不同人有显著不同的反应模式,因此该测验最常用于鉴别精神疾病。适用年龄:16岁以上。形式包括卡片式、手册式、录音带形式及各种简略式(题目少于399个)、计算机施测方式。既可个别施测,也可团体施测。临床上常采用10个临床量表和4个效度量表,总题量:566个(其中有16道重复,实际题量为550)。10个临床量表(见表3-4)和4个效度量表(见表3-5)分别如下:

表3-4 10个临床量表

Hs:	疑病(Hypochondriasis)	对身体功能的不正常关心
D:	抑郁(Depression)	与忧郁、淡漠、悲观、思想与行动缓慢有关
Hy:	癔病(Hysteria)	依赖、天真、外露、幼稚及自我陶醉,并缺乏自知力
Pd:	精神病态(Psychopathic Deviate)	病态人格(反社会、攻击型人格)
Mf:	男性化-女性化(Masculinity-femininity)	高分的男人表现敏感、爱美、被动、女性化;高分妇女看作男性化、粗鲁、好攻击、自信、缺乏情感、不敏感。极端高分考虑同性恋倾向和同性恋行为。
Pa:	妄想狂(Paranoia)	偏执、不可动摇的妄想、猜疑
Pt:	精神衰弱(Psychasthenia)	紧张、焦虑、强迫思维
Sc:	精神分裂(Schizophrenia)	思维混乱、情感淡漠、行为怪异
Ma:	轻躁狂(Hypomania)	联想过多过快、观念飘忽、夸大而情绪激昂、情感多变
Si:	社会内向(Social Introversion)	高分者内向、胆小、退缩、不善交际、屈服、紧张、固执及自罪;低分者外向、爱交际、富于表现、好攻击、冲动、任性、做作、在社会关系中不真诚

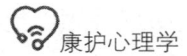

表 3-5 4 个效度量表

Q:	疑问量表（Question）	没有回答的题数和对"是"和"否"都做反应的题数。399 题中原始分超过 22 分，566 题原始分超过 30 分，结果不可信
L:	说谎量表（Lie）	是追求尽善尽美的回答。超过 10 分，结果不可信
F:	诈病量表（Frequency）	高分表示受测者不认真、理解错误，表现一组无关的症状，或在伪装疾病
K:	校正量表（Correction）	一是判断被试对测验的态度是否隐瞒或防卫；二是修正临床量表的得分

3. 卡特尔 16 种人格因素测验（Sixteen Personality Factor Questionnaire，简称 16PF）

16PF 是美国伊利诺伊州立大学人格及能力测验研究所卡特尔教授基于几十年的系统观察和科学实验于 1949 年编制的，是用因素分析统计法慎重确定和编制而成的一种精确的测验。这一测验能以约四十五分钟的时间测量出 16 种主要人格特征，凡具有相当于初三以上文化程度的人都可以使用。本测验在国际上颇有影响，具有较高的效度和信度，广泛应用于人格测评、人才选拔、心理咨询和职业咨询等工作领域。该测验已于 1979 年引入国内并由专业机构修订为中文版。16 种人格因素（见表 3-6）均是各自独立的，相互之间的相关度极小，每一种因素的测量都能使被试某一方面的人格特征有清晰而独特的认识，更能对被试人格的 16 种不同因素的组合作出综合性的了解，从而全面评价其整个人格。

表 3-6 16 种人格因素简介

乐群性	高分者外向、热情、乐群；低分者缄默、孤独、内向
聪慧性	高分者聪明、富有才识；低分者迟钝、学识浅薄
稳定性	高分者情绪稳定而成熟；低分者情绪激动不稳定
恃强性	高分者好强固执、支配攻击；低分者谦虚顺从
兴奋性	高分者轻松兴奋、逍遥放纵；低分者严肃审慎、沉默寡言
有恒性	高分者有恒负责、重良心；低分者权宜敷衍、原则性差
敢为性	高分者冒险敢为，少有顾忌，主动性强；低分者害羞、畏缩、退却
敏感性	高分者细心、敏感、好感情用事；低分者粗心、理智、着重实际
怀疑性	高分者怀疑、刚愎自用、固执己见；低分者真诚、合作、宽容、信赖随和
幻想性	高分者富于想像、狂放不羁；低分者现实、脚踏实地、合乎成规
世故性	高分者精明、圆滑、世故、人情练达、善于处世；低分者坦诚、直率、天真
忧虑性	高分者忧虑抑郁、沮丧悲观、自责、缺乏自信；低分者安详沉着、有自信心
实验性	高分者自由开放、批评激进；低分者保守、循规蹈矩、尊重传统
独立性	高分者自主、当机立断；低分者依赖、随群附众
自律性	高分者知己知彼、自律严谨；低分者不能自制、不守纪律、自我矛盾、松懈、随心所欲
紧张性	高分者紧张，有挫折感，常缺乏耐心，心神不定，时常感到疲乏；低分者心平气和、镇静自若、知足常乐

（四）临床常用量表

1. 90项症状自评量表（Self-reporting Inventory）

又名90项症状清单（SCL-90）。该量表（见表3-7）共有90个项目，包含有较广泛的精神病症状学内容，从感觉、情感、思维、意识、行为直至生活习惯、人际关系、饮食睡眠等，均有涉及，并采用10个因子分别反映10个方面的心理症状情况。量表的每一个项目均采取1~5级评分，具体说明如下：

没有：自觉并无该项问题（症状）；
很轻：自觉有该问题，但发生得并不频繁、严重；
中等：自觉有该项症状，其严重程度为轻到中度；
偏重：自觉常有该项症状，其程度为中到严重；
严重：自觉该症状的频度和强度都十分严重。

作为自评量表，这里的"轻、中、重"的具体含义应该由自评者自己去体会，不必做硬性规定。

指导语：以下表格中列出了有些人可能有的症状或问题，请仔细阅读每一条，然后根据该问题与您自己的实际情况相符合的程度（最近一个星期或现在），请在相应的数字下面画√。

表3-7 90项症状自评量表症状自评量表

序号	项目	1从无	2很轻	3中等	4偏重	5严重
1	头痛					
2	神经过敏，心中不踏实					
3	头脑中有不必要的想法或字句盘旋					
4	头晕或晕倒					
5	对异性的兴趣减退					
6	对旁人求全责备					
7	感到别人能控制您的思想					
8	责怪别人制造麻烦					
9	忘性大					
10	担心自己的衣饰及仪态					
11	容易烦恼和激动					
12	胸痛					
13	害怕空旷的场所或街道					
14	感到自己的精力下降，活动减慢					
15	想结束自己的生命					
16	听到旁人听不到的声音					
17	发抖					

续表

序号	项目	1 从无	2 很轻	3 中等	4 偏重	5 严重
18	感到大多数人都不可信任					
19	胃口不好					
20	容易哭泣					
21	同异性相处时感到害羞不自在					
22	感到受骗,中了圈套或有人想抓住您					
23	无缘无故地突然感到害怕					
24	自己不能控制地大发脾气					
25	怕单独出门					
26	经常责怪自己					
27	腰痛					
28	感到难以完成任务					
29	感到孤独					
30	感到苦闷					
31	过分担忧					
32	对事物不感兴趣					
33	感到害怕					
34	您的感情容易受到伤害					
35	旁人能知道您的私下想法					
36	感到别人不理解您、不同情您					
37	感到人们对您不友好,不喜欢您					
38	做事必须做得很慢以保证做得正确					
39	心跳得很厉害					
40	恶心或胃部不舒服					
41	感到比不上他人					
42	肌肉酸痛					
43	感到有人在监视您、谈论您					
44	难以入睡					
45	做事必须反复检查					
46	难以做出决定					
47	怕乘电车、公共汽车、地铁或火车					
48	呼吸有困难					

续表

序号	项　　目	1 从无	2 很轻	3 中等	4 偏重	5 严重
49	一阵阵发冷或发热					
50	因为感到害怕而避开某些东西或场合					
51	脑子变空了					
52	身体发麻或刺痛					
53	喉咙有梗塞感					
54	感到前途没有希望					
55	不能集中注意力					
56	感到身体的某一部分软弱无力					
57	感到紧张或容易紧张					
58	感到手或脚发重					
59	想到死亡的事					
60	吃得太多					
61	当别人看着您或谈论您时感到不自在					
62	有一些不属于您自己的想法					
63	有想打人或伤害他人的冲动					
64	醒得太早					
65	必须反复洗手、点数					
66	睡得不稳不深					
67	有想摔坏或破坏东西的想法					
68	有一些别人没有的想法					
69	感到对别人神经过敏					
70	在商店或电影院等人多的地方感到不自在					
71	感到任何事情都很困难					
72	一阵阵恐惧或惊恐					
73	在公共场合吃东西感到很不舒服					
74	经常与人争论					
75	单独一人时神经很紧张					
76	别人对您的成绩没有做出恰当的评价					
77	即使和别人在一起也感到孤单					
78	感到坐立不安、心神不定					
79	感到自己没有什么价值					

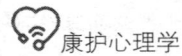

续表

序号	项目	1 从无	2 很轻	3 中等	4 偏重	5 严重
80	感到熟悉的东西变成陌生或不像是真的					
81	大叫或摔东西					
82	害怕会在公共场合晕倒					
83	感到别人想占您的便宜					
84	为一些有关性的想法而很苦恼					
85	您认为应该因为自己的过错而受到惩罚					
86	感到要很快把事情做完					
87	感到自己的身体有严重问题					
88	从未感到和其他人很亲近					
89	感到自己有罪					
90	感到自己的脑子有毛病					

2. Zung 自评抑郁量表（Self-rating Depression Scale，SDS）

SDS 含有 20 个项目，分为 4 级评分的自评量表，原型是 Zung 抑郁量表（1965）。其特点是使用简便，并能相当直观地反映抑郁患者的主观感受。主要适用于具有抑郁症状的成年人，包括门诊及住院患者。对严重迟缓症状的抑郁，评定有困难。同时，SDS 对于文化程度较低或智力水平稍差的人使用效果不佳。

抑郁自评量表（见表 3-8）包含：

精神病性情感症状（2 个项目）；

躯体性障碍（8 个项目）；

精神运动性障碍（2 个项目）；

抑郁的心理障碍（8 个项目）。

SDS 总粗分的正常上限为 41 分，分值越低状态越好。标准分为总粗分乘以 1.25 后所得的整数部分。在我国，SDS 标准分≥50 被认为有抑郁症状。此量表由 20 道题组成，是自己根据自己一个星期之内的感觉来回答的。20 道题目中分别反映出抑郁心情、身体症状、精神运动行为及心理方面的症状体验，属于自我评价，不需要别人参加评价，也不用别人提醒。不由别人代答，由自己判定轻重程度。

表 3-8 Zung 自评抑郁量表

序号	评定项目	没有或很少时间	小部分时间	相当多时间	绝大部分或全部时间	评价
1	我感到情绪沮丧、郁闷	1	2	3	4	
2	我感到早晨心情最好	4	3	2	1	
3	我要哭或想哭	1	2	3	4	
4	我夜间睡眠不好	1	2	3	4	

续表

序	评定项目	没有或很少时间	小部分时间	相当多时间	绝大部分或全部时间	评价
5	我吃饭像平时一样多	4	3	2	1	
6	我与异性亲密接触时和以往一样感觉愉快	4	3	2	1	
7	我感受到体重在减轻	1	2	3	4	
8	我为便秘烦恼	1	2	3	4	
9	我心跳比平时快	1	2	3	4	
10	我无缘无故地感到疲乏	1	2	3	4	
11	我的头脑像往常一样清楚	4	3	2	1	
12	我做事情像平时一样不感到困难	4	3	2	1	
13	我坐卧不安，难以保持平静	1	2	3	4	
14	我对未来充满希望	4	3	2	1	
15	我比平常更容易激怒	1	2	3	4	
16	我觉得做决定很容易	4	3	2	1	
17	我觉得自己是个有用和不可缺少的人	4	3	2	1	
18	我的生活过得很有意义	4	3	2	1	
19	假如我死了别人会过得更好	1	2	3	4	
20	我仍旧喜爱自己平时喜爱的东西	4	3	2	1	

评分与结果解释：

首先将被试 20 个项目后打勾的数字直接累加得到原始粗分 X；

将粗分乘以 1.25 后取整数，得到标准分 Y；

按照中国常模的划界分 53 分进行抑郁等级评定：

Y＜53，无抑郁倾向；

53≤Y≥62，轻度抑郁；

63≤Y≥72，中度抑郁；

Y＞72，重度抑郁。

3. Zung 自评焦虑量表（Self-rating Anxiety Scale，SAS）

SAS 由华裔教授 Zung 于 1971 年编制。与抑郁自评量表（SDS）十分相似，是一种分析病人主观症状的相当简便的临床工具。适用于具有焦虑症状的成年人，具有广泛的应用性（见表 3-9）。

适应证：

（1）反复因头痛、颈部、背部、腰部和四肢疼痛在综合医院有关科室就诊，临床检查和实验室检查结果未提示器质性病变。

（2）因焦虑、恐怖、疑病、抑郁等精神因素所致的慢性疼痛。

（3）各种原因引起的慢性全身疼痛。

（4）紧张型头痛。

（5）偏头痛。

禁忌证：

（1）心肌梗死发作期或发作后伴有严重心律失常或心衰患者。

（2）主要脏器的严重疾患，如肝、肾功能不全患者，呼吸衰竭患者，脑出血、脑梗死，糖尿病病情不稳定的患者。

（3）精神分裂症发作期。

（4）严重智力缺陷，不配合检查者。

请注意：1. 请根据您一周以来的实际感觉在适当的数字上画上"√"表示，请不要漏评任何一个项目，也不要在相同的一个项目上重复地评定；2. 量表中有部分反向（即从焦虑反向状态）评分的题，请注意保证在填分、算分、评分时理解正确；3. 本表可用于反映测试者焦虑的主观感受，对心理咨询门诊及精神科门诊或住院精神病人均可使用，但由于焦虑是神经症的共同症状，故 SAS 在各类神经症鉴别中作用不大；4. 关于焦虑症状的临床分级，除参考量表分值外，主要还应根据临床症状，特别是药害症状（与处境不相称的痛苦情绪体验、精神运动性不安、自主神经功能障碍）的程度来划分，量表总分值仅能作为一项参考指标而非绝对标准。

表3-9 焦虑自评量表SAS

序号	题目	没有或很少时间有（1分）	有时有（2分）	大部分时间有（3分）	绝大部分或全部时间都有（4分）	评分
1	我觉得比平常容易紧张和着急（焦虑）					
2	我无缘无故地感到害怕（害怕）					
3	我容易心里烦乱或觉得惊恐（惊恐）					
4	我觉得我可能将要发疯（发疯感）					
5	我觉得一切都很好，也不会发生什么不幸（不幸预感）					
6	我手脚发抖打战（手足颤抖）					
7	我因为头痛、颈痛和背痛而苦恼（躯体疼痛）					
8	我感觉容易衰弱和疲乏（乏力）					
9	我觉得心平气和，并且容易安静坐着（静坐不能）					
10	我觉得心跳很快（心慌）					
11	我因为一阵阵头晕而苦恼（头昏）					
12	我有晕倒发作或觉得要晕倒似的（晕厥感）					
13	我呼气吸气都感到很容易（呼吸困难）					
14	我手脚麻木和刺痛（手足刺痛）					
15	我因为胃痛和消化不良而苦恼（胃痛或消化不良）					
16	我常常要小便（尿意频数）					
17	我的手常常是干燥温暖的（多汗）					

序号	题目	没有或很少时间有（1分）	有时有（2分）	大部分时间有（3分）	绝大部分或全部时间都有（4分）	评分
18	我脸红发热（面部潮红）					
19	我容易入睡并且一夜睡得很好（睡眠障碍）					
20	我常做噩梦					
	总分统计：					

SAS 采用 4 级评分，主要评定症状出现的频度，其标准为："1"表示没有或很少时间有；"2"表示有时有；"3"表示大部分时间有；"4"表示绝大部分或全部时间都有。20 个条目中有 15 项是用负性词陈述的，按上述 1~4 顺序评分。其余 5 项（第 5、9、13、17、19）是用正性词陈述的，按 4~1 顺序反向计分。SAS 的主要统计指标为总分。将 20 个项目的各个得分相加，即得粗分；用粗分乘以 1.25 以后取整数部分，就得到标准分，或者可以查表作相同的转换（粗分、标准分换算表见 SDS 附录）。按照中国常模结果，SAS 标准分的分界值为 50 分，其中 50~59 分为轻度焦虑，60~69 分为中度焦虑，70 分以上为重度焦虑。

4. 生活事件量表（Life Event Scale，LES）

LES 用于对精神刺激进行定性和定量，由杨德森、张亚林于 1986 年编制。它包括：家庭生活方面（28 条）；工作学习方面（13 条）；社交及其他方面（7 条）。主要用于：（1）甄别高危人群，预防精神障碍和心身疾病，对 LES 分值较高者加强预防工作。（2）指导正常人了解自己的精神负荷，维护心身健康，提高生活质量。（3）用于指导心理治疗、危机干预，使心理治疗和医疗干预更具针对性。（4）用于神经症、心身疾病、各种躯体疾病及重性精神疾病的病因学研究，可确定心理因素在这些疾病发生、发展和转归中的作用份量（见表 3-10）。影响程度分为 5 级，从毫无影响到影响极重分别记 0、1、2、3、4 分。影响持续时间分三月内、半年内、一年内、一年以上共 4 个等级，分别记 1、2、3、4 分。

指导语：下面是每个人都有可能遇到的一些日常生活事件，究竟是好事还是坏事，可根据个人情况自行判断。这些事件可能对个人有精神上的影响（体验为紧张、压力、兴奋或苦恼等），影响的轻重程度是各不相同的，影响持续的时间也不一样。请你根据自己的情况，实事求是地回答下列问题，填表不记姓名，完全保密，请在最适合的答案上打钩。

表 3-10 生活事件量表

生活事件名称	事件发生时间			性质			精神影响程度				影响持续时间				备注
	未发生	一年前	一年内	长期性	好事	坏事	无影响	轻度	中度	重度	极重度	三个月内	半年内	一年内	一年以上	
家庭生活中的问题																
1. 恋爱或订婚																
2. 恋爱失败、破裂																
3. 结婚																
4. 自己（爱人）怀孕																

续表

生活事件名称	事件发生时间				性质			精神影响程度				影响持续时间				备注
	未发生	一年前	一年内	长期性	好事	坏事	无影响	轻度	中度	重度	极重度	三个月内	半年内	一年内	一年以上	
5．自己（爱人）流产																
6．家庭增添新成员																
7．与爱人父母不和																
8．夫妻感情不好																
9．夫妻分居（因不和）																
10．性生活不满意或独身																
11．夫妻两地分居(工作需要)																
12．配偶一方有外遇																
13．夫妻重归于好																
14．超指标生育																
15．本人（爱人）绝育手术																
16．配偶死亡																
17．离婚																
18．子女升学（就业）失败																
19．子女管教困难																
20．子女长期离家																
21．父母不和																
22．家庭经济困难																
23．欠债500元以上																
24．经济情况显著改善																
25．家庭成员重病或重伤																
26．家庭成员死亡																
27．本人重病或重伤																
28．住房紧张																
工作学习中的问题																
29．待业、无业																
30．开始就业																
31．高考失败																
32．扣发奖金或罚款																
33．突出的个人成就																
34．晋升、提级																
35．对现职工作不满意																

续表

生活事件名称	事件发生时间				性质			精神影响程度				影响持续时间				备注
	未发生	一年前	一年内	长期性	好事	坏事	无影响	轻度	中度	重度	极重度	三个月内	半年内	一年内	一年以上	
36. 工作学习中压力大（如成绩不好）																
37. 与上级关系紧张																
38. 与同事邻居不和																
39. 第一次远走他乡																
40. 生活规律重大变动（饮食睡眠规律改变）																
41. 本人退休（离休）或未安排具体工作																
社交与其他问题																
42. 好友重病或重伤																
43. 好友死亡																
44. 被人误会、错怪、诬告、议论																
45. 介入民事法律纠纷																
46. 被拘留、受审																
47. 失窃、财产损失																
48. 意外惊吓、发生事故、自然灾害																
如果你还经历过其他的生活事件，请依次填写																
49																
50																

LES 总分越高反映个体承受的精神压力越大。95%的正常人一年内的 LES 总分不超过 20 分，99% 的不超过 32 分。负性事件的分值越高对心身健康的影响越大；正性事件分值的意义尚待进一步的研究。

5. 特质应对方式问卷（TCSQ）

当您在平日里遇到各种困难或不愉快时（也就是遇到各种生活事件时），您往往是如何对待的？根据自己大多数情况时的表现逐项填写。各项目答案从"肯定不是"到"肯定是"采用 1，2，3，4，5 五级评分。"肯定是"得 5 分，"肯定不是"得 1 分（见表 3-11）。

6. 老年性痴呆检查量表（HDS）

我国老年性痴呆的早期诊断采用的是欧美国家普遍使用的"简易智能精神状态检查量表"，这种量表通过对受测者记忆力、计算力、理解与行为能力的综评，来判断受测者是否患有老年性痴呆。

表 3-11 特质应对方式问卷（TCSQ）

项目	肯定不	不是	不一定	是	肯定是
1．能尽快地将不愉快的事情忘掉					
2．易陷入对事件的回忆和幻想之中而不能摆脱					
3．当作事情根本未发生过					
4．易迁怒于别人而经常发脾气					
5．通常向好的方面想，想开些					
6．不愉快的事很容易引起情绪波动					
7．喜欢将情绪压在心底里不让其表现出来，但又忘不掉					
8．通常与类似的人比较，就觉得算不了什么					
9．能较快将消极因素化为积极因素，例如参加活动					
10．遇烦恼的事很容易想悄悄地哭一场					
11．旁人很容易使你重新高兴起来					
12．如果与人发生冲突，宁可长期不理对方					
13．对重大困难往往举棋不定，想不出办法					
14．对困难和痛苦能很快适应					
15．相信困难和挫折可以锻炼人					
16．在很长的时间里回忆所遇到的不愉快事					
17．遇到难题往往责怪自己无能而怨恨自己					
18．认为天底下没有什么大不了的事					
19．遇苦恼事喜欢一人独处					
20．通常以幽默的方式化解尴尬局面					

表 3-12 老年性痴呆检查量表

姓名： 性别： 年龄： 职业： 评定日期：

序号	项目	满分	评分
1	今天是几月几号（或星期几）	3	
2	这是什么地方	2.5	
3	您多大年龄（±3 为正确）	2	
4	最近发生什么事情了（需事先问知情者了解）？	2.5	
5	您在哪里出生？	2	
6	中华人民共和国成立年份（±3 为正确）？	3.5	
7	一年有几个月（或一小时有几分钟）？	2.5	
8	国家现任主席是谁？	3	
9	计算：99-8=?　　　12+5=?　　　7+8=?	2.4	
10	请倒背下列数字：9-5-3　　　8-3-6	2.4	
11	先将火柴、香烟、钢笔、手表、苹果摆在受试者面前，让其说一遍	0，0.5	
12	在第 11 项完成后，请受试者再回忆着复述一遍。	1.5，2.5，3.5	

7. 综合医院焦虑抑郁情绪测量表（HAD）

由 Zigmond AS 与 Snaith RP 于 1983 年创制，主要应用于综合医院病人中焦虑和抑郁情绪的筛查，HAD 共由 14 个条目组成，其中 7 个条目评定抑郁，7 个条目评定焦虑。HAD 只是一个焦虑和抑郁情绪的筛查量表，最佳用途是作为综合医院医生筛查可疑存在焦虑或抑郁症状的病人，对阳性的病人应进行进一步的深入检查以明确诊断并给予相应的治疗。该量表不宜作为流行学调查或临床研究中的诊断工具。

指导语：情绪在大多数疾病中起着重要作用，如果医生了解您的情绪变化，他们就能给您更多的帮助。请您阅读以下各个项目，根据您上个月以来的情绪状态，选择最适当的答案。对这些问题的回答不要做过多的考虑，立即作出的回答会比考虑后再回答更切合实际。

综合医院焦虑抑郁量表（HAD）

姓名： 性别： 年龄： 住院号： 评定日期：

1．我感到紧张（或痛苦）（　　）
①几乎所有时候　　②大多数时候　　③有时　　④根本没有

2．我对以往感兴趣的事情还是有兴趣（　　）
①肯定一样　　②不像以前那样多　　③只有一点儿　　④基本上没有了

3．我感到有点害怕，好像预感到有什么可怕的事情要发生（　　）
①非常肯定和十分严重　　②是有，但并不太严重
③有一点，但并不使我苦恼　　④根本没有

4．我能够哈哈大笑，并看到事物好的一面（　　）
①我经常这样　　②现在已经不大这样了
③现在肯定是不太多了　　④根本没有

5．我的心中充满烦恼（　　）
①大多数时间　　②常常如此　　③时时，但并不经常　　④偶然如此

6．我感到愉快（　　）
①根本没有　　②并不经常　　③有时　　④大多数

7．我能够安闲而轻松地坐着（　　）
①肯定　　②经常　　③并不经常　　④根本没有

8．我对自己的仪容（打扮自己）失去兴趣（　　）
①肯定　　②并不像我应该做到的那样关心
③我可能不是非常关心　　④我仍像以往一样关心

9．我有点坐立不安，好像感到非要活动不可（　　）
①确实非常多　　②是不少　　③并不很多　　④根本没有

10．我对一切都是乐观地向前看（　　）
①差不多是这样做的　　②并不完全是这样做的
③很少这样做　　④几乎从来不这样做

11．我突然有恐慌感（　　）
①确实很经常　　②时常　　③并非经常　　④根本没有

12．我好像感到情绪在渐渐低落（　　）
①几乎所有的时间　　　　②很经常　　　　　　③有时　　　　　　④根本没有
13．我感到有点害怕，好像某个内脏器官变坏了（　　）
①根本没有　　　　　　　②有时　　　　　　　③经常　　　　　　④随时
14．我能欣赏一本好书或一个好的广播或电视节目（　　）
①常常　　　　　　　　　②有时　　　　　　　③并非经常　　　　④很少
总分：
评定标准：正常0~7分；轻度8~10分；中度11~14分；重度15~21分

8. 护士用住院病人观察量表（Nurses' Observation Scale for Inpatient Evaluation，NOSIE）

该量表由 Honigteld G 等于1965年编制。本量表有30项和80项两种版本，现介绍的是30项版本。主要用于住院的成年精神病人，特别是慢性的精神病人，包括阿尔茨海默症病人。评定注意事项：①应由经量表评定训练的，最好是病人所在病室的护士任评定员。②每一病人由两名评定者（护士）观察评分，记分时，两名评定者分数相加。如只有一名评定者，例将评分乘2。③根据病人近3天（或1周）的情况，对30项进行评分。评定时间为治疗前及治疗后第3和第6周各1次。④NOSIE主要通过护士的观察与交谈进行评定。⑤应根据患者症状存在与否及存在的频度与强度进行评定。⑥除30项各项计分为0~4分外，第31项，系病情严重程度，按评定者经验，计分为1~7分。第32项，与治疗前比较，即刚入院或开始治疗时比较，同样按1~7分评定（见表3-13）。

项目和评定标准：NOSIE 中，每项为一描述性短语，如肮脏，对周围活动感兴趣，自觉一无是处等。本量表为频度量表，按照具体现象或症状的出现频度，分为0~4分的5级评分法，（0）无；（1）有时是或有时有；（2）较常发生；（3）经常发生；（4）几乎总是如此。

表3-13　护士用住院病人观察量表（NOSIE）

姓名：　　性别：　　年龄：　　住院号：　　评定日期：

项　目	无 0	有时有 1	常有 2	经常有 3	总是如此 4
1．肮脏					
2．不耐烦					
3．哭泣					
4．对周围的活动表示有兴趣					
5．不引导他活动便坐着					
6．容易生气					
7．听到一些不存在的声音					
8．衣着保持整洁					
9．对人友好					

续表

项　　目	无 0	有时有 1	常有 2	经常有 3	总是如此 4
10．不如意便心烦					
11．拒绝做希望他做的日常事情					
12．易激动和爱发牢骚					
13．有忘事的情况					
14．问而不答					
15．在听到笑话或见到好笑的事时便笑					
16．饮食时弄得很脏					
17．与人攀谈					
18．说他感到沮丧和抑郁					
19．谈论他的爱好					
20．看到不存在的东西					
21．要提醒才能做应做的事					
22．如不引导他活动便睡觉					
23．说自己什么都不好					
24．不大遵守医院规则					
25．生活不能自理					
26．自言自语					
27．行动缓慢					
28．无故发笑					
29．容易冒火					
30．整洁					

NOSIE 的结果可以归纳成因子分、总积极因素分、总消极因素分和病情总估计（总分）。NOSIE 的因子分计算方法如下：（1）社会能力［20-（13、14、21、24、25 项组分和）×2］；（2）社会兴趣（4、9、15、17、19 项组分和）×2；（3）个人整洁[8＋（8、30 项组分和）－（1、16 项组分和）]×2；（4）激惹（2、6、10、11、12、29 项组分和）×2；（5）迟缓（5、22、27 项组分和）×2；（6）抑郁（3、18、23 项组分和）×2。总消极因素：4、5、6、7 项因子分之和；总积极因素：1、2、3 项因子分之和；病情总估计：（128+总积极因素-总消极因素）。以上结果分析方法，根据量表作者 1975 年对 2 415 名精神分裂症住院病人的 NOSIE 评定因子分分析结果，并稍加修正。其中，常数项主要是为了避免负分的出现；"×2"是为了便于一名评定员时的评定结果和规定的两名评定员的结果类比，如为两名评定员，在因子分计算时只需将二者的评分相加便可。

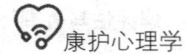

第二节 心理咨询

一、心理咨询的概述

(一)心理咨询的概述

心理咨询(Psychological Counseling)指的是咨询人员利用良好的人际关系,结合心理学的理论和方法协助咨询对象解决心理、行为问题,以维护和促进其心身健康的过程。心理咨询人员是指运用心理学及相关学科的专业知识,遵循心理学原则,通过心理咨询技术与技巧,帮助咨询对象解除问题、战胜困难的专业人员。我国的心理咨询师共分三个级别:心理咨询员(国家职业资格三级)、心理咨询师(国家职业资格二级)、高级心理咨询师(国家职业资格一级)。三个级别都要求具备大专及以上学历,有良好的观察能力、逻辑思维能力、表达能力、人际沟通能力和自我控制能力。

心理咨询需建立在良好的人际关系基础上,运用心理学的理论和方法来进行,信任是良好效果的保证,心理咨询是帮助咨询对象心理健康成长的过程。通过咨询人员专业的交谈、讨论和协商,来解决咨询对象心理、行为问题,从而达到咨询对象提高生活质量、增进健康水平、适应社会的目的。心理咨询和心理治疗都是针对个体心理和行为的,但两者也存在本质区别(见表3-14):

表3-14 心理咨询与心理治疗的主要区别

区别	心理咨询	心理治疗
咨询对象	正常人	患者
支撑理论	心理学理论	医学心理学理论
关系	人际关系	医患关系
咨询内容	心理、行为问题	心理、行为障碍
操作	非规范、标准化	规范、标准化
目标	协助解决,以维护和促进心身健康	矫正异常心理和行为

(二)心理咨询的范围

心理咨询具有一定的范围,归纳后有四个方面。一是心理保健咨询:此类咨询主要面向正常、健康、无明显心理问题的人,其目的是帮助咨询对象更好地认识自己,扬长避短,充分发挥潜能和优势,以提高工作和生活质量;二是心理发展咨询:此类咨询主要依据心理正在发生、发展的规律对正常儿童的潜能进行开发,其目的是帮助咨询对象激发潜能,更好地学习,从而实现自我价值;三是心理适应咨询:此类咨询主要面向在生活、学习中有很多烦恼、有明显心理矛盾和冲突的人,其目的是帮助咨询对象解除心理困扰,减轻学习压力,提高适应能力;四是医学心理咨询:此类咨询主要面向患有心理疾病,且正常学习和生活开始被影响的人,其目的是帮助咨询对象通过咨询和心理治疗,矫正异常心理和行为,恢复其心理、行为健康。

（三）心理咨询的类型

1. 根据咨询形式分类

（1）门诊咨询。

心理咨询中最常见最主要的形式，主要为咨询人员在心理咨询门诊等候咨询对象前来咨询的一种形式。主要以谈话方式为主，这种方式使咨询对象没有顾虑，可以充分详尽地倾诉，让咨询人员在耐心倾听的基础上，与咨询对象面对面交流、讨论和分析，在咨询过程中，可对咨询对象进行相关心理测试，其测试数据可作为提出帮助和治疗的一种依据。

（2）电话咨询。

主要通过电话进行交谈，是最简单、迅速和及时的心理咨询方式。

（3）互联网咨询。

主要针对个人躯体条件、地域条件限制，或不愿意面对心理工作者等原因的人的一种心理咨询方式。优点是可以将咨询过程全程记录，咨询人员可反复思考、分析和进行案例讨论；缺点是咨询对象的身份难以识别，电脑知识欠缺可能带来不便，交流不充分可能引起误会等。

2. 根据咨询内容分类

（1）发展咨询。

主要包括儿童早期智力开发和发展中的心理问题；青春期身心发展不平衡、独立性欠缺产生依赖性的矛盾；性诱惑、性知识缺乏等心理咨询；自我成就与自我实现的问题；友情、亲情、爱情、择偶、婚姻等问题；择业、就业、失业等问题；人际冲突、情绪把控、角色适应、社会适应等问题。

（2）健康咨询。

主要包括学习、工作、生活、疾病、康复等影响到了咨询对象身心健康的心理问题。

3. 根据咨询规模分类

（1）个体咨询。

指咨询人员与咨询对象一对一地进行沟通交流。此种咨询可降低咨询对象的心理防御，与咨询人员建立彼此信任的关系，从而使咨询人员最大限度地获得咨询对象的想法和信息。

（2）团体咨询。

指在团体环境中提供心理帮助和指导的一种心理咨询形式。有2~3人的小团体形式和20人以内的团体形式。若超过20人，可以分组的方式进行讨论，目前主要用于学校、医院、企业、军队等领域，是当今心理咨询发展的一种新形式。其优点有：① 团体为个人提供了一面镜子，成员均可以从指导者和其他成员的反馈中受益；② 团体成员鼓励并用实际行动来改善个人的生活；③ 团体为个人提供了许多新行为的尝试机会；④ 团体互帮互助行为可助个人了解其在学习、生活、工作上的功能，让其感受到归属满足。

二、心理咨询的过程及注意事项

心理咨询的过程包括建立关系、收集资料、制订方案、实施方案和评估效果5个方面。

（一）心理咨询的过程

1. 建立关系

心理咨询成功很重要的一点是咨询人员必须取得咨询对象足够的信任，双方关系融洽、和谐。因此，咨询人员需注意以下几点：（1）咨询人员应衣着整洁、大方，举止端庄，打扮得体；（2）咨询人员首次接待咨询对象应热情友好，表情自然，爱护关心，表示非常愿意帮助，以消除咨询对象的陌生感和顾虑，建立信任感；（3）正式谈话之前，咨询人员应先进行自我介绍，并说明心理咨询的性质、原则等，以消除其紧张情绪；（4）咨询人员应理解、无条件接受咨询对象的倾诉，并适时进行安慰、鼓励，从而建立良好关系。

2. 收集资料

包括咨询对象一般资料的收集和咨询对象心理问题的收集。

（1）一般资料的收集。

包括咨询对象的姓名、性别、年龄、职业、爱好、习俗、信仰、身体状况、家庭成员结构、家庭关系等内容，在收集资料过程中可了解咨询对象的智力水平、性格特征、气质类型、心理健康和社会适应能力等情况。

（2）咨询对象心理问题的收集。

在收集咨询对象心理问题过程中，通过咨询对象主观叙述和咨询人员仔细询问来了解咨询对象的主观感受、行为表现和症状，了解咨询对象目前存在困扰与问题的严重程度、持续时间、产生的原因以及有没有求助愿望等情况。

3. 制订方案

通过收集的资料，对咨询对象进行分析，弄清楚其是因为学习、工作、生活或是人际关系问题导致出现情绪不安、心理失衡、神经症、精神疾病或是人格障碍。可用量表对咨询对象进行心理测验，根据测验结果明确问题的严重程度和性质。咨询人员根据自身具备的心理学专业知识和社会经验对咨询对象加以分析，对咨询对象心理问题的产生原因、严重程度、性质等作出正确的评估和诊断，从而制订解决方案。

4. 实施方案

对咨询对象实施咨询人员制订的解决方案。首先帮助其分析问题产生的原因，说明问题的性质及严重程度，说明已制订的解决方案可以帮助其解决的问题，帮助咨询对象树立战胜困难的信心。

5. 评估效果

在多次心理咨询后，可对咨询对象进行效果评估。若咨询活动并未取得预期效果，则需寻找原因，对咨询对象重新评估，再次制订解决方案；若已取得预期效果，则可以暂停此咨询活动，并指导咨询对象把咨询过程中学习到的解决方法运用到其他事件当中去。结束咨询活动后，对咨询对象还应进行电话追踪，观察咨询的长远效果，不断总结经验，以便能更好地改进工作。

（二）心理咨询的注意事项

1. 咨询前的注意事项

咨询人员在与咨询对象建立信任关系以前，应对咨询对象表现出真诚、关心和热情。首先，应对咨询对象有爱心，站在咨询对象的角度，感受他的内心世界，体会其出现所有行为的理由，让对方感受到被尊重。其次，对咨询对象应真诚，耐心，不装腔作势、不矫揉造作、不急于求成、不对咨询对象轻言放弃，让对方感受到以诚相待，消除顾虑。最后，咨询人员对咨询对象应仔细观察，不放过每一个细节，并尊重、接纳对方，不能将自己的观念强加于对方。

2. 咨询中的注意事项

在咨询过程中，咨询人员对咨询对象起辅助作用。具体应做到"六不"：不主观武断、不好为人师、不随意插话、不谈没有目的的话、不以点概面、不忽略细节。

3. 咨询后的注意事项

心理咨询是一项严肃认真、解决心理问题、不图回报的工作，在心理咨询中，咨询人员帮助咨询对象维持心理健康、解除心理问题，与咨询对象建立相互信任、无话不谈的亲密关系。在咨询结束后，咨询人员应做到：① 整理资料，留存归档；② 保守秘密，尊重隐私；③ 电话随访，总结经验。

三、心理咨询的原则及模式

（一）心理咨询的原则

坚持心理咨询的原则是保证心理咨询成功的前提和条件，其原则如下：

1. 互相信任原则

在心理咨询过程中，咨询人员应与咨询对象建立相互信任、无话不谈的亲密关系，以保证咨询工作的顺利进行。

2. 启发性原则

在与咨询对象亲密交谈的过程中，咨询人员应对咨询对象进行启发式提问，让其可以快速意识到自己的问题所在和得到自己想要的咨询资料，以便制订正确的方案。

3. 整体性原则

咨询人员对咨询对象的咨询要有整体观念，对咨询对象的心理问题应做到全面考察、系统分析，不能以点带面，综合考虑咨询对象的生理、心理和社会因素的相互影响，使咨询工作准确有效。

4. 发展性原则

在咨询过程中，咨询人员要以发展的观点来看待咨询对象的心理问题，不仅要在问题的本质上做动态观察，也要在制定解决问题的方案上和咨询结果的预测上具有发展观点，以保证对咨询对象的内在潜能、发展条件进行准确的估计和对咨询对象今后的发展目标及道路有准确的把握。

5. 异同性原则

在咨询过程中，咨询人员要注意咨询对象的共同特点和一般情况，更要注意他们的年龄、性别、民族、家庭关系、社会能力等差异，做到二者有机结合和统一。

6. 预防性原则

心理咨询除了诊治心理偏常和心理障碍外，还应重视心理卫生知识的健康宣教，将预防工作做到前面，充分发挥心理咨询在促进咨询对象心理健康方面的作用。

7. 保密性原则

咨询人员对咨询对象的所有信息和资料均应保密，其隐私和名誉应受到道义上的维护和法律上的保护。

（二）心理咨询的模式

1. 心理咨询的指导模式

指导模式是指咨询人员对咨询对象的素质、兴趣、特长、性格等人格特质的了解，并在此基础上对咨询对象的学习、生活、工作、家庭等多方面问题进行综合性的指导。

指导模式的理论基础主要是奥尔波特的人格理论和卡特尔的人格理论。咨询人员关注的是咨询对象已经形成的遗传素质、人格特质、行为习惯等因素对当前行为的影响，重视咨询对象的个体差异。每个咨询对象都有自己独特的人格特质，所以咨询人员应深入了解和挖掘咨询对象的个体素质，不能只用一种方法、一个模式，而应区别对待，以提高咨询效果。重视咨询人员指导作用的发挥。需要咨询人员通过自己的知识、经验和专业技能，帮助咨询对象思考问题，做出决定，咨询人员应该让咨询对象知道如何做出决定，为什么要做出这样的决定，以及这样的决定对咨询对象本人有什么样的意义。咨询人员还应帮助咨询对象学会如何克服生活中的障碍，学会自己做出决定。指导模式的一个基本目标就是帮助咨询对象树立他们必须自己解决问题与做出决定的意识，并获得相关技能。咨询人员还应该关注当前社会变化的一些信息以及对未来社会的预测，以便为咨询对象提供各方面的信息。心理咨询过程是一种特定的双向交往活动，咨询人员在其中起着主导作用，因而咨询人员的指导功能不能忽略。

2. 心理咨询的发展模式

发展模式是指咨询人员遵循个体心理发展的一般规律，针对咨询对象在不同发展阶段所面临的任务和矛盾进行咨询，以妥善解决其心理矛盾，促使其发展任务得以顺利完成。

发展模式的理论基础主要是皮亚杰的认知结构发展理论和埃里克森的心理社会发展理论。传统的观点认为，人的精力和智慧的发展在儿童期、青年期是稳步成长的，中年达到顶峰后开始下降。这种观点不利于个体的身心健康，易产生悲观、失落的情绪。应该让个体看到自己的一生都在不断发展，能力在不断增强。咨询人员应帮助咨询对象学会在整个人生历程中保持心理上或精神上的愉快成长。个体在每个时期都有不同的发展任务需要解决，所以咨询人员不仅要关注咨询对象当前时期任务的解决，帮助他们排除障碍，还要关注咨询对象下一时期发展任务的准备，对发展障碍进行早期发现和预防。咨询人员在关注咨询对象个人的同时，还应关注社会的变化，因为社会在不断地成长和变化，价值观、社会生活方式等都在变化，这些变化需要人们重视评价自己的价值观与生活方式，所以咨询人员要帮助咨询对象现实地评价自己在社会中的角色。当然，在心理咨询过程中咨询人员只是起到指导、帮助的作用，解决任务的根本动力仍在于个体本身的自我力量的作用。发展模式的主要目标是充分发挥咨询对象的潜在能力，使个体能够适应社会的变化，比较和谐的与人相处，完成每一阶段的任务，逐步地完善自我。

哈佛大学心理学家巴塞基提出了一种新的发展模式，即构造—发展模式。在这一模式中，非理性认识指个体以原有认识结构去解释与之矛盾的客观现实时所遇到的心理冲突，非理性认识常是无意识的。分化与整合是指个体摆脱非理性认识，重建认识结构，最后实现人与环境统一的手段。巴塞基认为，心理咨询的目的在于使咨询对象认清其认识结构中的不平衡因素及其表现形式，通过积极的分析来实现对原有认识结构的分化与整合。人的认识结构的发展是螺旋式上升的，每一个新认识结构的建立都是对其原有认识结构的进一步发展。这一模式注重个体心理发展变化的个性及其与环境的辩证关系，从发展心理学的角度来说明人的心理冲突与心理发展的关系，即冲突推动着发展，发展孕育着冲突。

3. 心理咨询的社会影响模式

社会影响模式是指咨询人员依据社会心理学关于社会影响人际交往的原理对咨询对象进行咨询，注意咨询对象的价值观念、社会角色、社会文化和性别差异等多种社会因素的影响。

社会影响模式的理论依据是米德的符号互动理论。人的行动就是"主我"和"客我"交互作用的产物。符号互动理论强调人的主观意义，强调社会互动中的解释过程。社会影响模式的基本特征是从社会因素方面探讨有效咨询的条件和途径。咨询人员要重视社会文化和个体社会化对咨询对象的影响。社会文化因素主要包括文化、家庭、学校、同辈群体和大众传播媒介。家庭是一个极为重要的社会化因素，是个体社会化的第一课堂，尤其是童年期，家庭及其主要成员在极大程度上影响着孩子的社会化和一般的精神健康与心理教育。学校是将儿童从家庭引向社会的第一架桥梁。当儿童进入学龄期以后，学校的影响便取代家庭上升到首要地位，成为最重要的社会化因素。学校教育是长期的系统的教育，对儿童的社会行为的影响作用是巨大的。同时学校也是社会的雏形，这对学生了解社会，发展自我和人格，塑造合乎社会角色的行为模式起着重要的作用。同辈群体对青少年的社会化影响是最大的。同辈群体是一种非正式群体，他们有自己的价值标准和行为方式，易使其成员产生较高的认同感。所以应重视社会文化因素对咨询过程的影响，利用其对咨询对象的积极影响，尽可能避免消极因素对咨询过程的干扰。另外，家庭、学校和社会还要密切配合咨询人员的工作，切实帮助咨询对象巩固咨询效果，更好地适应生活，适应社会。总的来说，社会影响模式是当前咨询过程中最富有影响的理论模式之一。

4. 心理咨询的治疗模式

治疗模式是指咨询人员运用有关心理学的理论和方法，通过影响咨询对象的认知、情绪和行为来调动其积极性,帮助咨询对象减轻心理压力和精神痛苦,改善或消除病理状态,促进咨询对象心理功能的恢复和协调。

治疗模式的基本特征是把咨询关系看作是一种特殊的医患关系、治疗与被治疗的关系。咨询人员依据咨询对象的心理问题,以不同的理论和假说为基础,采取不同的治疗方法。精神分析疗法主要是通过自由联想、移情作用以及对梦和失误等的解释,找出压抑在咨询对象无意识中的矛盾冲突,让他们进入到病人的意识中加以解决和消除,这样就可以使咨询对象的精神疾患得到治疗,并在较大程度上改变他的人格结构,这是一种深层的心理治疗。行为疗法强调的是学习的意义,认为不正常的行为与正常行为一样,都是通过学习而形成发展起来的,同样,也可以通过学习和训练得以矫正。人本主义疗法强调人的尊严和价值,认为咨询人员应对咨询对象采取同情、尊重和理解的态度,以便发挥咨询对象个人的潜能。

现代的心理治疗多采用几种治疗方法综合运用的策略。因为单一的理论往往有缺陷,不能对咨询对象的心理问题做出全面的说明,所以,应根据咨询对象的心理问题特点采用多种理论,取长补短。

四、心理咨询的常用技术

(一)全神贯注、倾听、引导、沉默

全神贯注是心理咨询的首要条件,倾听是心理咨询的核心,引导是心理咨询的促进,沉默是咨询对象被咨询人员接纳的表示,在咨询过程中,这四种条件缺一不可。在心理咨询过程中,全神贯注倾听咨询对象讲话,认真观察咨询对象的情绪变化,适时进行语言引导,恰当加以沉默,表示认同咨询对象内心世界,接受其思维方式,设身处地站在对方角度思考问题,不随意插嘴并和咨询对象争辩,不以自己的价值观念评价对方,让对方感受被认同、接纳、重视。

(二)帮助宣泄

宣泄是咨询对象将内心蓄积已久的烦恼、痛苦、压力释放的过程。它可以使咨询对象精神解脱,身心愉悦,找出症结,获得战胜困难的信心和勇气。宣泄疗法的效果取决于咨询对象的心理状态和对咨询人员的信赖程度,当咨询人员以全神贯注、倾听、引导、沉默等手段与咨询对象进行交流时,能增进咨询对象对其的信任感,建立和谐友爱的信任关系,这样,咨询对象就会慢慢倾诉自己患病的真正原因、心理状况,使咨询人员制订帮助康复的方案。

(三)面质、探讨

面质是指咨询人员对咨询对象的认知方式和思维方法提出挑战与异议的过程。其目的在于让咨询对象重新审视生活中的问题、困难与挫折,克服其认知方式的片面性与主观性,以进一步认识和开发自我。探讨是咨询人员帮助咨询对象积极认识、思考挫折与障碍的过程,是心理咨询的重要环节,其目的在于助人自省自明。

在心理咨询中,咨询人员可通过提问、反问、深入探讨来面质咨询对象的思维自我偏向、自我夸张和自我挫败的倾向,咨询人员不要否定和贬低咨询对象,而要启发和激励咨询对象。

以尊重为前提、同感为基础，让咨询对象重新认识自我和发展自我。因此，面质要求问而不审、制而不压，以帮助咨询对象的自我审视和自我悦纳；探讨时，咨询人员不要用主观武断、教训对方的语气迫使咨询对象接受自己的逻辑分析和价值观，而要以客观分析、探讨商量的方法帮助对方认识问题，战胜困难和挫折，使其成长。

（四）增强自信、帮助成长

在咨询过程中，咨询人员要善于发现咨询对象在认识和处理生活中遇到的困惑、挫折所表现出来的自我发展、自强自立的意向与努力，适时引导与强化，增强信心，鼓励积极健康的生活态度，增强咨询对象的抗压能力。

【思考与练习】

一、名词解释
心理评估　　　　　心理咨询　　　　智力测验

二、选择题
1. 心理评估的方法包括：观察法、晤谈法和（　　）三种方法。
   A. 心理测验法　　　　B. 讲解法　　　　C. 评估法
   D. 实验法　　　　　　E. 计算法
2. 晤谈策略包括语言策略和（　　）两类。
   A. 打听策略　　　　　B. 旁敲侧击策略　　C. 直言不讳策略
   D. 打击策略　　　　　E. 非语言策略
3. 信度主要有重测信度、分半信度、（　　）和评分者信度四个指标。
   A. 建立信度　　　　　B. 正本信度　　　　C. 正副本信度
   D. 副本信度　　　　　E. 咨询对象信度
4. 艾森克人格问卷（Eysenck Personality Questionnaire，简称EPQ）是英国伦敦大学心理系和精神病研究所（　　）教授编制的。
   A. 明尼苏达　　　　　B. 艾森克　　　　　C. 斯坦福—比奈
   D. 龚耀林　　　　　　E. 韦克斯勒
5. 自评焦虑量表（Self-Rating Anxiety Scale，SAS）由华裔教授（　　）于1971年编制。
   A. 明尼苏达　　　　　B. Zung　　　　　　C. 斯坦福—比奈
   D. 龚耀林　　　　　　E. 韦克斯勒

三、简答题
1. 标准化测验主要技术指标有哪些？
2. 心理咨询的模式有哪些？

第四章　康复患者的心理干预

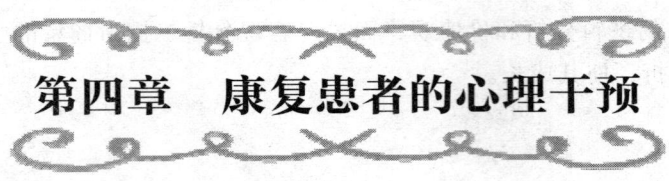

【学习目标】

1. 掌握心理干预和心理危机干预的概念，康护心理干预种类与技术；家庭干预的原理与方法。
2. 熟悉康复患者倾听技术、共情技术、安慰技术、解释技术、暗示技术等的内容和在康复患者心理康护中的应用。
3. 了解康复患者倾听技术、共情技术、安慰技术、解释技术、暗示技术等的异同。
4. 能够结合家庭干预的原理与方法，选用恰当的家庭干预方法对康复患者进行家庭干预。

【引言】

康护心理学，是康复及护理专业中的一个新领域，同时也是心理学的一个特殊领域。一方面，康护心理学研究康护中的心理行为问题，是从心理社会角度帮助康复对象最大限度恢复健康，获得福利、机遇、功能和能力。另一方面，它是非常年轻的一门学科，关注的对象是残疾人和慢性病患者，这类人群的心理行为特点是：既有一般患者的心理问题，更有他们特殊的心理行为问题，康复对象中的残疾者、慢性病患者均有可能存在不同程度的心理障碍。所以，对患者，尤其对残疾人和老年病、慢性病且伴有功能障碍者，应与其他康护专业人员及相关专业人员共同协作，进行适合康护医学要求的专门康护，各种专门的功能训练和心理干预工作，以预防残疾的发生与发展以及继发性残疾，减轻残疾的影响，使患者达到最大限度的康复并重返社会的目的，最终实现全面康复的目标。

第一节　概　述

【情景案例】

患者，王某，男性，48岁，因近段时间感觉截除的右小腿仍在，并且经常感觉到断肢远端疼痛，夜间尤甚，甚至有时像切割样地疼痛，难以忍受，于2015年12月26日到某三甲综合医院就诊，经骨科医生诊断为"右小腿幻肢痛"而收治到该院康复科。既往病史显

> 示：患者半年前因车祸伤导致右小腿皮肤严重撕脱伤，胫腓骨骨折，最终右小腿严重感染，为了保全生命进行了截肢手术，伤口痊愈后又安装了假肢。查体：神志清楚，生命体征平稳，面容憔悴，右小腿皮肤完好无损，伤口甲级愈合，触之无疼痛不适，佩戴假肢无异常。患者住院期间，医务人员首先让他改变对幻肢痛的认识，接受截肢的事实，让他既看到了伤肢造成的危害和痛楚，同时也认识到了截肢是为了保全生命不得不采取的治疗措施。其次从心理上给予安慰，结合王某的兴趣，指导王某加强右小腿的肢体训练，帮助他转移注意力，例如，让他听喜欢的音乐，在病房开展猜谜语等趣味活动，渐渐解除精神上的压力。通过训练，王某改变了既往的生活和运动习惯，出院时已基本适应了生活和工作，重新走向了社会。

一、心理干预的概述

（一）心理干预概念

心理干预（Psychological Intervention）是指在心理学理论指导下有计划、按步骤地对一定对象的心理活动、个性特征或心理问题施加影响，使之发生朝向预期目标变化的过程。

（二）心理干预范围

心理干预包括健康促进、预防干预和心理治疗。健康促进面向普通人群，目标是促进心理健康和幸福，属于一级干预。预防干预针对高危人群，目标是减少发生心理障碍的危险性，属于二级预防。心理治疗针对已经出现心理障碍的个体，目标是减轻障碍，属于三级预防。对康复患者来说，所有患者都应该进行心理干预。

（三）心理干预的目的和手段

心理干预目的是使当事者尽快找到新的生活目标。心理干预的手段包括心理治疗、心理咨询、心理康复、心理危机干预等。

（四）心理干预的内容方式

心理干预包括健康促进、预防性干预、心理咨询和心理治疗等。

（1）健康促进是指在普通人群中建立良好的行为、思想和生活方式。健康促进包括积极的心理健康保护抗应激损伤的能力，增强自我控制，促进个人发展。

（2）预防干预是指有针对性地采取降低危险因素和增强保护因素的措施。包括普遍性干预、选择性预防干预、指导性预防干预三种方式。危险因素包括易感的人格因素或环境因素。保护因素与危险因素相反，主要指不易发生某种心理障碍的人格因素、行为方式或环境因素。

（3）心理咨询是咨询师及相关工作人员与来访者在平等、尊重、信任基础上，以来访者的问题为核心，咨询师及相关工作人员借助心理学的方法，通过语言、非语言的交流手段与来访者共同磋商，协助来访者提高认识、增强自信、发掘自身资源，达到心理成长与成熟，

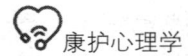

有力量面对和解决问题的一个深层心理互动过程。目的是使来访者更好地适应环境，保持身心的健康和谐。

医学心理咨询是心理学的一个重要分支，因为它与临床紧密联系，所面临的问题往往是与躯体疾病或症状有关的心理问题。一般由医学心理学工作者，或者是具有心理学知识和接受过相关技术培训的临床医务工作者来担任这项工作。

（4）心理治疗又称精神治疗，是指应用心理学的理论与方法治疗患者心理疾病的过程。从广义上讲，心理治疗就是通过各种方法，运用语言和非语言的交流方式，影响对方的心理状态（影响或改变患者的感受、认知、情感、态度和行为，减轻或消除使患者痛苦的各种情绪、行为以及躯体症状），通过解释、说明、支持、同情、相互之间的理解来改变对方的认知、信念、情感、态度和行为等，达到排忧解难、缓解心理痛苦的目的。从这个意义上说，人类所具有的一切亲密关系都能起到"心理治疗"作用。

目前我国医学心理学界将心理治疗定义为：以医学心理学的原理和各种理论体系为指导，以良好的医患关系为桥梁，应用各种心理学技术和方法，经过一定的程序，以改善被治疗者的心理条件与行为，增强抗病能力，重新调整与保持个体与环境之间的平衡。

所以，从医学心理学界的心理治疗含义来讲，在患者的心理干预过程中，无论是医生、护士还是患者家属以及社会工作人员都充当了患者的心理咨询师或者是心理治疗师的角色，都能在患者的全面康复过程中起到非常重要的作用。

心理治疗的基本技术包括：精神分析疗法、行为疗法、患者中心疗法、认知疗法、其他疗法和心理危机干预等六种技术。其中，其他疗法包括集体心理治疗、家庭治疗和夫妻治疗。而需要康护治疗的患者主要是躯体残疾者以及各种有功能障碍的慢性病患者和老年患者，主要是改善其生理和心理的整体功能，使其在躯体上、精神上和职业上得到康复，以提高生活质量、重返社会。所以在选择心理治疗技术时主要是采用集体心理治疗和家庭治疗为主，但在患者遇到心理危机时要采用短暂和紧急的心理危机干预技术进行支持性的心理治疗，使患者尽快摆脱困难，以利于身心尽快地恢复健康。

（五）心理危机干预概述

心理危机是指当个体遭遇重大问题或变化使个体感到自己难以解决、难以把握时，心理平衡就会被打破，就会产生暂时的心理困扰，内心的紧张不断积聚，继而出现遇事无所适从甚至思维和行为紊乱，这种暂时性的心理失衡状态，就是心理危机。每个人对严重事件都会有所反应，但不同的人对同一性质的反应强度及持续时间不同，所以心理危机发生在不同的人身上就会有不同的表现及反应。

心理危机干预，又称危机介入、危机管理或危机调解，就是对处在心理危机状态下的个人采取明确而有效的措施，使之最终战胜危机，重新适应生活的技术和过程。危机干预特别需要治疗者倾听个体的陈述，所以也有人称之为倾听治疗。心理危机干预属于心理干预的一种手段。

（1）心理危机干预的目的。

有效的危机干预就是促进交流与沟通，鼓励当事者充分表达自己的思想和情感，鼓励其培养自信心和正确地进行自我评价，提供适当建议，促使问题解决，从而达到帮助当事者获得生理、心理上的安全感,缓解乃至稳定由危机引发的强烈恐惧、震惊或悲伤情绪,恢复心理的平衡状态,对自己近期的生活进行调整,并学会应对危机的有效策略,增进心理健康的目的。心理危机干预的基本目的在于:避免自杀、自伤或攻击他人等过激行为发生,恢复当事者的心理平衡与动力。

(2)心理危机干预的原则。

① 迅速确定要干预的问题,并立即采取相应的措施;② 必须有当事人的家人或朋友参加危机干预。③ 鼓励当事者要自信,不要让当事者产生依赖心理。④ 保护当事人的隐私,不随便透露个人信息。⑤ 把心理危机作为心理问题处理,而不要作为疾病进行处理。

(3)心理危机干预技术。

心理危机干预主要应用三种技术:沟通技术、心理支持技术和干预技术。① 沟通技术。要进行心理危机干预,首要条件就是要和当事人建立良好的合作关系,否则,干预技术很难执行和贯彻。而影响沟通的因素有许多,所以在做危机干预时要注意:态度要诚恳,表达能力要强;避免给予过多的保证,因为一个人的能力是有限的;避免应用专业性或技术性很强的语言,因为当事者难懂,会影响沟通效果;注意非语言交流的技巧,如目光接触、肢体语言等。② 心理支持技术。这类技术的应用旨在尽可能地解决目前的心理危机,使当事人的情绪得以稳定。可以应用暗示、保证、疏泄、环境改变、镇静药物等方法。如有必要,可考虑短期的住院治疗。要注意支持是指给予情感支持,而不是支持求助者错误的观点或行为。③ 干预技术。干预技术也称解决问题的技术。一般采用以下四个步骤:问题与危机的评估、制订干预计划、提供解决问题的基本方法与技术、危机解决和随访等。

心理危机干预特别要注意:心理危机干预的最佳时间是遭遇创伤性事件后的24~72小时;干预时态度要平和,语气要稳重,充分调动当事人的主观能动性;心理危机干预必须和社会支持系统结合起来;干预结束后,要让当事人做出承诺。

(六)集体心理治疗

又称团体治疗,指治疗者同时对许多患者在集体情景中提供心理帮助的一种心理治疗形式。一般来说,集体心理治疗是由1~2名组长(心理治疗师)主持,根据组员问题,组成同质或异质、封闭或连续式的治疗小组;集体的规模因参加者问题性质不同而不等,少则3~5人,多则十几人,组成的集体在病种和病情上应基本类同。集体支持包括提供疾病信息,给予发泄负性情绪的机会,教给患者应对技巧,并与已经治愈的患者访谈等,让患者倾诉他们所有的情感,询问有关健康的问题,并接受情感支持。集体支持干预时,患者之间互相接纳、互相帮助、互相支持,可以尽快地改善其心境,增加康复信心和抗病意志力。

二、临床康护心理干预种类与特点

患者的心理康复是整体康复的先导,而护士具有帮助患者克服身体上的障碍、精神上的压抑和社会上的压力的技能。因为护士与患者接触的时间和机会多,大量的心理康护工作要靠护士的语言、态度和行为来完成。而在康护工作中,护士像亲人一样照顾患者的身体,在精神上给予鼓励和引导,在社交上给予支持和帮助。所以在康护心理干预中,护士对尽快地恢复患者的心理平衡起到了较为重要的作用。

(一)患者的心理反应

由于患者多数都有残疾和慢性病,受认知活动、情绪、人格、社会等影响,会产生否认、偏见、偏信、依赖、固执、宿命观、焦虑、恐惧、抑郁、愤怒、自卑甚至自杀等心理。主要表现为以下两种情况:一是抑郁,多数患者心理抑郁沮丧,尤其是性格内向的患者容易产生这类心理反应,产生悲观厌世的想法,甚至出现自杀念头或行为。二是性格改变,如有的患者总是责怪别人,责怪医生未精心治疗,埋怨家庭未尽心照料等,故意挑剔或常因小事勃然大怒。他们对躯体方面的微小变化颇为敏感,常提出过高的治疗或照顾要求,因此导致医患关系及家庭人际关系紧张或恶化。

(二)康护心理干预的主要目标

让患者及其家庭,对由疾病带来的改变,更容易适应和做出调整。

(1)患者认识到疾病带来的后果,学会新的情绪和认知管理技能,运用到现实的人际关系模式中,修正人际关系,适应功能已经丧失的现状。

(2)与患者相关的人(家庭成员、朋友、同事等)也需要适应这个现状,有效地调整、改变以往的交流和共处方式。

(3)患者能够认识到功能的变化,并将其纳入家庭、朋友、社会人际关系的定位中,重新调整和修正,得到有意义的、满意的社会角色。

(三)临床康护心理干预种类与特点

患者多有抑郁和性格改变方面的心理反应,干预原则为积极的支持性心理治疗结合药物治疗,以最大限度地减轻痛苦。选用药物时,应考虑疾病的性质、所引起的问题,以及患者的抑郁、焦虑症状。

患者的心理干预种类,可根据心理治疗的种类,分为以下几种(见图4-1):

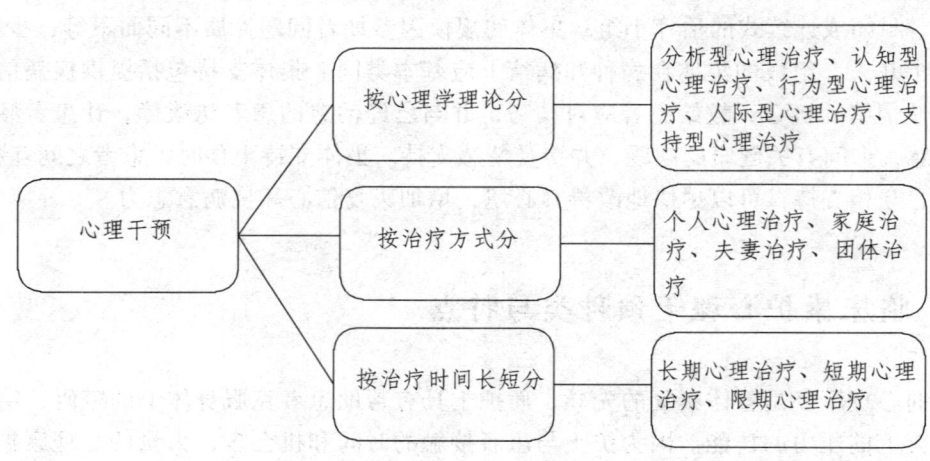

图4-1 患者的心理干预种类示意图

1. 按心理学理论分类

(1) 分析型心理治疗。

特点是探讨个体的心理与行为如何受自己童年期经验的影响而形成的潜意识，经过内心的分析，理解自己的内心动机，特别是潜意识中存在的症结，经领悟理解以改善自己的行为。

(2) 认知型心理治疗。

又叫认知治疗。其主要理论认为个体对己、对人、对事的看法及观念，都直接或间接地影响其情绪和行为。其非适应性或非功能性的心理与行为，常是由于不正确的或扭曲的认知而产生的，如果更改或修正这些不正确或扭曲的认知，则可改善其心理和行为。所以，其治疗的重点在于矫正其对人、对事错误的和扭曲的认知。

(3) 行为型心理治疗。

其理论依据是巴甫洛夫的经典型条件反射和斯金纳的操作型条件反射学说，以及班杜拉的模仿学习理论。这些理论都认为人的任何行为，经过适当的奖励或惩罚，都可获得改进。

(4) 人际关系型心理治疗。

它是从"人与人的关系"这样一种特殊角度来理解人的心理与行为现象的，它认为：人的所思所想、所作所为，都脱离不了人与人的关系，其治疗的重点是如何改善不妥当的、有困难的人际关系，并认为，人与人之间的关系改善了，一切问题也就迎刃而解了。

(5) 支持型心理治疗。

所谓支持型心理治疗，是强调施治者应理解患者的处境，并且以此为依据用语言、行为等各种方式支持患者。一方面，发挥患者自己潜在的自我调节能力；另一方面，运用患者周围的环境优势和系统来改变患者目前的困境，特别是当患者心理焦虑或抑郁时，施治者更要尽量支持患者，同时还应调动其家属或同事对患者的支持，以减轻患者的心理困境与症状。无论选择哪种心理治疗方法，都会用到支持型心理治疗。

在心理学理论分类中，患者应用得比较多的心理干预是认知治疗和行为治疗。

2. 按照治疗方式分类

(1) 个人心理治疗这种治疗关系是双向关系，是患者和治疗者之间的一系列个人接触。这种交往的建立和维持，主要是通过口头语言的交流，而良好关系的建立，首先取决于患者。一方面，患者要相信医生选择的治疗方式，是能治病并且是自己最能接受的；另一方面，医生要认知倾听并理解患者诉说的问题。

(2) 家庭治疗是以家庭为对象，协调家庭成员间的人际关系，通过交流、扮演角色、建立联盟、达到认同等方式，运用家庭各成员之间的个性、行为模式相互影响互为连锁的效应，改进家庭心理功能，促进家庭成员的心理健康。主要适应证：家庭成员的情绪障碍、品行障碍、学业障碍与身心障碍、心身疾病以及各类的家庭关系障碍。

(3) 夫妻治疗是家庭治疗的一种特殊模式。主要适应婚姻危机、夫妻适应困难、性心理障碍、性变态等。

(4) 团体治疗是把具有相同或类似性质心理异常的求助者结合在一起，利用团体成员间的相互诱导、相互影响和相互帮助，促进各成员对自己所存在的问题有所领悟和自我认识，从而解决心理自身的冲突，有效地控制消极情绪，矫正不良行为和消除精神症状的治疗方式。

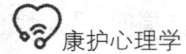

主要适应证:某种神经症、人格障碍、心身障碍与心身疾病、青少年心理和行为障碍等。团体治疗的主要类型:支持性团体心理治疗、团体精神分析治疗。

在治疗方式分类中,康复患者应用得比较多的心理干预是家庭治疗和支持性团体治疗。

3. 按治疗时间长短分类

(1)长期心理治疗。

治疗时间较为长久,如超过两三个月,甚至一两年。其治疗的目的不仅在于使症状与问题消失,还在于改善性格与行为的方式,故需要的时间较长。其治疗重点放在深层心理探索,纠正内心的情结上。

(2)短期心理治疗。

尽量在短期内完成一个阶段的治疗任务,主要解决一个重点问题,不把范围无限制地扩大。

(3)限期心理治疗。

在治疗开始时,治疗者与被治疗者之间就立下一个共同的目标,在一定的期限内进行治疗。这样做的目的是为了彼此有个事先的计划与了解,并可针对此约定的期限去尽量努力,力求得到具体的改善。

在治疗时间长短分类中,患者应用得比较多的心理干预是长期心理治疗。

第二节 医学心理学常用的支持疗法

一部心理学的发展史,就是心理学流派的兴衰史。医学心理学在发展过程中,也存在有不同的流派,如精神分析学派、行为主义学派、认知学派、人本主义学派和心理生理学派等。各流派在实践中运用时,运用得最普遍的支持疗法则是倾听、共情、安慰、解释和暗示等几项核心支持技术。

一、倾听技术

倾听指全神贯注地接收或感受对方在交谈时发出的全部信息(包括语言和非语言),并做出全面的理解。倾听技术是心理咨询的重要技术和咨询过程的基础,是指在接纳的基础上,认真、积极、关注地倾听,并主动引导、积极思考、澄清问题、建立关系、参与帮助的手段。

在康护心理干预中,倾听是一种既简单又行之有效的方法。护理人员应以专注的表情,耐心地倾听患者讲述,沟通中可以点头或用表示赞同或懂得的一些词或句子来做出一些应答,如"嗯""我知道了"。护理人员应边听边进行分析思考,掌握患者的真实思想,以获取康护所需的材料。认真做好倾听,一方面,能帮助我们全面了解患者的身心状态,掌握患者的真实需要和自我康复目标,以及患者家属的想法和希望;另一方面,能使患者感受到真诚的关心,容易接纳医务人员。同时,患者有机会将积压在心里的想法诉说出来,这是一种很好的释放，能有效帮助患者减压，树立战胜疾病的信心。

二、共情技术

共情技术是指咨询员或相关工作人员一边倾听来访者的叙述，一边进入来访者的精神世界，并能设身处地、感同身受地体验这个精神世界，然后用准确的语言来表达对来访者内心体验的理解。在康护心理干预中，共情技术显得很重要。无论患者有什么样的感受，只要这种感受对患者而言是真实的，我们就必须加以肯定。护士在与患者交流中最易犯的错误就是当患者说出一种令人无法理解的感受时，就认为是"不可能的"，这样就妨碍了康护人员和患者的进一步沟通。如一位右小腿截肢后伤口已痊愈的患者总感觉幻肢痛，首先我们应肯定他的这种感受，用理解和体贴的态度对他说："你感觉你的右小腿截肢部位疼痛，这种感受完全是可以理解的，对你来说这种感受也是真实的。"假如患者得到我们的肯定，愿意进一步交谈下去，我们就可以和患者共同商讨如何理解和处理这种问题。

三、安慰技术

安慰技术也称安顿抚慰。就是用欢娱、希望、保证以及同情心减轻、安抚或鼓励被安慰者。安慰可以使人从心理上得到满足，但不是阿Q式的自欺欺人，而是对现状的理解。安慰技术是心理咨询的重要技术和咨询过程的基础，是咨询师或相关工作人员在咨询过程中对来访者在认真倾听，设身处地、感同身受地体验其精神世界基础上，对来访者的安顿和抚慰，使之心情安适和宽解。医护人员在安慰患者时，要讲究技巧，要根据对方的心理活动，给予最贴心的抚慰。

（一）要倾听患者的苦恼

由于每个患者的生活体验、家庭背景、所受的教育等不同，造成了他们所体验到的痛苦并不一样。所以我们要理解患者的内心情绪与处境。

（二）要接纳患者的世界

医护人员安慰患者时要如心理专家说的那样"放下自己的世界，去接受别人的世界"，要暂时放下自己，走入患者的内心世界，用他的眼光去看他的遭遇，要去理解、体会、认同他所认为的苦恼。

（三）必要时使用安慰镇静剂

安慰镇静剂指不含任何药理成分的制剂或剂型，外形与真药相像，如蒸馏水、淀粉片或胶囊等，在稳定患者的情绪上具有一定的作用。一般说来，服用安慰剂，对于那些渴求治疗、对医务人员充分信任的患者，能在心理上产生良好的积极反应，从而改善人的生理状态，达到所希望的药效。如安慰剂用于康复科有"幻肢痛"的患者，除了用药外，医务人员会对患者施加一些心理暗示，患者深信不疑地吃下了药，疼痛就有可能会减轻。

四、解释技术

解释技术是咨询师或相关工作人员在分析过程中，针对求助者出现在梦、自由联想、阻抗及治疗关系中的行为和反应。对这些材料所显示出来的意义进行分析、描述、推断、澄清。解释的功能加速揭示无意识材料的意义，以领悟为中介，促使求助者出现"动力性改变"。解释基于咨询师或相关工作人员对求助者人格及其对其目前问题有影响的过去因素的评估。解释包括确定、澄清和翻译求助者信息。恰当的解释应该在求助者有一定的心理准备之后进行。

医护人员在给患者做病情等解释时，要在根据患者的人格特征及目前存在的对患者有身心影响的因素方面进行正确评估的基础上，结合临床实践经验给予准确的解释，并且使患者深信不疑，以利于疾病的康复。因为许多医学方面的结论就是令人信服的解释，它们是医学家们长期观察、调查、实验、实践、分析、思考并不断完善的结果。

五、暗示技术

暗示技术是指利用语言或非语言的手段，引导求治者顺从、被动地接受医生的意见，从而达到某种治疗目的的一种心理治疗方法。最简单的方法就是：医生说一些含蓄或隐喻的话，患者略加思索、信以为真。比如，医生说："你的这种疾病临床上很常见，只要配合治疗，效果一般都很好"。这是安慰性语言，但是具有暗示作用。

（一）暗示技术的机理

暗示能够对个体的生理活动产生明显的影响。大量事实说明，一个人在接受暗示以后，不仅可以改变随意肌的活动状态，还可以影响不随意肌的功能，甚至出现各种幻觉。暗示对人体的脏器、感觉等也都有明显的影响作用。正常人均可接受暗示，但不是每一个人均具有高度的暗示性，接受暗示的能力因人而异。只有对易接受暗示的人，应用暗示技术才能起到治疗作用。值得一提的是，不良的暗示可以使人致病，临床上，癌症患者一旦知道了自己患病的真相，病情便容易急剧变化。

（二）暗示技术的形式

在清醒状态下进行的暗示心理治疗，可以分为他人暗示技术和自我暗示技术两大类。

1. 他人暗示

即施治者对求治者施加的暗示，主要是通过医生在求治者心目中的威望，把某种观念暗示给求治者，从而增进和改善人的心理状态，调节人的行为和机体的生理机能，达到治疗疾病的目的。他人暗示技术在临床上应用较为广泛。除此之外,在他人暗示技术中还有非语言暗示法,如医生或医生发动求治者的家属或病友运用姿态、表情及环境施加某种影响。

2. 自我暗示

即求治者通过自己的认知、言语、思维等心理活动过程,以调节和改变身心状态的一种心理治疗方法。自我暗示的力量是非常惊人的。在自我暗示的作用下,一个人可以突然变得耳聋受损,而仅仅是因为大量管理视觉、听觉的相应区域的机能受到了扰乱,形成了一个病态性的抑制中心,使神经细胞丧失了正常工作的功能。它们不再接受传来的信息,就不能对这些信息做出反应。针对这样的求治者,可以用催眠法暗示技术进行治疗。

(三)暗示技术方法

运用暗示技术,可以有直接和间接两种方法:

1. 直接疗法

直接疗法,是指求治者静坐在舒适安静的椅子上,施治者以技巧性的语言或表情,给予求治者以诱导和暗示,使求治者接受暗示从而改变原有的病态感觉和不良态度,以达到治疗目的。

2. 间接疗法

间接疗法,是借助于某种刺激或仪器检查的配合,用语言强化来进行的暗示治疗。临床上可以通过对求治者的躯体检查操作,或使用某一仪器或注射某些药物,以及使求治者处在某些特定的环境中,再结合施治者的言语态度进行暗示,从而使暗示效果更显著。

医护人员在暗示患者时,要针对患者不同的发作形式采用不同的治疗方法。一般多采用语言加药物或物理治疗方法,各种治疗均是在语言暗示下发挥作用的。所以,在康复患者的心理治疗过程中,一方面,医护人员的诊疗语言和行为十分重要,应当慎重使用,以免发生消极的暗示作用;另一方面,医护人员必须启发和引导患者发挥自我意识的调节能力,消除那些使自己增加精神负担,不利于心理健康的自我暗示,培养积极、乐观的自我暗示,使患者朝着符合治疗要求和有利于祛除疾病的方向发展。

第三节 家庭干预疗法

家庭是两人或两人以上因婚姻、血统或收养关系而组成的一种团体,它不但是社会团体中最小的一个基本单位,也是父母子女共同生活、赖以生存的处所。作为社会生活的基本群体,家庭的含义不仅是亲属关系的存在,共同生活也是其基本要素。家庭是患者社会支持网的基础。家庭作为一个整体,对患者的伤害起到了缓冲和防护作用。在患者的社会支持网中,家庭的作用不可替代,家庭支持系统对患者的支持主要有:社会化支持、物质支持、精神支持,这些支持都是全方位的。所以,家庭干预在患者的心理干预中占有非常重要的地位。

一、家庭干预的原理与方法

（一）家庭干预

家庭干预，又称家庭治疗，是以"家庭"为治疗对象的一种心理治疗方法，它以整个家庭为对象来规划和进行治疗，把焦点放在家庭成员之间的关系上，而不是过分地关注个体的内在心理构造和心理状态，因此，家庭治疗属于广义的集体心理治疗的范畴。

（二）家庭干预的原理

1. 系统论观点

家庭干预的主要理论基础来自系统理论。人不是孤立的，如果要更好地理解一个人，我们只能了解和他（她）有着重要关系的环境和人际关系。该理论认为家庭远胜于家庭成员的总和。首先，家庭是一个系统，这个系统由多个亚系统组成，每个亚系统有其特有的位置和作用。其次，认为一个成员病态行为的塑造及消亡，受家庭影响同时也反向影响家庭。最后，健康家庭的标志是有健全的家庭结构。因此，治疗应从整个家庭入手。

2. 家庭负担理论

家庭负担，特指家庭因其成员患精神疾病而产生种种负担，治疗则从对患者的照料管理、应对技能、疾病预防知识学习角度予以辅导教育。

3. 情绪表达（EE）理论

该理论从五个方面反映亲属对精神病患者的态度及情绪：（1）批评性；（2）敌对性；（3）情感过多卷入；（4）温馨感；（5）赞扬感。经研究表明，批评性评分大于6分，情感过多卷入8分，中等以上（3分），或任何敌对性的评分，即为"高EE"家庭，反之则为"低EE"家庭，"高EE"家庭的患者疾病复发率为"低EE"的5倍之多，治疗的任务便是降低EE水平。

（三）家庭干预的方法和技术

1. 家谱图技术

通过简单线条和图形，分别表示男、女，婚姻状况，孩子的出生时间、出生的顺序等，形成包括不同代际的家族图谱。家谱图是一个可视化的图形工具，可作为临床记录之用。

2. 排座位技术

家庭治疗室应足够大，能使人们自由挪动，光线柔和舒适。当家庭成员进入治疗室时，椅子能随意移动，让他们自己安排自己的座位。位置可以表明一个家庭的内在动态情况。咨询师（或心理治疗师）通过座位，观察家庭选择何种方式来处理他们出现的问题。通过排座位技术，可以帮助其家人明确各自的角色及权利、义务，建立家庭成员间应有的界限。

3. 提问技术

提问不仅是了解信息，其本身就是在做系统家庭干预。提问中带有的拓展性思考、不同的视觉和具有创造性的想象，可以启发家庭系统认识和处理问题的新思路。提问技术包括循环提问、差异性提问、假设性提问和前馈式提问等四种。

4. 积极赋义技术

家庭治疗中经常采取"转负为正"或"改观重解"的技巧，给予积极的描述或评价。这一技术可针对家人对现有问题的理解，介绍不同的解释方式，发展新的应付策略和解决问题的方法。

5. 去诊断技术

让当事人从病态标签的压抑下解放出来，解除求助者角色。与患者沟通交流时，将动词"是"改为"做"，就暗示着有些心理症状并非人格结构中不可动摇的成分，也不是器质性病变的结果，求助者症状的改善仍然具有影响力。

6. 单、双日作业技术

要患者在星期一、三、五（单日）和星期二、四、六（双日）做出截然相反的行为。如单日装小孩寻求帮助和满足，双日装大人做事，周日随便装哪个年龄段的人，与此同时，要求其他家庭成员观察患者在两种日子里的行为。

7. 记"秘密红账"技术

这是针对"记黑账"而设计的。让家庭成员对求助者的进步和良好表现进行秘密记录，不记不良的表现和症状，直到下次开家庭会谈时由咨询师或相关工作人员当众宣读记录内容。记录要有数量上的要求，可布置求助者记录家庭其他成员的优点和进步。这项任务直接针对临床上常见的缺陷取向现象，它一方面可促进其他成员注意力重新分配，另一方面则意在诱导求助者做出合意的行为。

二、家庭干预在康护工作中的应用

患者在医院内的康护仅是患者康复治疗的一个短暂阶段，大部分伤、病、残者都需要长期的康护服务，这些是不可能全部在医院内完成的。在患者回到社区后，心理咨询师、心理治疗师及相关工作人员仍然要对患者进行心理干预，与此同时，康护工作也需要延续到社区和家庭。而有效的家庭干预，一方面，能促使家属重新认识、理解患者，改变对患者的态度，增强作为监护人的责任义务感，提高对患者的照料能力，提升应对技巧，从而增加患者的治疗依从性和稳定性，有利于改善患者的社会功能，提高患者生活质量，促进患者全面康复。另一方面，患者家属可以从相互交流中获得启迪和帮助，有利于自身情感交流，削弱过重的负性情绪。所以患者回到家庭后，家庭干预在康护工作中的地位就显得尤为重要。

家庭干预在康护工作中的应用主要表现在以下三个方面：

（一）患者出院前阶段的康护

1. 康护效果的评定

患者的日常生活活动能力（ADL）较入院时提高的程度，生活自理能力的现状，自我主动康护的主观能动性,掌握了哪些 ADL 基本技能,哪些仍需进一步指导和训练,目前的心理状态,患者及其家属对自我健康管理的了解情况,患者回归家庭或社会尚存在什么困难和问题,以及回归家庭的康护计划及对存在问题的建议等。

> 【分析性思考】
> 根据你掌握的知识,你认为家庭干预在康护工作中应该如何应用?
> 提示:住院患者在出院前的康复效果评定和自我保健教育、患者出院后家庭康护计划的制订和指导、患者的社区康护。

2. 对患者的自我保健教育

对患者的自我保健教育涉及面很广,如皮肤康护和压疮的预防,神经源性膀胱的自我处理,排便的管理,预防呼吸道、泌尿系统等感染的措施,肢体关节活动度及残存肌力的简单训练和 ADL 的训练,各种矫形器的保管、养护方法等,烫伤、冻伤、跌倒等意外伤害的预防,营养摄取的相关知识,定期复查的必要性等。

3. 对家属的指导

患者往往要带着不同程度的功能障碍出院,以后的康护计划需要家庭成员的参与和指导,因此必须向家属讲授有关的康护知识和技能,以便患者得到家庭的长期辅助。

(二)患者出院后家庭康护计划的制订和指导

出院后应从精神、饮食、排泄、ADL 训练等方面给予管理和指导。如指导患者掌握对各种并发症的预防措施、预防本身疾病复发的措施、各种安全措施、保持个人清洁卫生的措施、适宜的营养摄取计划,告诉患者训练应持之以恒,逐渐地参与社会活动,并告诉其发生意外情况时与医院联络的方法。

(三)患者的社区康护

在患者出院回到社区后,针对不同疾病恢复阶段的需要,指导患者及家属根据不同的病情和体质,采取必要的康护措施。如对压疮等并发症进行预防,指导对家庭、社区环境进行改造,以适应患者功能的变化,如把残疾人出入常用的台阶改造为坡道,拆除门槛,调整电灯开关、门把手高度,利用社区条件制造康护训练用具等。

护士具有帮助患者克服身上的障碍、精神上的压抑和社会上的压力的技能,患者回归家庭后,采取有效的家庭干预,可帮助患者恢复心理平衡,使患者达到整体康复,尽快重返社会。

【思考与练习】

1. 医学心理学常用的核心支持技术有( )。
   A. 倾听　　　　　　　B. 共情　　　　　　　C. 安慰
   D. 暗示　　　　　　　E. 以上都是
2. 暗示技术的形式包括( )。
   A. 他人暗示　　　　　B. 家庭暗示　　　　　C. 集体暗示
   D. 直接疗法　　　　　E. 夫妻疗法

3. 运用暗示技术，可以用的方法有（　　）。
   A. 直接疗法　　　　　　B. 夫妻疗法　　　　　　C. 他人暗示
   D. 自我暗示　　　　　　E. 家庭暗示
4. 家庭干预的主要理论基础来自（　　）。
   A. 系统论观点　　　　　B. 家庭负担理论　　　　C. 情绪表达（EE）理论
   D. 分析型心理治疗理论　E. 认知型心理治疗理论
5. 家庭干预的方法和技术中，可以表明一个家庭的内在动态情况的是（　　）。
   A. 家谱图技术　　　　　B. 排座位技术　　　　　C. 提问技术
   D. 积极赋义技术　　　　E. 记"秘密红账"技术
6. 家庭干预的方法和技术中，可促进其他家庭成员注意力重新分配，同时可诱导求助者做出合意的行为的是（　　）。
   A. 家谱图技术　　　　　B. 排座位技术　　　　　C. 提问技术
   D. 积极赋义技术　　　　E. 记"秘密红账"技术

第五章 常见疾病的心理康护

【学习目标】

1. 掌握常见疾病心理健康的基本概念与范畴。
2. 掌握一般心身疾病的心理康护。
3. 掌握特殊人群的心理康护。
4. 掌握老年人的心理康护。
5. 熟悉常见疾病的简易心理治疗方法。

【引言】

在美国,患者去医院看病时,会有三个人来接待他,不仅有负责检查疾病的医生,还有一位心理医生和一位社会工作者,这种模式可以称为"一患三医",即由三方面的专业人士来共同诊治一位患者。北京大学医学部胡佩诚教授和美国哥伦比亚大学医学院的一位学者进交流时发现,在那位学者所在的精神病专科医院,1600名工作人员中有200多位心理学家和150位社会工作者。这些都是依据新的健康观念和新的生物—心理—社会医学模式所进行的尝试,使原有的诊疗方式和诊疗效果发生了很大的变化。

第一节 一般心身疾病的心理康护

一、概述

心身疾病是一类在发生、发展、转归和防治等方面都与心理社会因素密切相关的躯体疾病,一般有持久的生理功能紊乱及其所致的器质性病变。狭义的心身疾病是指心理社会因素在疾病发生、发展、治疗和预防过程中起重要作用的一类躯体器质性疾病。广义的心身疾病则是指与心理、社会因素有关的躯体疾病和躯体功能障碍。

心身疾病的范围很广,涉及临床各科。国外研究表明,临床各科的心身疾病比例占到25%~35%,其中在内科循环系统住院患者中占到50%以上。心身疾病中有很多都是康护的适应对象,如冠心病、原发性高血压、支气管哮喘、糖尿病、消化道溃疡、恶性肿瘤等。引起心身疾病的主要因素包括社会、心理、生理三个方面。其主要特点包括：

（1）心理社会因素在疾病的发生与发展过程中起重要作用；

（2）表现为躯体症状，有器质性病理改变或已知的生理病理过程；

（3）不属于躯体形式障碍。

心身疾病的流行病学目前尚缺乏大样本的流行病调查资料，国内资料显示，在综合性医院的初诊患者中，有近 1/3 的患者所患的是与心理因素密切相关的躯体疾病。非精神科医生很少关注这些患者的心理因素，也很少把这些他们认为是内科的疾病看成与精神科相关，因此患者往往接受的是躯体治疗，心理社会因素方面很少得到关注。心身疾病的治疗应强调综合性治疗原则，即在原发病躯体治疗的同时兼顾心理、行为等方面的治疗。原发病的躯体治疗主要目的是控制或解除症状，如溃疡病的抗酸治疗。要巩固心身疾病的治疗效果，减少心身疾病复发的概率，有效结合心理治疗常常可以获得更为全面的疗效。

心身疾病的治疗方式包括心理治疗、药物治疗、其他治疗。对于心身疾病，除了治疗时需注意心身相关的双重治疗外，康护工作亦应与临床治疗同步。在对心身病症患者进行康护的同时，通过医务工作者与患者的交流，以合理的言行举止来影响和改变患者的心理状态，使患者在最佳的心理状态下主动地接受治疗，以提高对心身疾病的治疗效果。

进行心理康护时需注意两个原则：一是心理康护和躯体康护的整体性，重视周围环境对患者的情感影响。在一般的康护中，要和患者建立良好的医患关系，创造良好的心理康护环境，通过沟通、理解、支持、安抚等方式对患者进行直接的心理康护，调动患者的积极情绪，观察并发现其心理变化，一起帮助患者了解疾病知识。二是在针对特定疾病的心理康护时，要根据相应疾病的患者所表现的性格特征、情绪、年龄等进行相应的康护。如对高血压患者进行心理康护时，帮助患者一起了解与高血压相关的知识，当患者脾气较大时，理解他，包容他，及时安抚他的情绪以免血压波动，增强治愈或控制疾病的信心，若为老年患者，可安排家属一起陪护。心理康护的主要目的在于协助患者接受身体的改变，鼓励其参与治疗，学会照顾自己，取得亲属的配合和社会支持。充分体现生物—心理—社会医学模式的优越性。

二、运动系统疾病与心理康护

运动系统疾病大多突然发生，受损程度严重，往往需要手术及恢复病程较长，给患者带来一系列的心理变化。常包括急性应激障碍、紧张、恐惧、焦虑、忧郁以及病态性依赖等。

（一）骨折患者

【情景案例】

王×，女，30岁，在一年冬天，遭遇了一场惨痛的车祸，被诊断为腰椎粉碎性骨折，现在她一见到车就极其恐惧，看到车离好远都不敢动，不敢再乘坐汽车，有 PTSD 的闪回症状，经常做噩梦，有服用安定的药物史。

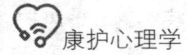

1. 概述

骨折（Fracture）是日常生活中最常见的病症之一，常突然发生，受损程度较重，往往需要手术以及恢复病程长，给患者带来一系列的心理变化。

2. 心理特征

骨折患者的主要心理特征包括以下几点：

（1）急性应激障碍。骨折多由创伤导致，常伴有创伤后急性应激障碍。多在伤后数小时或数天后发作，精神症状可持续1个月以上。主要表现为反复出现创伤性体验（病理性重现）及反复出现创伤性内容的噩梦，不由自主地回想事故经历（如受撞场面）、睡眠混乱、情感麻木或激惹反应。由此导致病人自控能力下降，产生愤怒、恐惧、对抗及自伤或对他人的暴力攻击行为。

（2）紧张、恐惧。

由于骨折发生突然，且多由意外事件造成，如车祸伤、高空坠落、摔伤等，患者常常没有心理准备，一时无法进入患者角色，并且骨折部位的剧烈疼痛可导致患者出现紧张、烦躁，再加之医院陌生的环境和生疏的人群，更易导致紧张、恐惧的情绪。

（3）焦虑、忧郁。

骨折患者疼痛剧烈，患者情绪不稳，担心手术的效果和随后产生的一系列影响，因而出现焦虑、忧郁情绪。多表现为焦虑不安、心神不宁，甚至悔恨交集、自责自罪、沮丧失望等。个别情况严重的患者，还会出现情绪恶劣、怨天尤人、容易被激惹、无故发怒等反应。

（4）病态性依赖。

经过一场异常强大的伤痛折磨，患者几乎失去了主观意见，变得被动、顺从。通常表现为患者对家属和康护工作者过分依赖，情感脆弱，甚至带有幼稚色彩。乐意听从指导、接受帮助，当失去周围人的支持时，患者会表现出忧郁、自怜、疑虑重重，这种心理可能会导致患者不做主观努力，功能恢复时间延长。尤其是工伤、交通事故等致伤者容易出现病态性依赖心理，特别当由肇事方负担赔偿全部损失时，部分患者会出现继发性收益心理，表现出与骨折程度不符的症状，使病程延长，严重者发展成为终身的"社会残疾"。

3. 心理康护

（1）支持性心理治疗。跟患者建立良好的治疗关系，消除患者的陌生感，耐心倾听患者的倾诉，及时解答患者疑问，化解负面情绪，使患者情绪上由悲观转为乐观，行动上由被动转为主动，促进消极向积极的转变从而保持心理平衡。

（2）认知疗法。用通俗易懂的语言，生动有趣的画册、图像、书籍等资料给患者讲解骨折治疗和康护方面的相关知识，使患者对骨折及其康护建立正确的认知，消除或缓解因对疾病认知偏差导致的心理问题。

（3）社会支持。良好的人际关系网络可以提供有效的社会支持，帮助患者维持情感的完好状态，减轻灾害性事件的刺激，防止不良心理问题的发生。康护工作者要及时做好与患者家属、亲朋好友、单位同事的配合支持工作，使他们为患者提供情感支持、信息支持或物质支持，使患者在和谐的氛围中积极配合治疗，早日康复，重返社会。另外，可采用积极的自我暗示法，充分调动患者的主观能动性，培养积极情绪；采用放松疗法，消除患者的负性情绪，达到心理平衡。

（4）加强疼痛干预。由于疼痛的持续存在，患者的情绪很容易受到影响。为避免形成药物依赖、疼痛预警效应下降等，因此首先考虑采用非药物干预，包括听歌、看书、聊天、适度运动等，并告诉患者，疼痛是机体的一种正常生理反应。可指导患者采用冥想放松法，此方法简单易掌握，不需要任何器材，无场地和时间的限制，非常受患者欢迎。

（二）截肢患者

【情景案例】

> 患者：男，13岁，体重39千克，左大腿因患脉管炎造成左下肢坏死，实施截肢术。住院期间他经常哭泣，爱发脾气，不配合治疗，夜间害怕，医生来查房时，他躺到病床上，精神状态很差，皱着眉头。术后6个月，左腿膝上股骨近端三分之一截肢，残肢长度9厘米，残肢有明显疤痕，无骨刺、神经结，残肢无肿胀，有幻肢痛。残肢髋关节稳定性良好，无屈曲挛缩。健侧肢体关节功能良好，肌力低。截肢后一直使用轮椅，对轮椅产生依赖心理。

1. 概述

肢体缺失（Limb loss）不仅严重影响患者的运动、生理功能和人体美观、完整性，也给患者心理造成极大的伤害，因此，对截肢患者给予及时有效的心理康护，对帮助其重返社会具有十分重要的意义。

2. 心理特征

截肢引起的疼痛一般会在半个月后消失，但是，适应截肢后的生活，必将给患者造成巨大的心理压力。截肢患者心理特征主要包括以下几方面。

（1）自我概念改变。自我概念包括身体自我、社会认同、自我认同和自尊等4个方面。自我概念对个人的心理及行为起着极其重要的调控作用。由于截肢令患者有不同程度的躯体残疾和缺陷，不仅影响患者的日常生活和工作，还会影响其外在形象，造成患者的自我概念降低，难以适应截肢带来的一系列变化。女性患者较关注家庭成员对自己的态度，男性患者更注重病后的社会角色，譬如社会地位、工作能力下降等。

（2）焦虑、恐惧。患者在毫无思想准备的情况下，突然遭受躯体创伤、截除肢体的残酷现实，这种严重的心理刺激使他们对受伤时的情景记忆犹新；同时，患者也顾虑截肢后对家庭、工作、前途、婚姻的影响，害怕自己不能应对，因而出现焦虑情绪。尤其是下肢截肢后，更担心以后的生活，出现患病性焦虑。主要表现：情绪紧张、恐惧不安、捶胸、呼喊大叫，甚至不愿接受治疗等。往往以青壮年尤为明显。

（3）悲观、失望、猜疑。悲观、失望、猜疑是普遍存在的心理特征，尤其是青壮年。肢体永久性缺陷、功能丧失及形象改变，使患者正常的工作、学习及社交活动受到一定影响，刺激反应增强，恋爱、婚姻也常处于被动地位。患者截肢后通常低估自己的能力，经常有被人看不起、受到歧视的感觉。因此，导致患者出现悲观失望的心理，主要表现为沉默寡言、厌恶社交；对事业失去信心，对生活缺乏兴趣，有的患者整天沉浸在悲伤中不能自拔，悲痛欲绝，内心感到无助，认为生活无望，甚至产生轻生念头。由于患者依赖性增强和自信心减弱，对自己能力表示怀疑，因而变得敏感多疑，经常易曲解他人的意思，听到康护工作者或同室病友之间低声细语，就主观臆测在议论自己的断肢；对治疗措施持不信任态度，对躯体出现的细微变化猜测怀疑，或主观做出不准确的判断。

（4）幻肢。幻肢是主观感觉已被截除的肢体依然存在，并有剧烈疼痛的幻觉现象，这部分患者的幻肢疼痛感，又称为幻肢痛，90%~95%的患者在截肢后易出现这种症状。截肢患者经历了痛苦的病程，他们更加关注自己的躯体。截肢患者在术后相当一段时间内存在这种疼痛的感觉，夜间尤甚，有时甚至忘记自己截肢，因此经常导致跌伤。

（5）行为改变。截肢术后患者生活习惯会有所改变。有的患者原本喜欢热闹，但术后沉默寡言，不出去活动，不想见任何人；有的患者希望得到亲人和周围同事的关心和照顾，产生强烈的依赖心理，故意呻吟不止，严重影响了康护目标的实现；有的患者急于求成，或超负荷锻炼，结果起到相反的作用。

3. 心理康护

截肢患者心理康护的目的在于帮助患者迅速渡过心理危机，认识自我价值，重新树立自尊、自信、自立，对现实采取承认态度，积极投入恢复功能的训练中去。这是医生、护士、假肢技师、物理治疗师、作业治疗师、社会工作者、截肢者本人、单位同事及其亲朋好友的共同任务，上述人员共同关注截肢患者的心理康护，对患者正视现实、适应生活具有重要的意义。

（1）支持性心理治疗。截肢患者因突如其来的灾难，常表现出极度的恐惧和痛苦，对患者进行指导、劝解、疏导是截肢患者心理康护的关键。康护工作者应主动关心陪伴患者，充分尊重、同情、理解患者，鼓励其倾诉烦恼和苦闷，并认真倾听患者的诉说，接受患者合理的情感和行为宣泄方式，使患者产生亲切、信任感。关注患者情绪变化，防止个别极端情绪反应的患者出现意外。此外，鼓励患者多与康护工作者和家属沟通，主动寻求有效的社会支持和康护信息，提高社会支持利用度，从而提高社会适应能力，最终帮助患者摆脱社交焦虑和自卑心理，以最佳的心态重返社会。

（2）认知重建。对于因躯体缺陷导致的自我概念降低，康护工作者应了解患者的心理变化，热情与患者交流，帮助其接受现实，摆脱害怕社交、自卑、孤独等困境，树立积极的人生态度，使其认识到即使失去肢体，依然可以成为对社会有用的人，对在伤残条件下也能创造美好生活的前景抱有信心，教会患者重新认识自己的身体，重新评价他人的反应，学会适应并接受这些改变，重新适应自我概念。可让同一种类的伤残患者住在一起，形成病房小群体，通过相互沟通和积极的相互影响，强化患者的康护动机和自信心。

（3）放松疗法。放松疗法是截肢患者心理康护常用的方法，对于缓解截肢患者的恐惧和焦虑等情绪、改善睡眠质量、减轻疼痛、树立战胜疾病的信心具有重要作用。尤其用于幻肢痛的患者。放松疗法主要包括渐进性肌肉放松、自然训练、自我催眠、静默或冥想和生物反馈辅助下的放松。此外，我国的气功、印度的瑜伽术、日本的坐禅等，都是以放松为主要目的的自我控制训练。在对截肢患者进行放松治疗时，要结合他们的具体情况选择放松治疗的方法和程序，引导患者进入放松状态后，可针对他们的心理问题进行暗示性治疗。运用放松训练，可增进神经、内分泌及自主神经系统功能的调节，提高机体的功能，从而达到促进心理康护的目的。

（4）患者家属的心理干预。据调查，截肢患者家属心理健康状况均较差。因患者截肢，其家属会出现一系列的心理变化，他们一方面需要适应家庭成员截肢的现实，另一方面，还要给予患者生活和心理上的援助。因此，康护工作者应关注患者家属的心理问题，稳定家属的情绪，消除焦虑情绪，并争取他们的配合，共同制订和执行患者回归家庭、回归社会的计划。

（5）康护指导。专业的康护指导和健康宣教要贯穿患者住院的全过程。向患者介绍一些有关假肢装配和截肢者康护的知识，特别是要了解康复的含义不是健康的恢复，而应当是功能的恢复：

① 介绍现代康护医学的理论和成功经验，引导患者积极思考，使其感觉有希望；

② 强化固有训练效果，鼓励患者再接再厉；

③ 鼓励患者积极参加物理治疗、作业治疗、文体活动，这些措施有助于分散其注意力，改善负性情绪，增强其自信心；

④ 鼓励参加社交，参加残疾人的群体活动，同命运者的共同讨论、经验交流、互相鼓励，有益于培养其自强不息的精神，帮助其及早回归社会。此外，培养兴趣与爱好，尽早安装临时性假肢，早期下地不仅能防止卧床引发的并发症，促进残肢定型，有利于正式假肢的装配，更重要的是可促进患者心理康复。另外，截肢患者手术后康护期很大程度上依赖于家庭护理，因此动员其家属和朋友多关心、体贴患者，帮助患者进行康复功能锻炼，鼓励其树立生活的信心。

对于截肢的患者，最终目的是培养其从事工作的勇气，使失调关节和肌肉功能在手工劳动时能完成整个活动，减少患者对有病部分的过分关注，而把注意力转移到工作上。通过自己的双手创造的劳动成果能给患者带来极大的乐趣和满足，强化他们的荣誉感和对工作的愿望，增强自信，积极地重返社会。

三、呼吸系统疾病与心理康护

【情景案例】

> 患者汪××，女，59岁，患慢性阻塞性肺疾病4年多，患病表现主要以咳嗽咳痰为主，伴心累及气紧，稍活动后症状明显加重。患者经常哭泣流泪，夜间常失眠多梦，不愿与人交往，稍不如意就容易大发脾气，拒绝服用药物，自认为得了心肺疾病本就过得很累了，还要做康复训练，更累，因此，拒绝进行康复治疗。

（一）概　述

慢性呼吸系统疾病（Chronic Respiratory Disease）已成为现代世界上受到重视的高患病率、

高致残率和高死亡率的重要疾病之一。其中慢性阻塞性肺疾病（COPD）又最为多见，近半个世纪以来建立了呼吸系统疾病康护方案的重要内容。根据循证医学的基本观念，以循证所得的等级为基础，将肺康复的有关方法用于康护临床应用。肺康复最早应用于 COPD 患者，但它同样成功地应用于其他慢性肺疾病，诸如间质性肺疾病、纤维性囊肿、支气管扩张、胸廓畸形、神经肌肉疾病以及作为肺外科手术如肺移植、肺段和肺叶切除等的术前准备或术后康护治疗。肺康复适用于所有呼吸系统疾病或症状的病变趋向稳定的患者，即使患者病情严重，只要选择合适的方法，制订恰当的目标，均能从康护中受益。有关肺康复的要点有三：首先是个别对待，必须对每一位患者作个别功能评估，注意个性特征，并据此制订最为切合实际的目标和方案。这一方案最好由医生和患者共同制订；其次是多措施，肺康复应包含各种卫生保健措施，并作为综合性方案很好地组合应用；最后是重视生理病理和心理病理的相互关系，要使肺康复获得最佳效果，应重视心理因素对病理和生理的影响。

（二）心理特征

COPD 及哮喘患者由于病情容易反复、病程长、病情重，加上社会因素、经济因素、个人因素等多方面的影响，往往产生极其复杂的心理问题。

（1）矛盾心理。用药就能得到控制，停药后，感冒或是其他过敏原刺激就会令病情复发，控制不及时可能导致心衰甚至死亡。因此，患者总是面临健康与疾病的矛盾、生存与死亡的矛盾。

（2）焦虑、抑郁。抑郁和焦虑是 COPD 病人突出的心理症状。患者因是否复发或是用药是否有依赖等问题顾虑重重，因而易出现焦虑、抑郁情绪。而负性情绪又会影响患者的免疫功能、躯体疾病的治疗效果和遵医行为，尤其需要引起临床重视。

慢性肺病患者抑郁的临床表现有四组特征：

① 抑郁心境、悲观、失望。反复发作性肺病目前缺乏有效的根治手段，患者，特别是年轻患者，容易产生悲观的情绪。

② 自我评价下降、自责、无用感，担心拖累家庭，严重者自罪，甚至会萌生自杀之念。

③ 睡眠障碍、食欲下降、性欲下降。患者在长期治疗过程中面对各种应激事件，引起极大的精神压力，导致睡眠紊乱或失眠。

④ 社交退缩，活动减少。多为已经接受较长一段时间透析的患者，长期患病导致角色转变，社交活动减少，对任何事情不感兴趣，感到活着没有价值和意义。

（3）孤独。长期咳喘反复发作、没有亲友的陪护等，均可使患者感到孤独、压抑，有疑问不敢问，对任何事情都变得异常敏感、紧张和多疑。

（4）敌对情绪。少数患者对治疗方案和周围人抱怀疑态度，甚至出现敌对情绪。久治不愈也会造成患者不满，因而对治疗丧失信心，出现敌对情绪。但患者因过度违拗而破坏治疗计划，甚至擅自停药，将会造成严重后果。

（三）心理康护

（1）心理疏导法。由于慢性肺病治疗具有周期长、易反复等特点，患者易出现各种负面情绪反应。康护工作者应充分了解和掌握患者心理症结所在，针对心理矛盾和人格特质进行情绪调节及应对方式的调节。使患者了解现今医疗水平下生活质量都很高，调动和开发患者内在潜能以抵抗疾病。通过解释消除患者疑虑，鼓励患者面对现实，以乐观饱满的情绪配合治疗、战胜疾病。

（2）家庭治疗。家庭成员之间交往密切，家属的情绪对慢性肺病患者可产生正性或负性的影响。充分调动患者家属对患者的积极作用，家属往往能起到康护工作者所不能起到的作用。家庭治疗的目的就是帮助家属认清自己的角色，认识患者心理问题产生的原因及其复杂性，使其能配合康护工作者一起消除患者的负性情绪。首先，要创造良好的家庭氛围。部分患者会伴有不同程度的其他脏器如肺源性心脏病等并发症，他们心身痛苦，心情烦闷，脾气暴躁，而良好的家庭氛围可使患者心情愉快，感受到家庭的温暖。其次，教育患者家属在日常生活中，多观察、多询问、多安慰、多鼓励、多交流，使患者精神放松，促进康护。

（3）社会支持。社会支持主要来源于家人、朋友、同事的关心和生活、经济上的支持，频繁的社会交往、乐观豁达的精神状态是获取社会支持的基础。鼓励患者多参加力所能及的社会活动，指导患者在可能获得社会支持时，要积极、勇敢地来接纳这些来自社会的帮助，不应去拒绝这些支持和关心。患者之间可互相联络、倾诉，交流治疗心得。病友不仅可以互相提供有关疾病的治疗信息，还能得到互相之间的情绪支持，帮助患者减轻疾病造成的压力，从而建立乐观自信的心理状态。

（4）心理康护教育。心理康护教育是提高慢性肺病患者生活质量的重要手段。通过康护指导，患者对疾病、治疗及自身状况会有更深的了解，从而提高治疗的依从性，有助于及时发现病情的异常变化和获得更好的生活质量。心理健康教育的内容主要包括对疾病的正确认知、自我心理调节、负性情绪宣泄和控制，增进人际交往和社会适应能力，同时还可以帮助注意力的转移和生活情趣的培养等。戒烟、限酒，养成良好有规律的饮食习惯等。

四、消化系统疾病与心理康护

消化系统疾病种类繁多，与心理因素相关的疾病包括两类。

第一类：器质性心身疾病，如消化性溃疡、溃疡性结肠炎、慢性胰腺炎、反流性食管炎、部分慢性胃炎及部分慢性胆囊炎、肝炎后综合征等。

第二类：功能性心身疾病，如肠易激综合征、功能性消化不良、神经性厌食、神经性呕吐、习惯性便秘等。其中消化性溃疡和溃疡性结肠炎是国内外公认的经典性心身疾病，近年来肠易激综合征也成为研究的热点。

（一）胃肠神经症患者

【情景案例】

患者李×，女，36岁，因呕吐、胃脘痛等症状入院，伴有神经过敏、头痛等其他功能性症状，曾多次寻医，有过离婚史，被诊断为胃肠神经官能症。患者住院期间，频繁向医生询问自己的病情，要求医务人员对其过分关照，若医务人员未满足其要求，则会向医务

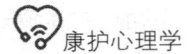

人员发泄愤怒，病前关心的事物，现在也漠不关心，仅关心与身体功能相关的事情。患者经常反复询问已经告知其的注意事项，医护人员详细讲解时其又注意力涣散。

1. 概述

胃肠神经症又称胃肠功能紊乱，是一组胃肠综合征的总称，系高级神经活动障碍导致的自主神经系统功能失常，临床表现为胃肠道症状。该病主要为胃肠的运动与分泌功能失调，尤其是器质性病理改变，不包括其他系统疾病引起的胃肠道功能紊乱。本病相当常见，以青壮年为多。对发病机制的认识至今尚无统一，心理因素在本病的发生和发展过程中起着重要作用。

导致该病发生的主要因素包括：首先是心理因素：紧张、焦虑、烦恼等负性情绪是本病的主要诱因。负性情绪可干扰高级神经的正常活动，影响自主神经功能，进而引起胃肠道功能障碍。暗示和自我暗示也是胃肠神经症的诱发因素，如康护工作者行为举止或表情不当的暗示，患者因亲友患严重胃肠道疾病而产生的自我暗示等。其次是生活事件：家庭纠纷、生活或工作挫折、意外等不良生活事件，以人的情绪变化为中介，进而影响自主神经功能，导致胃肠功能障碍。最后是胃肠道器质性疾病痊愈后，少数患者遗留胃肠功能紊乱。此外，饮食失调以及常服用泻药或灌肠等，也可构成不良刺激，促使本病的发生和发展。

2. 心理特征

胃肠神经症虽然仅以胃肠道运动或分泌功能障碍为主要特征，并无器质性病理变化，但因病程迁延数年，因此，患者易出现负性情绪。其主要心理特征表现为：

（1）焦虑。多数患者有漫长的求医经历，患者既担心身患严重胃肠道疾病而未能查出，又担心医学检查不安全，也担心药物不良反应，从而易出现焦虑情绪。表现为顾虑重重、紧张不安、担心害怕等，个别患者还表现为频繁更换主诊医师及药物。

（2）抑郁。反复的检查和治疗使患者心身倍受折磨，心理负担加重，患者自觉自身疾病医治不好，容易出现抑郁情绪。主要表现为情绪低落、兴趣降低、自我评价降低，悲观失望等。

近年来，有学者采用 SAS、SDS 对胃肠神经症患者进行研究，结果发现胃肠神经症患者的 SAS、SDS 总分显著高于我国常模水平。此外，患者还会伴有其他神经症的表现，如失眠、健忘、注意力不集中、倦怠等。

3. 心理康护

（1）认知疗法。患者产生焦虑、抑郁、恐惧情绪多因缺乏正确的疾病认知。因此，康护工作者应运用通俗易懂的语言，向患者介绍疾病诊治的相关知识，耐心解答其疑问，使其了解胃肠功能紊乱的病因、特点、控制方法及治疗手段，消除患者对疾病的曲解，树立战胜疾病的信心；向患者介绍心理因素与胃肠功能紊乱的关系，使其认识到负性情绪的消极影响，教会患者运用自控技术调节负性情绪，促使疾病的良好转归，同时防止其迁延不愈。

（2）健康教育。鉴于此病有反复发作、经久不愈的特点，且随着疾病的反复发作，患者的睡眠不佳，严重者影响到工作及生活，因此，应加强健康教育。具体包括：指导患者保持心情愉快，避免精神紧张，减少负性情绪诱发疾病的概率；合理安排工作与生活，坚持劳逸结合；饮食清淡，切记暴饮暴食，戒烟，限酒，养成良好有规律的饮食习惯和生活习惯。

（二）消化性溃疡

【情景案例】

> 刘×，男，44岁，是某公司的高层管理人员。自述上大学时就开始出现上腹痛症状。疼痛位于中上腹部，并不很剧烈，有点像是饥饿的感觉，严重时会觉得"烧得慌"；疼痛通常是在饭后出现，这时他吃片药就能好点，但这些症状并不是每天都有，大约一年会发作2~3次，每次持续几周。在上大学时，腹痛症状经常在考试前的一两周发作，工作以后，则经常在精神紧张、工作压力大的时候出现。另外，在秋冬和冬春季节交替时也容易发作。由于工作很忙，他从来没有因此去看过病，只是自己从药店买一些药来吃，自觉吃过之后效果很好。最近几周，由于没能如愿提职加薪，他心情很郁闷。加上有一个新项目上马，他经常熬夜加班，于是上腹痛症状又出现了，并且比以前更加重。在家人的反复劝说下，他终于决定来消化科看病。

1. 概述

消化性溃疡主要指发生在胃和十二指肠的溃疡，它是典型的心身疾病之一。大量事实证明，胃肠功能和结构形态的完整与人的情绪状态密切相关，胃肠道是最能表现情绪变化的一种器官。

导致该病发生的主要因素包括：首先是生活事件，严重生活事件和重大的社会变革是诱发消化性溃疡病的主要因素。研究发现，初诊为消化性溃疡或复发的患者中，分别有84%和80%的患者在症状发作前1周内经历过严重生活事件的刺激；有学者以2000名新入伍战士为对象进行研究，依据他们的胃蛋白酶原水平选择胃蛋白酶原水平最高者63名，最低者57名，在4~8周紧张的军训后，进行胃肠X线检查。结果发现：5名新兵发生了十二指肠溃疡，且均属高胃蛋白酶原组。其次是人格特征，临床观察发现，并非所有经历过生活事件刺激的人都会发生消化性溃疡，生活事件只有在一定的人格基础上才会起到致病作用，这种人格特征就是溃疡形成的易感因素。大量研究证明，消化性溃疡患者往往具有如下人格特征：竞争性强，雄心勃勃；依赖性强；情绪不稳定；惯于自我克制；过分关注自己，不好交往。这些特征决定了他们对生活事件刺激有着过度的反应，容易接受和积累刺激，并通过负性情绪反应使刺激损害定向到胃肠器官。近年来，国内外学者多倾向于将胃、十二指肠溃疡分类研究，认为十二指肠溃疡患者人格特征更具有典型意义。最后是情绪因素，消化系统对情绪反应非常敏感，不良情绪反应与溃疡发病或复发有着因果关系，这是先"心"后"身"的心身疾病特征。研究发现，对于消化性溃疡患者自制力较强的人格特征，使得其不良情绪反应多数被压抑，喜怒不形于色，导致强烈的自主神经系统的反应；另一方面，不良情绪通过增强迷走神经的兴奋性，使胃液分泌量增加、酸度增高，胃部运动发生变化。

近年来研究发现，十二指肠溃疡的溃疡面积、病程、严重程度与抑郁情绪中止相关。应用抗抑郁药治疗消化性溃疡，胃镜检查提示4周后有效率可达46%~86%，其药理作用可能与缓解负性情绪有关。临床观察也发现，有些以溃疡病主诉就诊的患者，实际是单纯的抑郁症，经检查他们并无躯体疾病，只是以躯体主诉来掩盖抑郁情绪。此类患者极易被长期误诊，值得临床注意，同时更加肯定了消化性溃疡疾病跟心理因素的密切关联性。

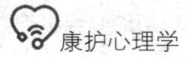

2. 心理特征

（1）病感。病感是个体对痛苦、功能受损等不健康状态的主观感受，是患者对障碍、对疾病的内心体验。消化性溃疡患者由于长期躯体症状的困扰，他们往往更加关注躯体不适，关注健康问题。

（2）抑郁。因疾病久治不愈或反复发作，患者自认为拖累亲人，加重了家庭经济负担，因而常常情绪低落、自责、唉声叹气。

（3）焦虑。此类患者的主要临床表现为慢性、周期性、节律性下腹部疼痛。由于疼痛影响患者的生活和工作。所以，进餐前后患者往往表现出紧张、焦虑情绪。

（4）恐惧。目前处于信息爆炸时代，通过网络可方便快捷地获取信息以及，再加上受到周围环境的影响，患者往往担心腹痛加剧导致胃穿孔或严重大出血等并发症发生，因而精神始终处于如履薄冰的恐惧状态。而当患者紧张、恐惧时，胃收缩明显增强甚至痉挛，同时胃酸分泌增多，导致溃疡加重，如此往复形成恶性循环。

3. 心理康护

研究发现，单用抗溃疡药物治疗溃疡病时复发率为 29%，而合并心理治疗者复发率可降至 16%。因此，采用心身并重的综合治疗措施，能收到更好的效果。

（1）认知疗法。患者的焦虑、恐惧情绪多与缺乏正确的消化性溃疡疾病认知有关。因此，康护工作者应运用通俗易懂的语言，向患者介绍疾病诊治的相关知识，耐心解答其疑问，使其了解消化性溃疡的病因、特点、控制方法及治疗手段，消除患者对疾病的曲解，树立战胜疾病的信心；向患者介绍心理因素与消化性溃疡的关系，使其认识到负性情绪的消极影响，教会患者运用自控技术调节负性情绪，促进疾病的良好转归，并防止复发。

（2）松弛疗法。松弛疗法具有良好的抗应激效果。营造温馨氛围、安静环境，使患者在轻松愉快的气氛中放松心身；采用呼吸放松、意念放松、躯体放松等方法，减轻应激状态下生理活动的强度。通过长期的反复松弛训练，形成条件反射性心身松弛反应，增强自身康护能力。

（3）健康教育。鉴于此病有反复发作的倾向，且随着疾病的反复发作，并发溃疡出血、穿孔、梗阻及癌变的概率也会增加。因此，应加强健康教育，指导患者预防疾病复发及转变的知识。具体包括：指导患者保持心情愉快，避免精神紧张，减少负性情绪诱发疾病的概率；合理安排工作与生活，坚持劳逸结合，养成良好的生活习惯；戒烟、限酒，养成良好有规律的饮食习惯等。

（三）吞咽障碍患者

【情景案例】

> 谢大爷，75 岁，因左侧脑出血导致吞咽障碍 1 月余，他觉得突然不能够正常地吃饭喝水，因此感到康复无望，且受呛咳误吸的影响，心情烦躁，拒绝吞咽言语治疗评估及康复治疗。

1. 概述

吞咽障碍是指人体把食物（包括流质食物）从口腔运送到胃的正常功能发生障碍，可由多种原因引起，其中，最常见于脑卒中，约占全部吞咽障碍的 25%。据文献报道，脑卒中急性期吞咽障碍的发生率为 41%，慢性期发生率为 16%，脑干卒中的吞咽障碍的发生率高达 51%。此外，脑外伤、帕金森病、运动神经元疾病、咽喉食管部恶性肿瘤等都可以导致吞咽障碍。并发吞咽障碍的患者因进食或进食方法不当，容易造成食物误吸、吸入性肺炎、营养不良、脱水甚至窒息，从而增加了患者的病死率。

2. 心理特征

吞咽障碍常见于口腔、咽、喉部的恶性肿瘤术后及脑卒中患者，患者最基本的生理需求受到影响，引发一系列的心理问题，多表现为：

（1）烦躁、易怒。普遍采取消极的应对方式，积极应对不足。患者觉得上天对自己不公平，往往出现烦躁、愤怒、易激惹等负性情绪。

（2）焦虑、抑郁。采取消极应对方式甚至拒食等。脑卒中后抑郁是常见的并发症状，多以轻度抑郁为主，焦虑发生率在 20%～40%，在治疗过程中表现为顾虑重重，对预后较为担心。

（3）悲观、失望。患者可因吞咽障碍不能进食同时伴有部分感觉、运动障碍等症状而产生悲观、失望和厌世的绝望心理，致使生存信心下降，生活质量下降，病死率及致残率增加。不但影响患者的早期康复效果，甚至可使患者的生命受到威胁。

3. 心理康护

吞咽障碍患者的心理康护应贯穿治疗的全过程，做好心理调适是训练成功的基础和保证。临床观察显示，吞咽障碍患者在康护工作者帮助下重享进食体验后，对进食困难的恐惧感消除或有所减轻，显示出心理指导和康复训练同步进行的重要性。

主要的心理康护措施如下：

（1）支持性心理治疗。康护工作者与患者建立良好的治疗关系。有效的沟通和良好的医患关系，适时的健康教育和舒适的住院环境可以使患者增强自信心，积极配合治疗。采用心理支持疗法缓解患者负性情绪，帮助其正确面对疾病，学会向下比较；另外，康护工作者要认真回答患者提问，讲解有关疾病知识，介绍治疗进展，增进患者对疾病的了解及治疗的信心。

（2）家庭治疗。鼓励家属参与，争取家属配合。建立良好的家庭氛围和支持系统，对患者家属进行心理支持，降低其不良的心理反应，从而给患者以积极的影响。

（3）健康认知教育。进行有计划的吞咽功能康复训练。康复训练时应以和蔼、认真、严肃的态度对待患者，训练时既要耐心地指导和鼓励，又要严格要求，循序渐进地进行。如患者拒绝康复训练，则需给患者更多的心理支持、鼓励，进行目标引导、榜样示范，以此增强患者对康复训练的信心。

五、泌尿生殖系统疾病与心理康护

【情景案例】

李×，男，14 岁，初中一年级学生，在其母亲的陪伴下前来就诊，要求治疗遗尿。据其母亲讲，他每晚遗尿，半夜叫醒让其排尿后，仍然会尿床，十多年来天天都要帮他洗

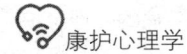

> 晒尿垫。虽然到处求医，但效果不明显。随着年岁的增长，孩子的脾气变得非常古怪，不喜欢交朋友，也不同大人讲话，总是独自一人玩耍。经检查未发现任何躯体疾病，脑电图正常。患儿显得忧郁，不安，腼腆，他怀疑自己的病能否治好，更害怕被同学知道笑话，因此拒绝治疗。

1. 概述

泌尿生殖系统疾病包括男性泌尿生殖系统疾病和女性泌尿生殖系统疾病。男性泌尿生殖系统疾病的常见症状包括与泌尿外科病有关的排尿异常、脓尿、尿道异常分泌物、疼痛、肿块、性功能障碍及男性不育症等。女性泌尿生殖系统疾病具有患病率高、无症状比例高、不就诊的比例高和得不到合理治疗比例高的特点，导致各种严重并发症和后遗症，女性生殖健康水平直接影响着人口素质。目前，生殖系统疾病已经成为全球范围内危害严重的重要传染病之一。女性生殖感染相关因素由于女性生殖道因解剖、生理、性活动、分娩和卫生习惯等多种因素影响，易发生多种感染。

2. 心理特征

患者出现的应激压力包括生育压力、人际压力、婚恋压力、职业压力。通过中介因素如敏感、紧张、不适应、躯体化等，导致出现的心理反应有强迫、人际敏感、忧郁、焦虑、愤怒、敌对、恐怖、偏执，躯体反应如精神病性厌食、睡眠障碍、疲劳感等。多数患者均有自卑、怕别人知道的心理，而经过心理调整和适应，患者对疾病诊断的接受率明显高于首次得知该诊断时，这进一步提示康护工作者掌握必要的心理诊断及心理治疗技术在疾病康复过程中的重要性。通过对患者性伴侣的心理状态调查发现，近半数性伴侣尚不知情，而超过半数的性伴侣有强烈的生育后代的需求。受传统思想的束缚，生育后代对两性关系影响重大。泌尿生殖系统疾病患者如何与性伴侣进行沟通、如何维持和改善两性关系是康护工作者需要深入思考和探讨的问题。

3. 心理康护

（1）纠正性功能的错误认知。由于受到我国的传统文化的影响，对于残疾后的性功能障碍，患者和家属或者根本未曾考虑，或者暗自考虑却羞于公开讨论，因而有关的错误认识容易被康护工作者忽略，导致患者焦虑、生活质量下降、夫妻关系紧张等问题得不到及时解决。有些夫妻在女性切除子宫或卵巢后自动放弃了性要求和性生活。肾病或肾移植之后患者可能被迫或自动放弃了性生活。还有些残疾者并无生理或解剖方面的功能缺陷，却由于自卑等心理而产生性功能障碍。性功能障碍或丧失会导致个体严重的焦虑或抑郁，影响夫妻感情和生活质量。康护工作者应当对此类错误认知加以注意，给予针对性处理：① 消除患者及其家属对于"性"的羞耻感，让患者和家属认识到，性功能的康护和其他功能的康护一样，是正常的、合理的。② 传授正确的性知识，让患者和家属认识到，人类的性行为并不完全取决于生理因素。通过提高夫妻情感交流等手段，可以提高性生活的质量。③ 必要时可以建议患者的家属接受相关治疗。

（2）矫正康护手段过程中患者的错误认知。某些患者及其家属对卫生保健和康护治疗等方面缺乏认识和理解，受到陈腐传统观念和某些错误理论的影响，做出愚昧的、不利于康护的行为。例如，某男子被诊断为睾丸肿瘤，医生建议其进行手术治疗，该男子断然拒绝，宣称"死也不做手术"，最后因肿瘤细胞全身扩散而去世。有些患者"病急乱投医"，急于治愈疾病，对医师的科学指导不相信，反而对江湖医生或骗子的"灵丹妙药""祖传秘方"和非康护工作者的不科学建议坚信不疑，或者虽不全信，但抱着"试试看"的心理，结果上当受骗，延误治疗时机。还有些人抱有宿命论的观点，在不幸面前自怜、自责或有罪孽感，认为生病是命中注定，或者是以前做错事的报应，应当受罪，丧失求治和康复的信心与要求。值得注意的是，这些错误认知虽然常见于文化水平较低、缺乏卫生科学知识的患者，但某些受过高等教育的人在患病、残疾的应激状态下，也会出现类似的心态。

六、心脑血管系统疾病与心理康护

（一）高血压及冠心病

【情景案例】

> 朱×，男，68岁，2017年3月体检时，被检查出得了冠心病，当朱大爷得知这个结果，吓了一大跳，不相信自己得了冠心病。冠心病是比较难治的一种病，每一次发作对朱大爷都是一种折磨，胸闷气短的滋味非常难受，于是朱大爷叫儿子带着他到处求医治疗。

1. 概述

高血压、冠心病是心血管系统的常见病、多发病，严重威胁着人类的健康和生命。近年来的研究表明，高血压、冠心病是由于多种致病因素综合作用的结果，除遗传因素外，心理社会因素也具有重要的致病作用，如吸烟、缺少活动、心理和社会压力、不良情绪等。

2. 心理特征

在各种情绪中，与高血压、冠心病关系最为密切的是焦虑、愤怒和敌意（仇视）情绪。焦虑时，血压升高以收缩压为主；愤怒或敌意时，则以舒张压升高为主。

（1）怀疑与不遵医行为。当被确诊为高血压或冠心病时，有些患者会怀疑医生的诊断，而加以否认，因而导致不遵医嘱行为的出现，如不遵医嘱服药、不遵从健康的生活方式等。

（2）敏感与求医行为。有些患者采用药物治疗后，血压居高不下或血压出现明显波动，或冠心病症状改善不明显，导致其内心缺乏安全感，敏感多疑，四处求医。

（3）恐惧和焦虑。恐惧和焦虑是高血压、冠心病患者常见的情绪反应。随着健康保健知识的普及，人们对高血压和冠心病的治疗、预后及后遗症等基本知识有了一定程度的了解，易导致患者因发生急性心肌梗死、心源性猝死、脑出血、脑梗死所致瘫痪、植物人等的发生而产生恐惧，甚至担心药物的不良反应，因而整日紧张、焦虑、惊恐不安，注意力总是集中于躯体的不适，其结果是形成恶性循环，造成症状不缓解，血压持续高水平不降。

（4）愤怒和敌意。患者需要长期面对患病的事实，易怨天尤人；有些患者认为自己患病是由于某人、某事或不公正待遇造成的，因而愤怒、怨恨和敌意更加明显，脾气暴躁，遇到事情稍不顺心，便无法控制自己的情绪，致使病情加重，影响预后。

（5）悲观和抑郁。有些患者担心患病会导致个人独立性丧失、收入减少、地位改变、躯体活动受到影响等，因而常表现出悲观、抑郁情绪。主要表现：情绪低落、消极、悲哀、失眠、食欲减退、反应迟钝等。

（6）偏执。多见于知识分子或具有一定医学知识的患者。他们虽然对高血压、冠心病知识缺乏深入了解，却固执己见，希望康护工作者按照其所认同的报纸、杂志或是网络上推荐的办法，甚者生搬硬套书本上的治疗方法，忽略因人制宜的重要性，对现行治疗方案持不信任态度。

3. 心理康护

现代心身医学认为，心理干预对高血压、冠心病的康复具有十分重要的意义。一般来说，病情较轻的患者，单独采用心理治疗即可达到目的，治疗措施也主要针对造成紧张、压抑的心理因素进行；病情较重的患者，除在医生指导下适当服用药物外，采用心理治疗已成为近年来提倡的高血压、冠心病综合治疗措施中不可缺少的一项重要内容。

（1）认知疗法。社会文化、心理因素及生理因素均可诱发或加重高血压、冠心病，而疾病本身又会加重患者的心理压力，致使病情进一步加重，如此形成恶性循环。认知疗法就是改变患者对应激源的认知评价，打破"应激源—负性情绪—疾病—负性情绪—病情加重"的恶性循环，促进高血压、冠心病的康复。首先，帮助患者了解高血压和冠心病形成的原因、常见的诱发因素，使其正确认知疾病的形成；其次，加强康复教育，帮助患者了解药物一般知识、常见并发症的预防及治疗等，减弱或消除恐惧等负性情绪；最后，充分调动患者的主观能动性，倡导其积极进行自我管理，自觉执行康护治疗方案，促进疾病早日康复并有效预防复发。

（2）行为治疗。A型行为类型一般会获得社会的赏识，故正常情况下不易改变。但当患者知晓患病与A型行为密切相关，以及竞争和敌意等行为会加重病情时，则可使患者产生改变动机，提升行为治疗的效果。①行为评估。虽然A型行为个体易患高血压、冠心病，但并非所有的高压血、冠心病患者都为A型行为，因此，应首先评估患者是否属于A型行为。在此基础上，分析患者需要矫正的行为特点，如是否存在对自我期望过高，是否存在太过强烈的竞争意识和敌意等。②确定矫正目标。康护工作者与患者一起协商确定矫正目标。注意：应根据患者的年龄、病情等具体情况，遵循循序渐进的原则，确定矫正目标；要求矫正目标经患者积极努力应该能够达到。③制订矫正计划并实施：康护工作者与患者一起通过协商制订矫正计划，并明确具体的矫正措施。矫正措施可包括：督促患者每天记录自己主观的紧张或紧迫感；进行放松训练，帮助患者改善情绪状态；教会患者自我控制技术以控制其行为。其中，自我控制技术包括两个阶段：第一，自我监督阶段。要求患者记录其紧迫感在什么情况下发生以及与哪些因素有关，并观察紧迫感与疾病症状的关系。通过观察和记录，使患者逐步认识到紧迫感的潜在危害。第二，自我强化阶段。主要通过自我强化或惩罚，强化适应行为，减弱或消除易诱发疾病发作的危险因素。④效果评估：根据评价标准，评估患者的行为矫正是否达到预期目标。对于未达到目标者，共同寻找原因，提出改正措施，进一步修订矫正计划并认真实施。

（3）小组治疗。组织高血压或冠心病患者支持小组，定期在一起开展活动，为他们提供心身放松的环境，畅谈自己的家庭、性格、情绪、生活习惯以及童年的回忆体验等，共同讨论这些因素与疾病的关系；同时，康护工作者有针对性地进行科学解释及指导。

（4）健康教育。指导患者合理安排工作和休息，保证充足的睡眠；指导患者减轻体重，合理饮食，戒烟限酒；指导患者控制情绪，避免激动、紧张等可能诱发疾病发作的因素；鼓励患者适当参加娱乐活动、有氧锻炼等，缓解压力，调整心身。

（二）脑卒中

【情景案例】

> 某天，吃早饭时，67岁的老李开始感觉眩晕、虚弱，眼前的一切变得模糊，右边的身体也感觉到麻木。他想告诉大家自己要发生脑卒中了，但一个字也说不出来，随后，他突然摔倒在地，口角歪斜、半身不遂，紧急住院治疗。在住院的最初2天，老李不知所措，有时歇斯底里。随着病程的进展，老李除表现为运动功能缺陷外，还出现了情绪低落、悲观、失望、紧张、恐惧，有时会无原因地哭或笑。经过医护人员的精心治疗和护理，在家人的关心和照顾下，老李的病情最终趋于稳定，但脑卒中后遗症迫使其不得不停止正在从事的兼职工作，他不愿参加社交活动，安心于家人的照料和体贴，甚至连吃饭也要家人亲自喂。

1. 概述

脑卒中是中老年人常见病、多发病，其发病率和致残率高，严重影响患者的生理和心理健康。脑卒中后抑郁是脑卒中的常见并发症之一，是以精神运动迟滞、心境低落、兴趣下降、睡眠障碍等为特征的一类情感障碍疾病，属于继发性抑郁。脑卒中后抑郁影响患者的言语、肢体及认知功能的恢复，严重影响患者的生活质量和预后效果，增加脑血管病的致残率和病死率。其发生率占脑卒中患者的20%~79%。由于脑血管意外发病急，病情进展迅速，患者往往预后不良，在很短时间内可能失去生活自理能力，肢体功能部分或完全丧失。患者不仅有神经功能的损害，而且有不同程度的心理应激反应，这些心理反应如果处理不当，则会引起病情加重或反复。因此，采取适当的康护心理对策是控制脑血管病患者症状，提高康护效果的重要环节。

2. 心理特征

（1）思维方式改变。脑卒中患者多数有一定程度的认知功能障碍，老年人由于脑功能退化，在脑卒中后思维方式改变更为明显。患者多以表象或形象为思维的重要材料，常见思维方式有：以自我为中心；思维松散，思维中的各种观念常常互不联系、前后矛盾；思维刻板，当注意力集中于问题的某一方面时，不能同时转移到另一方面；情境性，心情受自身情绪所左右，依情境而转移，情绪直接指导行为；不可逆性，患者常常无法接受他人的批评，不能理解批评他是为了帮助他，而认为说他不对，就是对他不好。

（2）情绪控制能力减弱。脑卒中后机体情绪管理的基本结构受损，致使初级神经环路启用,从而对情绪的调节能力降低、控制能力减弱。主要表现为情绪控制力差,常为一件小事而情绪失控,哭泣、发怒或强哭强笑;情绪外露易激惹,冲动性增加。即使知道自己能康复,但看到目前的身体状况仍然悲伤、想哭,抑郁以轻中度为主。

(3)行为方式改变。脑卒中后80%的患者意志力减退、惰性增强。可能是因为脑卒中后脑损伤使后天形成的意志行为调节环路受损,原有的初级行为突出,其行为表现与幼儿有许多相似之处。

3. 心理康护

由于脑卒中后抑郁的发生与生物、心理、社会因素有关,反复无常的心理变化会影响康护疗效,良好的心理活动可对体内的生理变化过程产生良好的效果,可以促进运动功能的恢复。目前心理康护措施主要有心理支持、人际关系、认知行为、婚姻家庭治疗等。

(1)心理支持。耐心倾听患者诉说,在倾听过程中注意非言语性姿势和重复、复述、归纳患者所讲的内容以提高倾听效果。解释指导,对患者发病后有关的躯体及精神问题进行解释和心理卫生知识教育,纠正其不正确认知并给予指导,让患者知晓自己疾病的情况及进展。康护工作者要以患者为中心,站在患者的角度设身处地地替患者着想,理解、安慰患者。列举正在住院或已出院成功康复的例子鼓励患者,对已经努力康复仍留有严重残疾者,鼓励其残疾不能否定人的存在,不要有自身价值低下的想法。

(2)人际心理治疗。这是一种限时的可操作性的抗抑郁心理治疗,针对患者的抑郁情绪,通过适当的人际关系调整和改善人际关系来减轻抑郁。具体方法有:①询问,运用直接或间接提问的方法收集有关症状及存在的问题。②情绪疏导,帮助患者认识和接纳痛苦的情绪,鼓励其表达出压抑的情感,帮助其学会应用和处理积极的情感和人际关系。③澄清,不断复述和反馈患者的讲话,有利于澄清一些问题,帮助患者疏泄被压抑的情感。④沟通和交往技巧,帮助患者明确在与他人交往中所存在的不恰当的语言及语言沟通方式,学会用新的和有效的沟通方式来与人交往或建立人际关系(如社交训练技术的应用)。⑤行为干预技术,帮助患者解决一般生活问题,让患者学会遇到问题应该从哪些方向来考虑解决。应用角色扮演技术来检查和了解患者与他人的关系,应用家庭作业训练患者新的社交技巧或方式与他人建立交往关系,鼓励和安慰并帮助患者建立起自尊心与自我独立感,使其肯定自身的价值,提高患者的认知功能,纠正其不合理的观念。家庭和社会的关心、支持也有利于脑卒中后抑郁的治疗。

(3)认知行为疗法。脑卒中后抑郁患者的心理康护应着眼于信念、知觉、思维等内部观念的改变,通过提高患者的认知功能,纠正不合理信念,进而建立新的适宜性行为。采用积极主动、定式化和限时的、短程的治疗策略,帮患者识别、检验、改正不合理信念。帮助患者认识到自己思维和行为上的消极态度,学会控制情绪、适应环境,通过纠正患者的不合理信念预防抑郁的复发。

(4)婚姻家庭治疗。运用婚姻家庭治疗对脑卒中后抑郁患者进行治疗,常用的方法有:①从积极的角度看问题,让患者家属夸奖及表扬对方的优点;换个角度看问题,用积极的态度去解释问题,改善患者的抑郁情绪。②及时观察、发现和解决婚姻关系中存在的问题,促进或改善沟通。现场示范,相互扮演角色。促进彼此相让,协调解决家庭中的矛盾。

（5）其他治疗。除了心理康护外，还可以采取药物治疗、电惊厥治疗及针灸治疗等。

七、神经系统疾病与精神类疾病与心理康护

神经系统疾病是一类起病急、病情变化快、临床症状多种多样的神经系统受累的疾病。患者不仅有神经功能的损害，还可伴有身体的残障和言语的障碍，治疗和康复周期长，恢复缓慢，有不同程度的心理应激反应，这些心理反应如果处理不当，往往会使病情加重和反复。因此，采取适当的心理康护对策是控制症状、提高康护水平的重要环节。

（一）抑郁症

【情景案例】

2016年9月，演员、歌手乔××在上海意外死亡，年仅28岁，经法医初步鉴定，已排除他杀可能，具体死亡原因还在进一步调查中，不排除乔××先生死于抑郁症的可能。

1. 概述

抑郁症又称抑郁障碍，以显著而持久的心境低落为主要临床特征，是心境障碍的主要类型。临床可见心境低落与其处境不相称，情绪的消沉可以从闷闷不乐到悲痛欲绝，自卑抑郁，甚至悲观厌世，可有自杀企图或行为，甚至发生木僵；部分病例有明显的焦虑和运动性激越；严重者可出现幻觉、妄想等精神病性症状。每次发作持续至少2周以上，长者甚或数年，多数病例有反复发作的倾向，每次发作大多数可以缓解，部分可有残留症状或转为慢性。

2. 心理特征

抑郁是以情感低落、悲伤、失望、活动能力减退，以及思维、认知功能迟缓等为主要特征的一类情感障碍。抑郁的程度往往不决定于病残的性质和程度，而决定于病残者的人格和对个体的特殊意义。轻者可表现为不愉快、自我贬低，对周围环境缺乏兴趣；严重者则长时间地闷闷不乐，自信心丧失，悲观失望，对生活失去兴趣，甚至出现自杀行为。个别患者可假装愉快、洋洋自得，常使人误解，应注意鉴别。主要表现为以下几点：

（1）心境低落。主要表现为显著而持久的情感低落，抑郁悲观。轻者闷闷不乐、无愉快感、兴趣减退，重者痛不欲生、悲观绝望、度日如年、生不如死。典型患者的抑郁心境有晨重夜轻的节律变化。在心境低落的基础上，患者会出现自我评价降低，产生无用感、无望感、无助感和无价值感，常伴有自责自罪，严重者出现罪恶妄想和疑病妄想，部分患者可出现幻觉。

（2）思维迟缓。患者思维联想速度缓慢，反应迟钝，思路闭塞，自觉"脑子好像是生了锈的机器""脑子像涂了一层糨糊一样"。临床上可见主动言语减少，语速明显减慢，声音低沉，对答困难，严重者交流无法顺利进行。

（3）意志活动减退。患者意志活动呈显著持久的抑制。临床表现行为缓慢，生活被动、懒惰，不想做事，不愿和周围人接触交往，常独坐一旁，或整日卧床，闭门独居，疏远亲友，

回避社交。严重时连吃、喝等生理需要和个人卫生都不顾,蓬头垢面、不修边幅,甚至发展为不语、不动、不食,称为"抑郁性木僵",但仔细精神检查,患者仍流露痛苦抑郁情绪。伴有焦虑的患者,可有坐立不安、手指抓握、搓手顿足或踱来踱去等症状。严重的患者常伴有消极自杀的观念或行为。消极悲观的思想及自责自罪、缺乏自信心可萌发绝望的念头,认为"结束自己的生命是一种解脱""自己活在世上是多余的人",并会使自杀企图发展成自杀行为。这是抑郁症最危险的症状,应提高警惕。

(4)认知功能损害。研究认为抑郁症患者存在认知功能损害。主要表现为近事记忆力下降,注意力障碍,反应时间延长,警觉性增强,抽象思维能力差,学习困难,语言流畅性差,空间知觉、眼手协调及思维灵活性等能力减退。认知功能损害导致患者社会功能障碍,而且影响患者远期预后。

3. 心理康护

抑郁常用的心理康护措施如下:

(1)认知重建,即帮助患者纠正特殊的观念和错误的信念。

(2)心理支持,即用安慰、鼓励、保证、积极暗示的语言,分析消除其抑郁的原因,早期发现有自杀企图的抑郁患者,对有自杀观念的患者,应请精神科医生会诊。

(3)适当应用抗抑郁药物。可适当选用抗抑郁药物,但在使用抗抑郁药物治疗的过程中,应充分了解其作用和不良反应,给予患者耐心的解释和及时的处理,减轻患者对药物治疗的依从性。

(二)脊髓损伤

【情景案例】

> 患者吴×,男,28岁,车祸致双下肢运动感觉障碍7月。发病后双下肢自脐以下感觉减退,运动减退,大小便功能障碍。患者一直很消沉,认为自己再也站不起来,这一辈子完了,抑郁、烦躁、忧伤、哭泣、绝望,砸东西、与照料他的父亲吵架,整日躺在床上不愿进行康复训练,对任何事物提不起兴趣,拒绝进食,不理医护人员。

1. 概述

脊柱脊髓损伤常发生于工矿、交通事故,战时和自然灾害时可成批发生。伤情严重复杂,多发伤、复合伤较多,并发症多,合并脊髓伤时预后差,甚至造成终身残疾或危及生命。本病是由于外伤性因素引起,故无有效的预防措施,注意生产生活安全,避免创伤是防治本病的关键。对于手术治疗的患者,应积极预防并发症的发生,还需注意早期进行功能锻炼,可从被动锻炼开始,逐步用主动锻炼代替,促使肢体保持最佳状况,提高康复后的生活质量。

2. 心理特征

(1)焦虑和逃避。患者到处打听病情,亲自查找医学资料,注意收看有关视频及电视节目,盲目地收集自认为对自己有利的信息,并督促家人找许多专家咨询。为了能保持好自己的心理平衡，有些患者不愿别人提及他的真实病情，不愿接触残疾人，拒绝看与残疾有关的书籍和节目。

（2）恐惧和紧张。一方面，担心病情发展或手术危险会导致死亡；另一方面，害怕自己长期瘫痪卧床丧失健康能力，还有部分患者的恐惧来自损伤后不同程度的疼痛。患者对康护治疗被动，训练不积极。

（3）抑郁。对未来的生活彻底失去信心。当患者认识到自己所受的创伤将造成长期或终身残疾时就会出现抑郁反应。患者感到精力难以集中，记忆力下降。对自己的病情及生活悲观，认为自己一切都完了，再也不能像以前一样了，由于丧失了基本的生理功能，感觉自己没有了做人的尊严，没脸见人，认为活着不仅自己痛苦，而且给家人增加负担，自暴自弃，放弃治疗，有自杀倾向或行为。在情绪方面表现为情绪不稳定、心境低落、压抑、忧伤表情单一、痛苦、经常哭泣。行为方面表现为兴趣降低，拒绝康护治疗，不愿说话，不与人交往，主体活动减少，嗜睡，并可能出现自杀行为。

3. 心理康护

（1）支持性心理康护。在心理康护过程中，康护工作者对患者的痛苦遭遇给予深切的同情和理解，对真实病情进行有限的解释，帮助其正确对待受伤事实，鼓励其坚持治疗，争取最大限度的康复。

（2）情绪疏导疗法。给予温暖安全的心理环境，设身处地地体会患者感受并给予及时回应，让患者痛快淋漓地宣泄内心的痛苦，伤心流泪时不需控制，将心理冲突及担心恐惧的事件挖掘出来，从而缓解患者的心理压力。

（3）行为疗法。主要采用系统脱敏疗法及放松训练来缓解患者的焦虑及恐怖情绪。

放松训练：采用渐进性肌肉放松训练，使患者放松；放松训练结束后再配合冥想训练，缓解和消除患者焦虑。

（4）系统脱敏疗法。首先把患者受伤过程中的恐怖事件由弱到强的次序排列分级为0~100分，0表示没有恐怖，100分表示极度恐怖。然后让患者由弱到强的想象恐怖情境，对患者进行放松训练，然后再想象下一级恐惧事件，循序渐进地进行练习，就可以由弱到强地逐渐消除及缓解患者的恐怖情绪。

（三）周围神经损伤

【情景案例】

患者谭×，男，35岁，因与人发生矛盾冲突被砍伤致右侧臂丛神经损伤，表现为整个上肢下垂，上臂内收，不能外展外旋，前臂内收伸直，不能旋前旋后或弯曲，肩胛、上臂和前臂外侧有一狭长的感觉障碍区，臂丛下部损伤表现为手部小肌肉全部萎缩而呈爪形，手部尺侧及前臂内侧有感觉缺失。由于患者右手突然失去运动、感觉等功能，生活不能自理，各方面需要人照顾，心里难以接受事实，早期常常对家长及医护人员乱发脾气，稍不如意或碰痛就大喊大叫，夜间令同病室友无法休息。患者时常对自己当时为什么与别人发生矛盾冲突而懊恼、自责、后悔，对自己以后右手的残疾感觉非常自卑，觉得无颜见人，不愿与家人说话，也不愿与医护人员交流，拒绝康复治疗。

1. 概述

周围神经损伤是指周围神经干或其分支受到外界直接或间接力量作用而发生的损伤。周围神经多为混合神经，包括运动神经、感觉神经及自主神经。损伤后典型表现为：运动障碍、感觉障碍、自主神经功能障碍、关节挛缩畸形。按损伤程度分为：神经失调、轴突断裂、神经断裂。前两种受损的神经功能常在半年内或更长时间恢复，第三种如完全断裂时，可出现持久的功能障碍。周围神经损伤患者疗程较长，痊愈慢，失能后果严重。虽然随着医学技术的不断进步，周围神经损伤的治疗效果大为提高，但神经功能的康护治疗效果目前仍不理想，常给患者工作、生活及家庭带来严重影响，如能及时对其进行心理康护，则对促进患者康复具有重要的意义。

2. 心理特征

（1）急躁。周围神经损伤患者在急诊手术修复后功能尚未恢复，由于对疾病和自身状况缺乏了解，认为做了手术疾病就应该很快恢复，因而容易产生急躁情绪。另外，打架斗殴致伤的患者会表现非常急躁，要求立即进手术室，有的甚至缝合一下伤口就想走人。患者表现出情绪急躁，四处求医，或是渴望再次手术，但又担心手术不成功的矛盾心理。

（2）焦虑。神经生长的速度是非常缓慢的，尤其是伤口处伴随有严重的瘢痕增生或者伴有关节挛缩畸形的患者经过长时间的康护治疗后，康复效果不明显或功能障碍恢复缓慢，会使患者对康护治疗失去信心。患者开始怀疑康护方案是否正确、康护治疗疗效、功能恢复是否有望，对未来的生活状况开始担忧，内心充满焦虑和恐慌。

（3）抑郁。有些患者由于神经损伤造成穿衣、吃饭、上厕所等日常生活困难，由于自主神经障碍不知冷热，常常导致烫伤肢体而使皮肤干燥、弹性下降，容易出现久治不愈的溃疡等，由此会产生抑郁、悲观情绪。表现为情绪低落、悲观失望、失去治疗信心。

（4）恐惧。大部分患者对使用物理方法（如针灸、电刺激等）及肢体功能锻炼时都有恐惧心理，惧怕疼痛，怀疑自己是否能够承受且坚持下去，尤其是有关节挛缩畸形的患者，进行术时疼痛难忍，大喊大叫，痛哭流涕。

（5）自卑。患者功能恢复到一定程度，需回归家庭及社会时，会出现自卑心理。由于损伤的瘢痕造成外形的缺憾，关节不能自如活动，神经功能尚未完全恢复，出现运动不充分，感觉减退，认为自己步入残疾人行列无法见人，无法正常生活及工作，无法自信从容地与人交往。

3. 心理康护

对周围神经损伤的患者，心理康护分为三期：初期、中期、后期。

初期：面对突如其来的创伤，患者恐惧紧张、无所适从、焦虑、失眠。此期应消除其紧张不安、低落的情绪。

中期：患者经历开始的否认、不在乎、焦虑、抑郁到最后不得不接受自己的周围神经损伤事实。告知患者劳逸结合，适度锻炼，避免二次损伤。鼓励其接纳自己，用积极平和的心态调节心身健康。

后期：患者回归家庭及社会时，会出现焦虑、不自信、自卑、社交恐惧等情绪。要帮助患者调整工作方式，建立正确的认知，帮助他们接纳自己、悦纳自己，建构健康、自信的人生，拥有和谐的家庭、和谐的人际关系和高品质的社会功能。

具体的心理康护方法包括：认知干预、行为干预、心理支持、心理暗示。

（1）认知干预。患者在周围神经损伤后会出现各种功能障碍、感觉障碍，但并不了解疾病所引发的并发症，不了解康护治疗的原理和效果。因此，康护工作者要向患者详细介绍周围神经损伤的病理变化、临床表现，以及康护治疗的原理、作用和疾病的预后，目的是让患者了解疾病和治疗的有关知识，从而树立治疗的信心，让患者积极、主动地参与到康护治疗中来，同时，以增强患者对康护治疗的依从性。对陈旧性神经损伤患者，要详细询问当时的手术情况，并让患者了解神经损伤后，修复能力差，生长速度慢，使之消除急躁情绪。向患者说明由于医学技术发展，应用显微外科技术修复神经损伤，术后效果明显，使患者对治疗充满信心，做好再次择期手术的思想准备。

（2）行为干预。康护工作者首先要帮助患者建立坚持治疗、主动治疗的意识，指导患者进行自我心理保健，克服因疾病导致的疼痛而不愿活动等不利于恢复的行为，同时要提供有助于患者神经恢复的合理饮食、平衡营养的方法。

（3）心理支持。认真听取患者的倾诉，用真诚的态度与其交谈，耐心启发患者，使之充分认识到心态、情绪及对治疗的认识和信心都是与康复效果紧密相关的因素。在得到患者和家属信任的基础上，鼓励其树立康复的信心，帮助其减轻因病造成急躁、抑郁、焦虑心理，调动患者的主观能动性，配合医生积极主动地进行治疗、功能锻炼和心理调适。

（4）心理暗示。康护工作者在与患者建立良好治疗关系的基础上，运用自己的专业知识和患者的信任，明确告诉患者"你"的神经损伤是部分的损伤，同时暗示"你"的病情较轻，并举实例让患者了解治疗的过程和机制，周围神经损伤只要坚持治疗是可以逐步恢复或完全康复的，如果不坚持治疗则会最终导致肌肉萎缩、功能丧失和肢体残疾。也可请康护治疗较为成功的患者进行榜样示范，让患者亲眼看到康护治疗的效果，从而消除不良心态，主动参与活动和接受康护治疗。

（四）帕金森病

【情景案例】

于×，74岁，男，来门诊是坐着轮椅进来的，双侧肢体震颤，自述行动迟缓，翻身困难，严重地影响了自己的生活质量。从他的描述来说，由于近3年病情的变化，已经对生活失去了信心，整个人都比较抑郁，焦虑。家属也比较急切地想要帮助患者，但是早期对于这个病症不了解，耽误了治疗的时间，病情加重后才经过多方面了解咨询，来到医院就诊。

1. 概述

帕金森病是锥体外系疾病中最常见的疾病，具有起病缓慢、病程长、四肢颤抖、动作减少等临床表现，显著影响患者的功能康复和生存质量。而且在抗帕金森病治疗前和治疗中常伴有不同程度较顽固的多种情绪和行为障碍，主要表现为抑郁、焦虑、睡眠障碍、疼痛、意志缺乏、情感淡漠、语言障碍、人格改变及幻觉、谵妄等，这些行为障碍给患者和家庭带来的痛苦往往超过其运动障碍的影响。以往主要依靠抗精神药物治疗，存在治疗依从性差、易反复等现象，所以对患者采取针对性的心理康护措施是提高康护治疗效果的重要手段。

2. 心理特征

（1）认知功能损害。认知功能损害是帕金森病的临床表现之一，特别是记忆和语言能力显著下降。主要表现为时间定向、即刻记忆、语言复述和视空间技能（图形描绘）的损害。疾病早期仅限于执行功能、视空间功能、记忆功能和定势转换功能等下降；而在疾病晚期常出现广泛的认知损害，包括抽象概括力、理解力、词汇表达力和观察力等的减退，出现明显的痴呆症状。

（2）情绪障碍。情绪障碍是帕金森病的主要症状之一，抑郁、焦虑是帕金森病常见的伴发症状，抑郁在以强直为主的帕金森病患者中显得尤为突出。主要表现为情绪低落，情绪不稳定，对事物不感兴趣或兴趣消失，动作较慢，思维迟滞，紧张，睡眠障碍，烦躁不安，坐卧不宁，感觉疲乏无力，心悸，心慌，尿频，尿急，精神萎靡，对自身病情缺乏治疗信心等。心境恶劣、悲观，有自杀念头但无自杀行为，自责，挫败感严重。抑郁的出现有社会心理因素的影响，但根本原因是疾病本身的神经生化和病理的改变。

（3）精神异常。有些帕金森病患者随着病情进展可出现易激惹、以自我为中心、好争论、疑病等神经症样人格改变。个别患者可出现幻觉、妄想等精神症状，主要有被害妄想，动物、人物幻视，有时伴有意识模糊、谵妄状态，但不及精神分裂症表现系统、持久，易被抗精神病药物或镇静药抑制。

3. 心理康护

（1）建立良好的医患关系。首先，康护工作者要以平等、理性、坦诚的态度为基础，注意调整与患者之间的价值观和期待差异，逐步建立有效的互动关系，让患者保持较好的依从性。在接触患者的过程中要认真倾听、接纳、理解与共情，自然灵活地保持和转换话题，引导或影响患者的思路。提供支持、保证，对其合理的行为和积极的信念进行强化和鼓励。随着以上工作的进行，逐渐使患者的情绪和身体放松安静，对康护工作者发出的信息接受性逐渐提高；康护工作者要对康护过程的性质、局限性和可能达到的目标作适当的介绍和解释，使患者配合医生积极主动地进行治疗、功能锻炼和心理调适。

（2）认知治疗。抑郁患者最突出的表现在于对错误的认知，患者的思想中常存在消极的偏见和对现实的歪曲，所呈现的对认识过程的歪曲态度会导致本人对自身、未来以及周围世界产生一种顽固的否定观念，这些观念构成了患者行为、情感的症状。因此，通过改变或修正患者曲解、错误的认知过程及内容就可以改善其心理和行为，以达到治疗抑郁症状的目的。心理康护时主要帮助患者分析、识别错误认知，树立正确认知。帮助分析为什么这些想法是错误的，任意地推断、选择概括、过度引申、夸大或缩小、个人化倾向、绝对性思考是不正确的。治疗时要求配偶或其家庭成员共同参与，讲明帕金森病的特点，强调长期治疗的必要性。帮助患者及家属认识精神情绪对病情的影响，并能经过正确认识和持之以恒的心理行为治疗进而减轻、延缓疾病的进程。

（3）行为治疗。主要是通过康护工作者的具体指导，纠正患者的不良行为，逐步建立有利于康护的健康行为，如培养患者规律的作息时间，鼓励多做主动运动，多吃蔬菜、水果或蜂蜜，防跌跤。鼓励患者参加一些社会活动，加强人际交往。培养患者读书、看报、下棋、听收音机等兴趣，充实生活内容。

（4）社会支持。康护工作者要帮助患者建立良好的社会支持系统，增加患者与家属、朋友、同事间的接触交流。要让患者感受到来自医院、家庭和社会的心理支持，以增加治疗信心，鼓励家属积极参与患者的康护过程，上述的认知治疗和行为治疗可布置家庭练习，让患者与家属一起来完成。

（5）适应疾病。由于帕金森病是一种难以治愈的慢性疾病，有时病情可缓慢进展，也有可能在数年内迅速发展至本病的晚期，由于全身僵硬终致不能起床、痴呆，成为残疾者。所以在建立良好关系的基础上，用通俗易懂的语言向患者和家属讲解有关本病的症状、发展、预后和康护方面的知识，这对于患者和家属正确认识疾病，减轻情绪障碍具有重要意义。

（6）心理暗示。康护工作者在与患者建立良好治疗关系的基础上，运用自己的专业知识和患者的信任，明确告诉患者"你"的神经损伤是部分的损伤，同时暗示"你"的病情较轻，并举实例让患者了解治疗的过程和机制，周围神经损伤只要坚持治疗是可以逐步恢复或完全康护的，但如果不坚持治疗则会最终导致肌肉萎缩、功能丧失和肢体残疾。也可请康护治疗较为成功的患者进行榜样示范，让患者亲眼看到康护治疗的效果，从而消除不良心态，主动参与活动和接受康护治疗。

（五）睡眠障碍

【情景案例】

李×，女，24岁，大学毕业生。自述：2个月前临近毕业时，我第一次在一场大型的招聘会上递了几十份个人简历，我都是在一些大企业、大公司投的简历。招聘单位说：过一个星期会通知面试，当时自己心里还挺兴奋，心想总会有一两家大公司会录用我。过了三天，有一家公司通知我去面试。面试的前一天晚上，我把面试应该注意的事项都考虑了一遍，面试当天我还精心打扮一番，面试时，心里还是挺紧张，以至于说话有点发抖。面试结束后，他们告诉我若通过第一次面试会有第二次面试。在等待第二次面试的日子里，我手机天天开着，连晚上都开着机，总是随身带着，结果一个星期、两个星期过去了，没人通知我第二次面试，也没有其他公司通知我去面试。马上就要毕业了，工作还没有着落。我每天晚上总在想：为什么找不着好工作？是不是因为我的学校不起眼，不是名牌大学？这时父母亲的话在我耳边响起：只有名牌大学毕业生才能找到好的工作，越想越觉得自己找不着好工作就是这个原因。现在想起来真后悔，后悔当初没有考上名牌大学。心情也非常烦躁，焦虑，看书没有以前专心，老是走神，食欲也下降了，总是担心今后找不着好工作。找工作也是竞争，也不好意思问其他同学，有时上网聊天，心情稍好点。

1. 概述

睡眠障碍是指睡眠量的异常或在睡眠时发生某些临床症状如睡眠减少或睡眠过多、梦行症等。根据美国精神医学会 DSM-IV 对睡眠障碍的定义，睡眠障碍包括两个要点：一是连续睡眠障碍时间长达 1 个月以上；二是睡眠障碍的程度足以造成主观的疲惫、焦虑或客观的工作效率下降、角色功能损伤。

常见的睡眠障碍如下：（1）失眠，睡得太少或睡醒后觉得没睡够，难以入睡，半夜睡觉或睡眠质量不好。（2）嗜睡，睡得太多，整体睡眠时间已经足够，但是该清醒时还在打盹，例如"睡眠呼吸暂停综合征"的患者。（3）类睡症，睡眠时或前后出现异常的行为，如梦游、噩梦惊醒（梦魇）、遗尿、夜惊等。

2. 心理特征

（1）焦虑。患者睡眠质量差，包括难以入睡、睡眠不深、易醒、多梦、早醒、醒后不易再睡、醒后不适感、疲乏，或白天困倦，由此引发患者焦虑。

（2）抑郁。精神紧张、焦虑、恐惧、兴奋等可引起短暂失眠，主要为入眠困难及易惊醒，心理因素解除后，失眠即可改善。神经衰弱患者常诉说入眠困难、睡眠不深、多梦，但脑电图记录上显示睡眠时间并不减少，而觉醒的时间和次数有所增加，这类患者常有头痛、头晕、健忘、乏力、易激动等症状，长时间的睡眠障碍会引起患者抑郁。睡眠障碍往往会引起情绪不稳定，记忆力减退，免疫力降低，血压升高等症状。长此以往，将改变人们的生物节律，引发食欲减退、内分泌功能紊乱，如不能有效治疗会患上抑郁症等精神以及神经方面的疾病。

（3）恐惧。许多失眠患者都有"失眠期特性焦虑"，晚上一上床就害怕失眠，或是尽力让自己快入睡，结果适得其反。人的大脑皮质的高级神经活动有兴奋与抑制两个过程。白天大脑皮质细胞处于兴奋状态，工作一天后，就需要休整，进入抑制状态而睡眠，待休整一夜后，又自然转为清醒。大脑皮质的兴奋与抑制相互协调，交替形成周而复始的睡眠节律。"怕失眠，想入睡"本意是想睡，但"怕失眠，想入睡"的愿望，本身会使皮质细胞兴奋，因此，越怕失眠，越想入睡，脑细胞就越兴奋，故而就更加失眠，如此恶性循环而加重症状。

（4）精神活动效率下降。睡眠障碍妨碍社会功能，由于入睡困难、睡眠不深，甚至彻夜不眠或睡眠过多都会不同程度地影响人的精力，出现头痛、头晕、健忘、乏力、易激动等精神衰弱的症状，无法集中精力去完成日常工作及活动，使患者社会功能受到影响。

3. 心理康护

睡眠障碍的治疗方法包括药物治疗、心理治疗和电睡眠等。以临床常见的睡眠障碍失眠症为例。

（1）支持性心理治疗。康护工作者鼓励患者说出自己的问题，听取叙述，然后提出建议、指导或劝告，帮助来访者渡过或克服危机。当患者面临压力、挫折等无法克服的困难和事件而导致失眠时，则应帮助他们面对现实、接受事实，并进行自我调适。最基本的治疗技巧有耐心倾听、解释指导、鼓励保证、语言暗示、摆正关系。

（2）认知行为疗法。① 放松训练。各种心理社会因素引起的非器质性睡眠与觉醒障碍，常采用放松疗法，以摆脱困境，消除紧张、焦虑情绪。常见的方法有腹式呼吸放松法，渐进式肌肉放松训练（应用肌肉紧张和放松交替的锻炼以达到入睡时的深度松弛）和自我暗示。② 刺激控制疗法。主要操作要点是：首先无论夜里睡了多久，每天都坚持在固定的时间起床；其次只在卧室内睡眠，除了睡眠外，不在床上或卧室内做任何事情；再次，在醒来后的 15～20 分钟一定要离开卧室；最后在感到困倦时才上床。③ 控制程序疗法。包括控制入睡时间、起床时间、觉醒刺激、每天最少需要睡眠时间和紧张刺激。反常意向法，要求患者自己尽可能长时间地保持觉醒，目的是制止执意想要入睡而通常可能产生的相反意向。④ 生物反馈法。有肌电图生物反馈和感觉运动皮质反馈两种，前者对有焦虑的入睡困难型失眠疗效较好，而后者对无焦虑的易醒型失眠疗效较好。

（3）养成良好的睡眠习惯。制订适宜的作息时间计划，白天起床活动，参加力所能及的体力劳动或体育锻炼，防止白天贪睡而夜间不眠。晚上不能睡得太晚。此外，睡前不喝浓茶、不服用兴奋剂（如咖啡等），睡前避免大脑皮质过度兴奋，如看惊险小说、电视及无休止地闲聊。

（4）针对病因治疗。对伴有严重躯体疾病以及焦虑抑郁等心理障碍的失眠患者，在治疗失眠的同时应治疗与失眠互为因果的疾病，通过标本兼治可取得切实的效果。躯体疾病引起的睡眠障碍多随着疾病的治疗而得到改善。如是精神病患者，应尽快控制精神症状；如因环境造成的失眠，应避免或消除周围环境中的不安静因素，如睡眠时他人的活动要轻柔，避免响声，勿大声说话等。

（5）药物治疗。通常采用镇静安眠类药物，应用安眠药物时要根据不同的失眠类型选择用药。对入睡和保持睡眠困难者可选用作用快的药物；对晨醒过早者可选用作用时间长的药物。药物治疗一般在 1～2 周后就会减效，不宜长期应用，长期服用可致镇静安眠药依赖。应用大剂量安眠药在停药前应适当逐步减量，否则会产生严重的精神障碍与惊厥。对原因不明的失眠患者，应解除其顾虑，使患者明白人体在无特殊原因的情况下能自身调节而获得所需的睡眠。嗜睡症必要时可在医生指导下给予小剂量的精神兴奋药物。

（6）其他。保持床铺平整、舒适、温暖，保持适宜的温度、湿度，空气流通。做好睡前的准备工作，如洗脚、沐浴，对夜游者采取必要的医疗措施，以防发生意外。患者大部分时间都将是在院外治疗，为此，应倡导患者进行自我心理康护。

八、内分泌系统疾病与心理康护

1. 概述

内分泌系统疾病是指内分泌系统的组织或细胞发生增生、肿瘤、炎症、血液循环障碍、遗传及其他病变引起激素分泌增多或减少，导致功能的亢进或减退，使相应靶组织或器官增生、肥大或萎缩的一类疾病。

2. 心理特征

（1）焦虑和烦躁。患者担心疾病不能治愈，或是因为疾病生怕他人耻笑，尤其是肥胖的糖尿病人和甲亢引起的大脖子和眼球突出者，由此引发患者焦虑甚至烦躁。

（2）抑郁和自卑。精神紧张、焦虑、恐惧、兴奋、失望、无所适从、悲哀、忧愁、苦闷等，可引起这类患者常有头痛、头晕、健忘、乏力、易激动等症状，慢性内分泌疾病长时间久治不愈引起患者抑郁、情绪不稳定。

3. 心理康护

常见的心理康护主要有以下几点：

（1）心理疏导。

情绪可影响患者疾病的控制，重视内分泌疾病患者的情绪疏导有利于促使疾病的转归。

（2）健康教育。

内分泌疾病患者健康教育主要是通过有计划、有目的、有评价的教育活动帮助其掌握疾病的相关知识，重建对疾病的合理认识，改变其不健康的行为方式，预防疾病，促进健康和提高生活质量。

（3）团体治疗。

消除内分泌疾病患者因患病而感觉孤独的最好办法是团体心理治疗，鼓励患者积极参与相关教育，在团体中积极与病友交谈，使患者在这些团体组织中，学习如何生活，重新建立有利于健康的生活方式。

（4）运动康复。

适当的运动锻炼可以减轻体重，降低血脂，促进肌肉利用糖原，从而达到稳定病情的作用。应根据患者的年龄、病情、用药情况、生活习惯和爱好等，鼓励其参与低、中等强度的有氧运动。

（一）糖尿病

【情景案例】

> 楠楠，女，5岁。患1型糖尿病2年。每天早晚妈妈为她注射自行混合的短效+中效胰岛素，血糖监测比较少。妈妈发现楠楠有时在凌晨时冒冷汗、哭闹、烦躁不安，说全身感觉不舒服。一天凌晨4点，楠楠又出现烦躁、啼哭、冷汗淋漓等情况，妈妈赶紧带她到急诊室就诊，最终，楠楠被诊断为低血糖症。输注葡萄糖后情况有所改善，医生告诉楠楠妈妈调整胰岛素用量，加强血糖监测，警惕低血糖情况的发生。

1. 概述

糖尿病是由于胰岛素分泌缺陷或胰岛素作用障碍所致的以高血糖为特征的代谢性疾病。现代医学研究表明，糖尿病是遗传和环境因素共同作用的结果，心理因素可通过大脑边缘系统和自主神经影响胰岛素分泌。当个体处于紧张、焦虑、恐惧或受惊吓等应激状态时，交感神经兴奋，肾上腺素分泌增加，间接抑制胰岛素的分泌和释放，使血糖升高。

2. 心理特征

（1）负性情绪。由于糖尿病是一种难以治愈的终身性疾病，至今尚未找到根治的药物和治疗方法，且随着病程进展还会出现多种并发症。所以，个体一旦被确诊患有糖尿病，可直接导致其产生抑郁、焦虑、悲观、失望等负性情绪。近年研究发现，糖尿病患者中具有临床意义的抑郁症状发病率高达21.8%～60%。青少年糖尿病患者，一方面，由于疾病影响了其与同龄人之间的正常交往，阻碍了该年龄阶段的心理发展；另一方面，由于饮食控制和药物治疗对于成长中的孩子是沉重的精神负担，所以，容易出现激动、愤怒、抑郁、失望等情绪反应。

（2）怀疑与不遵医行为。有些患者怀疑糖尿病的疾病诊断，拒绝改变饮食习惯和不良的生活方式，有些患者因为糖尿病早期症状较轻或无症状，即认为患糖尿病只是血糖高，对身体并无严重影响，因而易出现不遵医行为，拒绝治疗，有些患者不愿意自己的生活方式与他人相同，也易拒绝胰岛素治疗和血糖检查，或放弃精心安排的治疗饮食。长期的不遵医行为，会妨碍患者进行适当的自我监护，导致病情加重。

（3）厌世。随着病程迁延，机体多个系统受到累及，可引发较严重的并发症。若治疗效果欠佳，患者很可能拒绝治疗，自暴自弃，甚至可能悲观厌世。主要表现为冷漠，对所有事情均无动于衷。

3. 心理康护

目前，糖尿病还缺乏病因学治疗方法。临床已经达成共识对糖尿病患者进行心理干预，是治疗本病的关键因素之一。专家也认为只有采用饮食、运动、药物、教育、心理治疗的综合治疗手段，才能有效控制症状，减少并发症。

（1）健康教育。通过有计划、有目的的教育活动，帮助患者掌握疾病的相关知识，重建对疾病的合理认知，树立战胜疾病的信心，改变不健康的生活行为方式，预防疾病、促进健康、提高生活质量。具体措施：第一，教育前评估。了解患者对糖尿病的认知、需求及相关的不良行为和习惯。第二，制订教育计划。根据评估的情况，精选教育内容，确定教育方式、方法和手段，制订详尽、科学的教育计划，并坚持实施。教育内容主要包括：自我血糖监测技术，如何控制糖尿病，坚持药物治疗、运动治疗、饮食治疗等。第三，效果评估。除进行健康教育终末评估外，还应通过医患交流、知识问答等形式，将效果评估贯穿于整个健康教育全过程，以便及时发现问题并采取有效的应对措施，保持健康教育的连贯性和实效性。

（2）情绪疏导。情绪可影响糖尿病患者的血糖变化，重视糖尿病患者的情绪疏导有利于疾病的转归。具体方法：① 告知患者虽然目前的医疗技术尚不能根治糖尿病，但是经过医患共同努力，糖尿病的病情完全可以得到控制，患者完全可以像正常人一样生活、工作和学习，并享受正常寿命，使患者正确认识疾病，发挥主观能动性；② 及时向患者反馈积极的信息，如血糖控制有效、病情好转等，使其看到希望；③ 为患者提供倾诉的机会，做一个耐心的倾听者，帮助患者缓解负性情绪，防止心理障碍的发生；④ 转移注意力，鼓励患者多参与户外活动、娱乐活动，将注意力从疾病转移到其他方面，最终达到消除负性情绪，保持愉快、乐观心情的目的。

（3）心理支持。鼓励患者参加糖尿病"病友俱乐部"，互相交流抗病经验和体会，建立有益于健康的生活方式；学会带病生存：寻求来自病友的支持，获得与疾病抗争的力量。此外，鼓励患者积极寻求来自社会、家庭、朋友或同事的各种支持，增强信心。

（4）运动康复。适当的运动锻炼可减轻体重，促进肌肉利用糖原，降低血糖，从而达到稳定病情的目的。因此，应根据患者的年龄、病情、用药情况、生活习惯和爱好等，鼓励其参与低、中等强度的有氧运动，如散步、慢跑、健身操、太极拳、气功、骑自行车、游泳等。特别要注意，开始锻炼时，应注意运动的时间、强度和频度，只要不超负荷，便可进行。此外，可随着体质的增强适当增加运动量，延长活动时间，每周锻炼1~3次，每次15~30分钟。

（二）甲 亢

【情景案例】

> 王先生，23岁，半年前突然出现食量大增、体重减轻、脾气暴躁、说话做事蛮不讲理等情况。到医院检查后诊断为甲亢，在住院治疗期间，心情烦躁，情绪波动大，经常与家人及同事发生争执，有时还砸东西，总是向父母提出无理要求，情绪低落时泪流满面，说不想活了。

1. 概述

甲亢是甲状腺功能亢进的简称，是指甲状腺腺体本身产生甲状腺激素过多而引起的甲状腺毒症，其病因主要是弥漫性毒性甲状腺肿（Graves病）、多结节性毒性甲状腺肿和甲状腺自主高功能腺瘤（Plummer病），其共同特征为甲状腺激素分泌增加而导致的高代谢和交感神经系统兴奋性增加，病因不同者各有其不同的临床表现。值得注意的是，甲亢的概念与甲状腺毒症是不一样的，甲状腺毒症是指组织暴露于过量的甲状腺激素而引起的特殊的代谢变化和组织功能的病理生理改变。可以粗略地讲，甲状腺毒症是一个结果，而甲亢只是导致这个结果的其中一个病因而已，二者并不等同。多数甲亢起病缓慢，亦有急性发病，女性多见，男女之比约为1∶4~6。

2. 心理特征

（1）焦虑恐惧型。该类型患者临床多见，可能与疾病、环境的变化有关。甲亢由于病程较长，易反复发作，容易引起焦虑感。甲亢患者自主神经系统功能失常，常有紧张不安、注意力不集中，甚至有精神分裂症表现。有焦虑情绪的患者，对于生理上细微的不舒服就会表现得过于关注。而有恐惧情绪的患者对周围的环境，包括人际关系、家庭、医护人员的专业水平、治疗方式都具有恐惧害怕的情感认知。甲亢患者中年轻女性较多，对外表比较在意，而甲亢患者常有外貌上的改变，使她们对此比较悲观。这两种情绪持续时间过长均不利于患者的治疗和康复。

（2）急躁多疑型。这类患者性格暴躁，缺乏自制力，可能会为一点小事而动怒，常常无端责骂医护工作者或者周围的人，不配合护理和治疗。甲亢患者几乎都有情绪改变，易激惹。表现为敏感、急躁易怒，处理日常生活能力下降。

（3）茫然漠然型。这类患者自身的耐受力比较强，对自己的病情认识不清，不注意症状表现或轻视自身病情，发现症状也不及时就医，常常延误治疗时机。就诊治疗后经常中断治疗，认识不到治疗的重要性。该类型多见于老年人。

（4）自暴自弃型。患者患病已久，不坚持治疗，久治不愈，或者已经出现并发症，对治疗丧失了信心，产生了抵触情绪，对医务人员不信任，不配合治疗甚至有厌世情结。

3. 心理康护

研究表明，内在情绪、态度或观念可剧烈持久地影响神经、内分泌、免疫等，造成紊乱，从而引起一系列生理变化及组织器官器质性改变。强烈持久的精神刺激可以导致细胞激肽产物上的 HLA 表达与非依赖抗原的 T 细胞活化，而引起自身免疫性甲状腺疾病，剧烈的精神刺激在甲亢的发病上有重要的作用。

（1）耐心疏导，稳定情绪。①护理人员要以高度同情心给病人以关怀、安慰和鼓励，帮助病人熟悉病室及周围环境，使他们自觉遵守各项规章制度，消除其恐惧心理，增加安全感，使之保持稳定情绪。②避免有精神刺激的言行，向病人讲清疾病的性质，与病人进行有效的交谈，全神贯注地倾听，并观察病人表情、情绪，了解病人的心理需求，根据病人不同的心理特征，实行有针对性的有效的心理护理，做到耐心做好思想工作，建立良好的护患关系。③对于猜疑的病人，劝导其与其他病人和工作人员搞好团结，调整与他人之间的关系，保持心情舒畅。④对于烦躁或狂躁的病人，要及时地稳定其情绪，必要时可给予镇静剂辅助治疗，以防患者的病情加重。⑤及时协调病人与家庭、单位的关系，争取家庭及单位、社会的配合，从而给病人创造良好的休养环境，以促早日恢复健康。

（2）科学教育，树立信心。①认真分析病人的病情及预后，耐心解释疾病的危害和发展趋势，使患者认识到循序渐进的治疗进展，克服急躁情绪；同时，要以成功病例鼓励患者，帮助病人树立战胜疾病的信心，从而帮助病人建立有利于治疗和康复的良好心理状态。②帮助病人了解疾病的发生、发展及治疗规律，既不能急功近利，也不能松懈失望，更不能有症状缓解后的麻痹思想，影响治疗效果，导致病情反复或加重。

九、皮肤疾病与心理康护

【情景案例】

方×，女，20 岁，考试临近，脸上长了很多痘痘，不敢照镜子，因为那样会使她没有自信，也会破坏自己的心情。一般梳头的时候也会对着具有反射性的墙面，只要能照出面部的轮廓就可以。从长痘以来她几乎没有用正眼看过自己，害怕照镜子，无法面对自己。不能照镜子是很痛苦的，但是面对这些她却束手无策，毫无办法。

（一）概　述

随着人类社会的快速发展，健康已经不仅仅是生理意义上的反应，健康是身体上、精神上和社会适应上的完好状态。同时，随着生物医学模式向生物—心理—社会医学模式的转变，心理社会因素在疾病中的作用日渐为临床医学家所重视。对皮肤病患者的研究，特别是对其心理状况的研究层出不穷。皮肤作为人体最大的器官，皮肤病不但给患者带来躯体的痛苦，而且还对其心理产生极大的影响。皮肤病患者大部分会存在包括焦虑、抑郁、恐惧等心理问题，而不少研究者已经针对皮肤病患者的心理压力问题提供了干预治疗，并取得了良好的效果，在这些干预治疗中主要以心理干预的方法为主，社会工作介入还未成为主流。

皮肤病种类繁多，约有100多种。常见的皮肤病有银屑病（牛皮癣）、白癜风、脓疱疮、酒糟鼻、痤疮、疤痕、癣、鱼鳞病、腋臭、毛囊炎、斑秃、脱发、鸡眼、雀斑、螨虫性皮炎、湿疹、荨麻疹、硬皮病、皮肤瘙痒、脱毛、黄褐斑以及性传播疾病，如梅毒、尖锐湿疣、淋病、非淋菌性尿道炎等，这些疾病以瘙痒、红肿甚至疼痛为主要特征，同时伴有创伤、烧伤及感染后导致的皮肤色素沉着、疤痕等对患者的日常生活及形象都带来很大的影响，给他们造成不小的心理压力。

（二）心理特征

主要包括焦虑、抑郁、紧张、恐惧等负面情绪反应，以及有这些负面情绪所导致的睡眠问题和其他消极问题。如果只注重皮肤病患者的躯体康护而忽视其心理康护，则很难收到满意的治疗效果。

1. 应激心理

皮肤病急性期，"情绪休克"为患者较普遍的心理反应，患者表现为"茫然"，意识范围受限、定向错误、注意狭窄，对外界刺激无反应；由于受到现实的强烈刺激，有些患者会出现强迫性回忆，经常重复想起尤其是面部皮肤方面的可怕经历，做噩梦；而有些患者则表现激烈，可出现自伤行为、社会退缩行为和对抗行为等。

2. 恐惧

患者原本有健全的身心、和睦的家庭、满意的工作，突发的意外事故及打击，使其心身、家庭、工作、经济状况等发生急剧变化，患者毫无心理准备；再加之对病情不了解，创面的瘙痒、疼痛、肿胀等，使患者产生巨大的恐惧感，表现为全身发抖、痛苦呻吟、哭闹喊叫、不知所措。

3. 焦虑、抑郁

患者由于皮肤严重受损担心美观，再加之患者担心治疗和预后效果，经常忧虑是否伤残、功能能否恢复、是否会影响今后的生活等问题，因而出现焦虑、抑郁症状。尤其是颜面部烧伤有可能导致毁容的患者，形象的改变使烧伤患者往往会脱离正常的社交和生活，失去了应有的社会地位和作用，因无法接受现实，常表现为情绪低落，对生活丧失信心，严重者可能产生轻生念头。

4. 悲观、绝望

随着创面的逐渐愈合，出现了瘢痕增生、色素沉着、囊肿结节、肢体残缺伴功能障碍，尤其颜面部损伤的患者出现面部变形，患者常感被命运捉弄、被生活抛弃；再加之治疗时间长、痛苦大，正常工作、生活受到影响，所以，易导致患者对治疗失去信心，产生悲观、绝望心理，患者情绪不稳定，常无故抱怨、发脾气，责骂康护工作者，甚至拒绝治疗。

5. 自卑

由于皮肤瘢痕畸形导致容貌和形体丑陋，对自己的学习、工作、恋爱、婚姻、家庭、经济及个人前途担忧，使患者自尊和自信心下降，拒绝户外活动，不敢面对他人，不能正视现实，总是回避人际交往。有时甚至怀疑治疗效果，从而可能对康护工作者产生不满意的情绪。由于瘢痕畸形，导致一部分患者，特别是年龄小、未婚的患者不能接受残酷的现实，从而产生一种自卑心理。这些情绪都会造成机体免疫力降低，不利于病情恢复。

6. 孤独感

部分患者因治疗需要住院时间长，住院期间往往严格限制亲友探视以防交叉感染，减少了患者倾诉的机会，时间稍长便易令患者出现强烈的孤独感及被遗弃感。重症患者多采用暴露疗法及保护性隔离措施以度过感染期，此期间病人因置身于一个完全陌生的环境并与家人隔离，完全改变了原有的生活规律，使病人茫然、无助甚至导致心理上的隔绝、自闭，产生强烈的孤独。

（三）心理康护

1. 支持性心理治疗

心理支持适用于皮肤病患者整个康护阶段。针对患者的不良情绪和行为，康护工作者要对患者充满同情，体贴谅解患者的过激行为，安慰、鼓励患者，使其感受到温暖，帮助患者从恐惧、焦虑、抑郁、悲观、绝望和自卑中解脱出来。

2. 心理疏导

无论是疾病本身，还是伴随的疼痛、瘙痒及后续的治疗和康护过程，对患者都是强烈而持续的应激，几乎每个患者尤其是面部皮肤病患者都会经历自我完整性、生活目标、角色功能的丧失和混乱，他们原有的应对能力不足以应对，从而引发各种负性情绪。针对患者的负性情绪，通过适当的途径宣泄是缓解的有效方式。康护工作者应以言语为工具，引导患者充分宣泄内心的压力，如向亲友或康护工作者倾诉、写日记等，帮助其实现从消极情绪到积极情绪，从回避现实到面对现实的心理转化。

3. 认知行为疗法

临床实践证明让患者正确认知疾病对其保持最佳的心理状态和早期康护尤为必要，康护工作者向患者提供治疗、康护的相关信息，已经得到广泛认可。康护工作者在了解患者心理状态的基础上，告知患者一些基本的烧伤知识，如烧伤创面修复必须通过肉芽组织进行，最终会形成瘢痕组织，导致功能障碍和畸形，引导患者正确认识自身的状况；或告知患者一些曾经治疗过的成功病例，帮助患者发挥自身积极性、主动性，从而积极进行康复锻炼及瘢痕的早期预防，告知患者及家属康护锻炼的重要性，并制订训练计划，以减少瘢痕挛缩畸形的发生。

4. 放松训练和音乐疗法

根据皮肤病患者情况，嘱咐其采取适宜放松的体位，依次对身体除患处部位外的各部分肌肉进行放松训练。可根据患者的文化程度和欣赏习惯，选择一些节奏平缓、柔和、优美、抒情类的音乐或欢快、激情类的音乐，达到放松、缓解疼痛和瘙痒的目的。

5. 社会支持

皮肤病患者存在着明显的生理、心理和社会适应性的障碍，并给其个人、家庭以及社会带来诸多不利影响。巨大的打击让很多患者失去信心、失去生活目标，亲人、单位、朋友的支持可极大地促进烧伤患者的心理康复。所以，康护工作者应了解患者的社会支持系统情况，消除患者家庭成员、朋友等的悲观情绪，鼓励他们到医院探视患者，并给予关爱、鼓励等情感支持，使患者从中获得信心、勇气；与患者家属、单位保持密切联系，及时向患者传递积极信息，让其感到被尊重，减少患者对自身价值、经济负担诸方面的顾虑。

6. 生物反馈疗法

适用于紧张应激的患者。借助于生物反馈疗法进行放松训练，让患者回忆放松的体会和总结经验。学会在脱离仪器的条件下也能放松。给予心理疏导，消除患者焦虑、恐惧心理，使其保持愉快心情，对治疗皮肤疾病起到积极的推动作用。此外，倡导病友间相互交流、支持。患者因身体功能、自我形象改变，主观上常认为自己不正常，健康的康护工作者、家人有时不能真正理解患者的感受和想法，对其缺乏有效的交流与沟通。而与患者相似症状的病友，则有极强的感染力和影响力。所以，为帮助患者早日康复，康护工作者应进行科学的病房管理。如在伤情许可时，可安排患者转出监护室进入宽松的病房，再鼓励病友间积极交流，以活跃病房气氛，转移患者对疾病的注意力，缓解心理压力和负性情绪，并且可动员有能力的患者为其他患者进行现身说教。

第二节　特殊人群的心理康护

特殊人群患者包括经历了重大事故、创伤、变故、战争等有心理问题的患者，妇女儿童患者，临终患者，艾滋病患者，肿瘤患者，传染病患者等。

一、ICU 患者的心理康护

【情景案例】

患者，男，20 岁，体重 56 kg，2014 年 9 月因双下肢乏力，被诊断为"脊索瘤"，予开颅手术治疗，术后转入 ICU 病房进一步监护。现患者四肢活动障碍，饮水呛咳。查房时患者神清，精神差，表情淡漠，医生询问病情时也不理睬，好像对一切事物不感兴趣。

（一）概　述

对康护工作者来说，ICU 的工作是紧张繁忙的。许多规则必须遵守，许多程序必须严格执行，工作期间大家彼此都很少说话，当然也很少与患者沟通交谈，更没有人开玩笑。同时，患者亲友也难以进入抢救环境与患者见面或陪护，使患者的人际交往减少到了最低限度，尤其对于神志清楚的患者，进入 ICU 病房无疑是一种严重的精神威胁。

（二）心理特征

恐惧、焦虑、烦闷、紧张导致 ICU 患者病情越来越重，进入 ICU 后，灰心失望，恐惧死亡，不愿多说话，有些甚至拒绝接受治疗，这个阶段患者的人际交往已降至最低限度，将严重影响患者的心理健康，从而加重疾病，诊疗康护工作难以正常开展。

（三）心理康护

建立良好的护患关系有助于减轻患者焦虑及不知所措的情绪，增加对康护工作者的信任，使工作得以顺利进行。有利于营造良好的健康服务氛围。康护工作者与患者之间相互理解、相互信任，形成良好的心理氛围，这种氛围能使康护工作者合理的心理需求得到满足，从而产生心情舒畅愉快的积极情绪，激发其对工作生活的极大热情，从而缓解 ICU 病房里康护工作者承受的巨大的心理压力，消除沉闷紧张的氛围，也能使患者在治疗、康护方面的需求得到满足，解除或转移其焦虑、恐惧、抑郁、烦闷、紧张等消极情绪，增加康护的信心。同时，要主动关心和了解患者的不同需求，及时给予满足，并熟悉和掌握患者的心理活动，积极进行沟通和疏导，无疑会促进患者的康复，有利于适应医学模式的转变。

二、手术患者的心理康护

【情景案例】

> 夏×，男，50 岁，农民，餐后一小时，被马踢伤中上腹后，突感上腹部剧烈疼痛呈持续性刀割样，短时间内腹痛逐渐扩至全腹，左上腹明显压痛、反跳痛、肌紧张，X 线检查显示膈下有游离气体。诊断为腹部闭合性损伤。入院等待急诊手术治疗。患者表现为紧张、痛苦面容，双手紧抓、心率加快。用祈求的眼神望着为他做护理操作的护士，急切地询问："我是不是需要手术治疗？什么时候可以手术？"

（一）概　述

手术患者的心理康护包括术前和术后康护，手术患者心理康护的目的是通过恰当的措施，使患者以积极的心态应对手术刺激，减少手术刺激的不良影响，维持和增进心理平衡，促进患者早日康复重返社会。

（二）心理特征

1. 术前患者的心理特征

手术前，患者由于对手术缺乏了解，对手术能否成功和手术效果信心不足，患者既想做

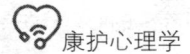

手术又怕做手术,因而可产生一系列心理应激反应。

（1）恐惧、焦虑。手术本身就是一种强烈的心理刺激。因此,恐惧和焦虑是患者术前最普遍的心理状态,尤其是择期手术和病情较稳定的患者。如有些患者害怕手术引起剧烈的疼痛、痛苦与不适,担心术中出血过多、切口感染、发生麻醉意外及麻醉后仍会疼痛难忍;担心手术失败而留下后遗症,影响将来的工作和生活;担心术后形体改变或机体缺失,会被家庭和社会所嫌弃;担心手术增加家庭经济负担或无力承担手术费用等。尤其是接受大手术的患者,大多都害怕手术不成功,产生绝望心理,因而对手术产生恐惧,甚至不配合手术。患者入院 24 小时内焦虑程度最高,随着对住院环境和病人角色的适应而逐渐减轻。焦虑的轻重会不同程度地影响手术治疗效果。轻度焦虑是患者正常的心理适应性反应,有利于机体生理功能的调节;过度的焦虑和恐惧可降低患者的痛阈,使其术中或术后感受到强烈的创痛,对手术效果的自我感觉不佳;无焦虑者预后效果也欠佳,因患者可能采取了回避和否认的心理防御机制,或对手术及医生存有过度的依赖心理,对手术危险及术后并发症等缺乏足够的心理准备,一旦面临问题便猝不及防,不知所措。患者入院初期主要表现为盼望早日手术。手术日期确定后即表现出紧张、焦虑和恐惧情绪,这些负性情绪在手术前晚达到最高峰。有些患者即使服用安眠药物仍难以入睡。国内有学者研究发现,择期手术或病情稳定的患者中 76% 的人术前有明显焦虑;紧急救治手术或病情严重者中 24% 的人显示焦虑。

（2）紧张。多数患者对手术及麻醉缺乏正确的认识,对康护工作者的技术水平不了解,担心手术效果;有的患者急诊入院,需要急诊手术,由于缺乏足够的心理准备,故也易产生紧张情绪。

（3）依赖。求生的欲望使患者对康护工作者和家属产生强烈的依赖心理,期望康护工作者和家属的精心治疗和照顾,有时甚至对手术产生不切实际的期望。

（4）自责。患者常常因为要做手术,认为自己给家人造成挫折,增加家庭经济负担等,因而自责。

2. 术后患者的心理特征

术后的患者,在短期内多会出现疾病痛苦解除后的轻松感,表现出积极的心理反应期。但脱离生命危险期、病情平稳后,又会进入消极心理反应期。

（1）烦躁抑郁。由于伤口疼痛、身体虚弱、自主活动受限等,易导致患者烦躁不安。术后危险期过后,患者开始考虑手术对自己健康、工作、学习和家庭的不利影响,容貌受到影响、躯体的完整性遭到破坏或生理功能受到影响的患者,如经历女性盆腔手术、乳房手术、结肠造口术等手术的患者,易出现抑郁情绪。

（2）角色强化。术后患者仍沉溺于"病人角色",对自我能力怀疑,不能积极地参与治疗和护理,不利于疾病康复。主要表现为心理退化现象,如被动、依赖、哭泣等,对各种不良刺激的耐受性降低。对康复后重返社会缺乏信心,往往不愿意出院,纠缠康护工作者或无意识、无缘故的病情加重。

（3）焦虑、担心。一些研究认为,手术患者的高焦虑状态并不仅存在于手术前,也不一定终止于手术完毕时,许多患者由于担心术后的康复效果,手术后仍存在高水平的焦虑体验。患者如果对术后正常感觉和反应缺乏正确的认知,如将术后的不适感作为判断手术是否成功的臆想标准，稍有不适感，患者亦会担心、沮丧、抱怨。

（4）依赖、猜疑。患者在术中经受了麻醉与器质性破坏的痛苦，对术后的疼痛表现为行为减退，情感幼稚需要他人照顾，激惹性增强，忍耐性差，只相信止痛剂的作用。同时，把术后正常的疼痛与手术的不成功、病情恶化联系在一起，增加了疼痛的敏感性。

（三）心理康护

患者入院时通常盼望尽快手术，早日摆脱疾病的折磨。然而，手术毕竟会引发疼痛，而且还有一定的失败风险。因此，手术无论大小，都可能使患者感到焦虑和紧张，可能危及生命的大手术对患者的影响尤其明显。患者面对手术，通常都有恐惧的心理反应。多数患者缺乏医学知识，对于即将经历的麻醉、手术以及术后的情况所知甚少，茫然无措。手术可否达到预期效果？在手术台上会不会出现意外导致伤残甚至死亡？这是每一个术前患者都会认真考虑的问题。对于这些问题的不确定，是患者术前焦虑的重要原因。此外术后疼痛也是令很多患者担忧的一个重要因素。

大量临床观察和研究显示，患者术前的恐惧和焦虑会直接影响手术效果，如引起术中失血过多、术后伤口愈合缓慢等，而且容易引起并发症等问题。而患者智能良好、社会适应良好、对手术有充分了解、术前只有轻度焦虑、对疾病治疗充满信心、对手术有合理期望，均提示手术预后良好。为预防和减少术后不良的心理反应，术前的心理康护非常重要。

手术之前，应当由极具权威的医生和护士向患者讲解手术的重要性、手术过程，并对病人的疑问进行耐心、详细的解答。对手术的安全性要肯定地保证。讲解手术中可能发生的危险时，要措辞谨慎，既要说明实际情况，又要保证不给患者增加心理负担。对患者在手术中可能遇到的情况以及患者的适宜应对方式进行详细讲解，可以增加患者的控制感，减少焦虑。向患者讲述有关专家是如何反复研究病情才确定了最佳手术方案，并突出强调患者的有利条件，使患者感到康护工作者非常了解自己的情况，而且对手术非常重视和负责。可以向患者介绍主刀医生的情况，树立手术医生的威信，增加患者的安全感。还可以请接受过该手术的病友介绍经验，增加患者的信心。术前还应向患者说明术后可能遇到的问题并指导患者认真进行术前准备训练。如果患者手术后需要应用导管或仪器，应当在术前向患者说明仪器的用途、对患者功能的影响以及患者适应仪器的方法。

在术前心理康护时，有些类型的患者需要特别加以注意：

第一，以往有过不良手术经历的患者，面临新的手术时，过去不愉快的经历会加重患者的忧虑和担心；

第二，既往有情绪障碍和心理创伤的患者，在术前和术中可能发生较为明显的情绪反应；

第三，临床经验显示，老年人和儿童发生不良心理反应的机会较大。老人多担心能否顺利完成手术，而儿童多担心术后的疼痛。

当患者被推进手术室时，手术室的陈设和氛围会对患者产生很大的影响。手术室应当整洁，遮蔽手术器械。康护工作者应当和蔼、亲切，给患者以安全感。手术过程中，如果病人是清醒的，就要随时注意患者情绪的变化，及时安慰和鼓励。康护工作者应当严肃认真，不能闲谈嬉笑，也不能窃窃私语，以免患者误解，引起不良的后果。如果遇到病情变化或发生意外情况，康护工作者要沉着冷静，以免给患者造成恐惧和紧张的感觉。

手术后，患者的首要心理需要是了解手术的效果。因此，当患者从手术室回到病房或从麻醉中醒来后，康护工作者应当以亲切和蔼的语气，及时告知患者手术进行顺利，效果很理想，达到了预期的目的，使患者对手术结果感到安心和满意，有助于术后的恢复。

术后的一个常见问题是患者的疼痛。缓解疼痛是康护工作的重要内容。患者术后的疼痛不仅和手术切口、镇痛剂的应用等因素有关，而且和患者自身某些因素以及环境因素有关。患者注意力集中于伤口、情绪紧张、环境嘈杂、光线过强等因素都可以加剧疼痛的感觉。因此，除了适当使用镇痛剂外，还可以从其他方面采取措施，减轻患者的疼痛感。例如给患者安排安静淡雅、光线暗淡的房间休息；当患者清醒时，用患者感兴趣的事转移他的注意力；安慰鼓励患者以及应用暗示等方法，都可以有效减轻疼痛感。

术后患者可能由于害怕疼痛或担心影响伤口愈合而不敢进行正常的活动，例如不敢咳嗽、不敢排便、不敢下床活动等。康护工作者应当向患者讲解正常活动的重要性，鼓励和监督患者按照术前训练的方法及时活动。

对于术后出现身体残缺或机能障碍的患者，应当加强心理康护。身体的残缺可能会给患者带来巨大的心理压力，并因此而产生各种情绪反应和心理问题，如担心受他人歧视、担心自己的生活受到影响等等。康护工作者要耐心倾听患者的述说，给予患者宣泄不良情绪的机会，理解患者面对的痛苦，及时给予关心、支持和鼓励，有针对性地采取措施，帮助患者尽快接纳现实，勇敢面对未来的生活。同时，建议家人和朋友更多地陪伴、鼓励和支持患者，给予患者心理支持，增强患者的信心和勇气。如有必要，还要建议进行专业的心理治疗干预。

综上所述，术前患者的心理康护主要包括以下内容：

1. 认知疗法

若患者的不良心理是因为对手术疗效的错误评价而导致，康护工作者应告诉其正确的评价方法，即根据其自身疾病及手术检查进行的客观评价，不能仅与自身术前或其他同类患者比较，使患者感知到自己即将康复。

2. 社会支持

手术患者存在着明显的生理、心理和社会适应性的障碍，并给其个人、家庭以及社会带来诸多不利影响。所以，康护工作者应了解患者的社会支持系统情况消除患者家庭成员、朋友等的悲观情绪，鼓励他们到医院探视患者，并给予关爱、鼓励等情感支持，使患者从中获得信心、勇气；与患者家属、单位保持密切联系，及时向患者传递积极信息，让其感到被尊重，减少患者对自身价值、经济负担、手术后预期效果等方面的顾虑。

3. 健康教育

手术患者健康教育主要是通过有计划、有目的、有评价的教育活动帮助其掌握疾病的相关知识，重建对疾病的合理认识，消除对手术的恐惧以及术后预后的疑虑。

术后患者康护的心理疗法包括以下几点：

1. 支持性心理治疗

实施保护性医疗措施，患者麻醉清醒后，医护人员应立即告之手术的有利信息和不利信息，一般只告诉家属，以减轻患者心理压力，对某些可能导致残疾的手术患者要给予支持、解释、鼓励和安慰，使他们能正视、面对伤残的现实，消除负性情绪，树立积极的人生态度。

2. 放松疗法

放松疗法是缓解术后疼痛的有效辅助方法，康护工作者通过指导患者听音乐、数数字、深呼吸、按摩等方法，使患者放松，缓解或消除负性情绪，以利于术后疼痛的控制。

3. 认知纠正

若患者的不良心理是因为对手术疗效的错误评价而导致，康护工作者应告诉其正确的评价方法，即根据其自身疾病及手术检查进行的客观评价，不能仅与自身术前或其他同类患者比较，使患者感知到自己正在康复。

三、疼痛患者与心理康护

【情景案例】

患者，女，44岁，农民。1年前无明显诱因出现腰部疼痛，她发现活动腰部可以缓解症状，于是每天都要下地干活，现在腰痛加重了，发现即使通过干农活也不能缓解腰痛，特别是晚上痛得睡不着觉，无论大事小事都要发脾气。现来医院就诊。

（一）概 述

疼痛是临床最常见的症状之一，是个体患病和治疗时经常会体验到的。研究显示，疼痛不仅仅是躯体问题。疼痛兼有心理和生理的成分，不仅包含感觉的成分，而且和认知、情感有密切关系。人对感受到的刺激会结合已有的知识经验做出认知评价，人格特征和所处的特定环境对疼痛的知觉也有重大的影响。心理活动可以夸大也可以缩小疼痛的强度，改变疼痛的阈值。因此，恰当的心理康护可以有效地缓解患者的疼痛。

（二）心理特征

1. 抑郁

40%～60%的慢性痛患者都伴随抑郁症，两者并存，互相影响，抑郁症慢疼痛以头痛见多，表现为情感淡漠、悲观抑郁。

2. 焦虑和恐惧

焦虑是由于患者对身受的痛苦失去控制而产生的情绪反应。表现出精神性焦虑症状，坐立不安、易激动、情绪紧张。恐惧多见是急性痛和身患绝症患者的心理问题。

3. 愤怒

长期的慢性疼痛会使患者失去信心和希望，产生难以排解的愤怒情绪，常为一点小事向周围人发泄。

4. 躯体形式的疼痛问题

患者表现符合某种躯体疾病的症状，但无法用该疾病来解释。目前被诊断为"与心理因素有关的疼痛症状"。

5. 自我限制活动

自我限制活动是阻碍慢性痛的治疗效果的一大障碍，同时会导致筋膜炎性疼痛。活动减少还会导致肥胖。研究发现，在那些不能顺利返回工作岗位的或恢复正常功能的患者中，78%的人体重超标。

6. 学习和暗示

疼痛是可以被学习的，也会形成条件反射。

（三）心理康护

具体措施如下：

1. 呼吸止痛法

疼痛时深吸一口气，然后慢慢呼出，而后慢吸慢呼，呼吸时双目闭合，想象新鲜空气缓慢进入肺中。

2. 转移注意力

分散患者对疼痛的注意力，可减轻其疼痛的感受强度。

3. 暗示

当患者感受疼痛剧烈时，应让患者了解疼痛是机体的一种保护性反应，说明机体正在调整状态，疼痛感是暂时的，鼓励患者增强同病魔做斗争的决心和信心。

4. 指导想象

让患者集中注意力想象自己身处风景优美、意境颇佳的地方，再配以优美的音乐，可起到松弛或减轻疼痛的作用。

5. 松弛止痛法

患者疼痛时，如能解除紧张情绪，松弛肌肉，就会减轻或阻断疼痛反应，起到止痛作用。

6. 刺激健侧皮肤法

疼痛时可刺激痛区对侧的健康皮肤，以分散患者对患处疼痛的注意力。

7. 行为自我控制训练

帮助患者矫正不恰当的疼痛行为表现，如鼓励患者的积极行为表现等，还可动员患者家属共同做好此项工作。

8. 放松与生物反馈

放松是一种综合的生理反应，可以普遍降低交感神经系统及代谢活性，从而减轻疼痛感。生物反馈则是对一个感觉信号（通常是视觉和听觉）的显示，目前最常用的是肌肉收缩疼痛中的 EMG 反馈，其次是偏头痛的血管反馈的应用。对于一些难治性疼痛，采取这种方法可以随意改变骨骼肌的紧张程度，放松肌肉，改变原来自主神经支配的器官的活动状态。

9. 认知行为疗法

认知行为疗法主要是强调一个人如何想，很大程度上决定他如何感觉和行为。重视患者的思想、情感、信念和行为的本质及其变化。认知—行为疗法直接关注认知过程，同样也注重情感、环境和感觉现象。通过100多项关于多种类型疼痛的研究已经证明该方法有效。

10. 安慰剂与安慰剂效应

安慰剂从18世纪开始使用，作为模仿药物的代名。安慰剂效应是通过患者的信念起作用的。到目前为止，普遍认为安慰剂的作用取决于受试者的期望，依赖于患者自身的文化、背景、经验和人格。如果相信和服从医生安排疗效会增强，而对医生有敌意则会降低疗效。

四、孕产期患者的心理康护

【情景案例】

> 张×，女，23岁，其认为怀孕是一个意外，但还是决定把孩子生下来，只希望怀孕的时候能平平安安的。因为张某老公在外地，整个怀孕期间张某都在妈妈家，妈妈全程照顾，几乎什么都不用做。第二天要做唐氏综合征产前筛查了，张某一晚上都没睡好，总担心有什么问题，现在经常情绪不好，动不动就觉得委屈，老公每天打电话安慰，说宝宝生下来应该就好了。

（一）概　述

孕产期妇女从怀孕到生产会出现不同程度的早孕反应、妊娠纹、产后肥胖等现象。该阶段的患者会出现抑郁、恐惧、高度紧张、情绪激动等，从而导致大脑功能紊乱，致使烦躁易激惹现象发生。此外，还受家庭成员关系、环境等因素影响。

（二）心理特征

1. 紧张、恐惧

对于初产妇，患者对突如其来的身体变化难以适应，担心怀孕高血压或是胎儿不健康，使自己的工作、生活受到威胁，抑或担心产后身体难以恢复，害怕被家人遗弃，从而感到痛苦、羞耻、困惑而丧失自信心，失去生活的意义，日常生活及社会活动受到影响。

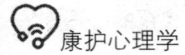

2. 烦躁、敏感

由于患者的日常工作、学习、生活和人际交往等受到严重影响,尤其是怀孕早期因阴道分泌物增加和尿频感到不适或痛苦,逐渐积累了烦躁情绪,最终产生愤怒,变得非常敏感,甚至别人不经意的一句话、一个表情、一个动作,都可给患者造成伤害。

3. 抑郁、焦虑

在整个长达40周的孕产期过程中,患者受到怀孕及产后带来的种种不便和痛苦,而且常常担忧产前的剧痛或是手术以及产后恢复和未来的生活,容易陷入抑郁、焦虑的情绪状态之中。因体型暂时性改变,害怕别人另眼相看、鄙视自己,同时,因为临盆期和产后不能立即工作怕自己给家人带来麻烦,担心家庭、工作、婚姻、前途等会因此受到影响,对产后身体形体及功能的恢复有很高的期望值。

(三)心理康护

1. 建立良好的治疗关系

康复治疗的基础是建立良好的医患关系,设身处地地站在患者的角度,深入了解患者的所思所想,给予充分的尊重和理解,帮助解决困难。告知患者通过正确治疗和科学锻炼,可逐渐康复,使患者摆脱烦恼,保持积极心态。鼓励患者要以宽容、豁达的心态面对疾病和生活,如此才有利于疾病康复。认真倾听患者的心理感受,适时地同情、关心、安慰、鼓励患者或通过身体语言如点头、手势、击掌等达到心理支持的目的。大量临床实践证明,高度的信任感、良好的医患关系是一切心理康护成功的保证。

2. 消除紧张恐惧心理

患者入院后病房设置尽量家庭化,营造温馨轻松的氛围,配合精心的健康教育,让患者了解孕产后的特点和转归;引导患者和病友交往,请治疗效果好的患者做示范教育,使其减轻心理压力,保持情绪稳定,积极参与康复治疗。同时,康护人员要切实做好生活护理工作,帮助患者料理好日常生活,保持衣服、床铺整洁干燥,避免潮湿异味等不良刺激;对患者态度和蔼,做到微笑服务,尽量使用一些亲切的称呼,以缩短与患者之间的距离,增强信任感。

3. 家庭心理支持

做好患者家属亲友的工作,使患者家属能接受亲人的病症,给予充分的关爱和心理支持,使患者感受到来自亲人的力量,增加患者对生活的信心和亲友的眷恋,激发其对康复后美好生活的追求和向往。让患者及其重要亲人共同参与康护活动,适时给予患者及家属康护知识和技能的指导。

五、儿童患者的心理康护

【情景案例】

唐××,11岁,白血病患者,一天治疗完后悄悄离开病房,家人和康护工作者四处寻找,最后在医院太平间外面找到他,护士问他为什么来这里,他说:"我去看太平间在哪里,去看看我死了存放的地方。"可见,不能把儿童看成一张白纸,他有自我意识和丰富的情感。

儿童患者是病人中不可忽视的一个特殊群体。他们的心身正处于发育阶段,身体的变化很容易被康护工作者和家长发现,并予以重视,而心理的变化却不容易观察,常被忽视。由于患儿的需求得不到理解、重视、满足,以至表现出恐惧哭闹、反抗、不配合操作,因此,康护工作人员应重视小儿的心理康护,即以康护工作者的语言、行为、精神等来调动病人潜在的积极因素,使其精神处于最佳状态,有利于疾病的恢复。可以说,患儿病愈走出医院,也是其心身成长的一个标志。儿童患者的突出特点是年龄小,对疾病缺乏认识甚至无知,心理活动多随治疗情况而迅速变化。他们具有恐惧的心理,如害怕病治不好、害怕疼痛、孤独和寂寞。但是他们同时也具有儿童的乐观天性,好玩、好新奇,对新事物易于接受和模仿能力强等特点。

(一)住院儿童的心理康护

【情景案例】

患者孙××,男,6岁半,患儿入院时伴有喘息、气急、咳嗽等症状,被诊断为支气管哮喘,患儿自入院进行治疗以来,常常会因为父母或亲人的离开而哭闹不止、睡眠不安、拒绝进食,患儿一看见穿白色衣服的人进病房便会产生恐惧表现,甚至有过偷偷跑去躲起来的行为,其父母反映其最近时常尿床尿裤,住院前都没有这么频繁,也不愿与其他小朋友玩耍,话变少了。

1. 概述

儿童时期是心理、行为形成的基础阶段,对疾病造成损伤的恢复能力较强,但自身防护能力较弱;有模伪、好奇、贪玩、合群、期待被认可等心理特点。康护工作者应掌握儿童的心理特点,有针对性地进行心理康护。

2. 心理特征

住院儿童患者的心理特征主要表现在以下5个方面。

(1)皮肤饥饿。心理学研究发现,人类和其他热血动物一样,都有相互接触与抚摸的特殊需要,这种现象被称为"皮肤饥饿"。人际接触与抚摸是婴儿重要的心理需要,儿童的皮肤饥饿可通过父母的搂抱等方式获得满足。年龄较小的患儿,由于住院离开了父母或亲人,会产生皮肤饥饿,可引起哭闹、食欲缺乏、睡眠不安等现象。皮肤饥渴症学说的创立,源于20世纪40年代初,纽约市一名儿科医生为了挽救濒死的早产儿,要求所有的康护工作者每天都要搂搂襁褓中的宝宝,结果婴儿死亡率迅速下降趋近于零。美国迈阿密接触研究机构负责人菲尔德指出:人体的肌肤和胃一样需要进食以消除饥饿感,而进食的方式便是抚爱和触摸。

(2)分离焦虑。住院接受治疗的患儿,离开父母或亲人,会表现出冷漠、呆板、口吃、吮指甲、尿床等情绪或行为。离开父母的年龄越小,造成的心理紊乱现象越突出。1岁以内是建立"母子联结"的关键时期,由于住院而突然剥夺了母爱,可造成患儿的心灵创伤,其常常出现拒食、哭闹不止、睡眠不安现象。康护工作者的白色工作服及陌生的医院环境,会进一步加重患儿的焦虑情绪。

(3)孤独。患儿离开熟悉的家庭环境,进入陌生的医院环境中,接触周围陌生的康护工作者,亲情需要没能得到满足便产生孤独心理。表现为与康护工作者接触交谈的时间少,夜间难以入睡,感到孤独寂寞。对亲人依赖心理较强的儿童孤独感尤其明显,他们希望时刻有亲人在身边照顾和陪伴自己。

(4)恐惧。恐惧是住院患儿的又一突出表现。由于对医院环境感到陌生,父母又不能在身旁陪伴,还有各种检查和治疗带来的痛苦,患儿心理上难以适应,有些患儿看到康护工作者就惶恐不安,个别患儿甚至产生逃离医院的想法。特别是3岁以下的儿童,可能将住院与父母分离认为是一种对自己的惩罚,从而产生被父母抛弃的恐惧感。少数年龄较大的儿童,会从成人的表现中来了解自己的病情是否严重,是否给家庭带来经济负担,甚至会想到死亡,进而感到恐惧,表现为孤僻、胆怯、抑郁、自卑、悲伤。

(5)行为异常。患病住院对儿童来说是巨大的生活事件,会引起心理上的应激,可能产生对立行为,而年龄较大的患儿,表现为发怒、吵闹、哭泣、拒绝父母离开或拒绝执行康护工作者的要求。此外,因疾病的痛苦和折磨,患儿常出现焦虑与恐惧,以及退化行为,如尿床、尿裤、撒娇、拒食、睡前哭闹、依恋父母等。

(6)睡眠障碍。睡眠障碍包括:入睡困难、夜惊、梦魇、夜游症。①入睡困难。大多因为父母抱着睡形成不良习惯或因医院陌生的环境所致。②夜惊。病儿在入睡一段时间后突然惊醒,瞪目起坐,大叫哭喊,躁动不安,气促出汗,表情恐怖,意识不清。该症状产生与以下因素有关:家庭成员病重或死亡,初次离开父母进入陌生环境,外伤,意外事件所致的焦虑不安;睡前听恐怖紧张的故事或看紧张的电影电视,白天过于兴奋。③梦魇。在夜间熟睡时,突然做恐怖的梦而惊醒,伴有紧张、出汗等。它不是病态,而是在浅睡时发生噩梦,一般不需治疗。④夜游症。睡眠中突然坐立或穿衣起床走动或做复杂动作,表情茫然,意识不清,数分钟或更长时间后自己重新上床睡觉,次日不能回忆。

3. 心理康护

(1)年幼患儿的心理康护。6个月左右的婴儿很需要母亲的爱抚,康护工作者应经常轻拍、抚摸、搂抱、逗笑,使之产生在母亲怀中的安全感。6个月至4岁的患儿,住院心理反应明显,允许家长陪伴,康护工作者应体贴、关心患儿,与之共同做游戏、讲故事、玩玩具、看图画,从而建立良好的相互信任关系,帮助克服对医院的恐惧感。年幼患儿病情变化快,不善于用语言表达自身感受,康护工作者应注意非言语行为,如表情、目光、体态等,了解其心理状态和心理需求。注射治疗时,利用其注意力易被转移的特点,减轻疼痛感。年龄较大的儿童,能与人很好地沟通,康护工作者可适当解释住院和诊治的原因,取得信任和配合。

(2)善于从其面部表情、啼哭和言语中洞察其心理,用关心、爱护、热情的语言进行沟通,建立起信任的关系,安抚孩子的情绪。患儿表现出困惑、疑虑、恐怖不安、气愤和痛苦等情况时要充分尊重、理解、同情。在此基础上劝导、鼓励、反复保证以减轻患儿的怀疑、恐怖、焦虑、紧张和不安。如对疼痛呻吟的患儿进行安慰。

(3) 与患儿家长交谈的技巧。了解家长的背景情况,让其畅所欲言。康护工作者应把握会谈的主旨,必要时进行提示和引导;用准确、通俗的语言进行解释和安慰。对难治性的严重疾病,如癫痫、脑瘫、白血病等,在告知家长实情的同时,做好精神安慰工作。有的家长在介绍病情时,为了令康护人员引起重视,常常将病情说得很严重。

(4) 给予患儿家长心理支持。孩子生病,家长格外紧张、焦虑,难免过分照顾、夸大病情,对医护提出过高要求。当家长的心理状态很消极时,可能加重患儿的心理负担,影响依从性和治疗效果。所以儿童病人的心理康护,实际上在很大程度上是对家长的心理支持。

(5) 温馨舒适的儿科病房环境。工作人员着彩色工作服;病室墙壁颜色鲜艳,并有吸引儿童的图画,治疗室可配玩具;每个病区设儿童乐园,以消除患儿的紧张心理。

(6) 残疾患儿的心理护理。针对其自卑和抑郁心理,应加倍爱护,给予心理支持,如讲述热爱生活的小故事和身残志坚的榜样的故事,增强其面对生活的勇气和治疗的信心。

(7) 肿瘤患儿的心理康护。在孩子诊断的初期,家长的心理障碍严重,康护工作者应给予更多的解释、理解和指导,提高家长的心理承受能力,这对稳定患儿情绪,使其配合治疗,增强战胜疾病的信心,减少患儿日后的心理障碍。对应用激素等药物或是放化疗时引起的满月脸和脱发者,应告知停药后3个月满月脸即可消失,头发也可重新长出。使患儿减少顾虑,配合治疗,不至于将药物偷偷丢掉。创造条件,将病情严重和濒临死亡的患儿安置在单人病房,减少对他人的恶性刺激和恐惧感。

(8) 临终患儿的心理康护。临终关怀是一套有组织的医疗方案。其重点是对死亡前疼痛的控制和心理支持,以及对家属的心理辅导。目的在于帮助患儿面对死亡,协助减轻亲属的痛苦。影响其心理反应的因素:年龄、性格、对病情的理解、家长的情绪和行为、目前身体痛苦的程度等。学龄前儿童对死亡的概念不清楚,认为是睡觉,死后能复生。护士应减轻其疼痛、呼吸困难等痛苦,尽量满足其心身需要,给予搂抱、抚摸。学龄儿童认识到死亡是件大事,小孩子常认为死亡是阴暗的、厌恶的、不好的事情,惧怕死亡。

(二) 多动症儿童的心理康护

【情景案例】

王×,男,7岁,小学一年级学生。父亲是汽车司机,母亲为纺织厂工人。王×在幼儿园时就比其他孩子明显表现出多动行为。上小学后,这种情况有增无减。主要表现为:上课时不遵守纪律,好晃椅子,经常惹同桌的同学,注意力不集中,东张西望,老师批评或暗示后有一定效果;课余活动中不大合群,好搞"恶作剧",如有时接连用头把几个同学撞倒,自己却满不在乎;在家里则表现得任性、冲动,遇到想办的事情父母不能满足,便大喊大叫,甚至在地上打滚,此外精力显得特别充足,对看电视很感兴趣,碰到爱看的节目,如武打片、侦探片,能一连看上一两个小时,但做作业时却少不了边做边玩,注意力难以集中。据家长和教师反映,王×脑子并不笨,当他专心学习时,有时比一般同学学得还快,就是因为好动分心,使得学习成绩不太好。在家庭教养方式上,王×的父亲比较粗暴,看到孩子好动，不听话，烦了就骂，急了便揍；母亲则对孩子过于宠爱，家里买的玩具比一般家庭的儿童多好几倍，而且有不少是高级的电动玩具，但孩子玩不了几天就弄坏了，有时孩子发脾气，新买的玩具拿起来就摔。对此母亲只是叹息，可舍不得管孩子。

1. 概述

儿童多动症又称脑功能轻微失调或轻微脑功能障碍综合征或儿童注意缺陷多动障碍，是由多种生物、心理和社会因素所致的一组综合征，主要表现为注意缺陷和活动过度，常伴有学习困难和情感行为异常。儿童注意缺陷多动障碍是儿童期常见的一种行为障碍，发病率占全体小学生的1%～10%，男孩远多于女孩，学龄前症状明显，随年龄增长逐渐好转，部分病例可延续到成年期。

2. 心理特征

（1）注意缺陷。患儿注意缺陷具有下列特点：① 被动注意（不随意注意）占优势、主动注意（随意注意）不足。表现在上课时注意力不集中、思想常开小差，对老师的提问茫然不知或答非所问，做作业容易受外界无关刺激影响而分心，平时做事丢三落四，但对有趣的电视节目、书刊、新奇的游戏等则会全神贯注或相对集中注意力。重症患儿则无论主动注意还是被动注意都明显不足。② 注意强度弱、维持时间短暂、稳定性差。如患儿难以保持40分钟的专心听课时间。③ 注意范围狭窄，不善于分配注意，不善于抓住注意对象的要点和重点。如做作业容易漏题、串写、马虎潦草，计算中出现不应有的低级错误，难以按时完成作业等。

（2）活动过度。患儿自我控制能力不足，注意力分散，行为易"随景迁移"而呈现活动过度，其多动具有下列特点：① 与年龄发育不相称的活动过多。婴儿期表现为好哭、易激惹、手足不停地舞动、兴奋少眠、难以养成有规律的饮食和排便习惯；会走路后活动明显较正常同龄儿多。除了睡眠时间外，难以有安静的时刻，进幼儿园后不守纪律，好喧闹和捣乱，玩耍或游戏无常性。② 多动症状无明确的目的性。动作杂乱无章，并不停地变换花样，其行为动作多有始无终，缺乏完整性而显得支离破碎。③ 冲动任性。多动行为常不分场合、不顾后果、难以自控，易发生意外事故。

（3）情感和行为异常。患儿因注意障碍、活动过度、冲动和学习成绩下降而常遭到老师的批评，同学的讥讽、鄙视和家长的训斥打骂，他们的自尊心受到伤害，情感更加脆弱，容易出现下列症状：

① 退缩、回避。害怕上课、不定期做作业，逃避考试，甚至逃学，出现"学校恐惧症"等情况。面对老师的批评、家长的劝说教育，患儿表示会坚决改正。但由于自我约束和控制能力不足，导致事隔不久又会重犯。易被老师和家长认为是"有意对抗"，产生愤怒情绪，由此会招致更严厉的批评和惩处，进而导致恶性循环，使患儿症状持续加重。

② 幻想和孤独。有的患儿整天忧郁少言，悲观失望，不与同学交往，与亲人也很少交流；有的则降低自己的实际年龄，转而喜欢与幼小儿童或低年级小朋友玩耍，做幼儿们玩的游戏，从而影响学业，导致学习困难，随着时间的延续则易形成适应障碍、孤独症等。

③ 过度补偿。为了抗衡自卑情绪，补偿自尊心受到的伤害，他们会利用自己在组织能力、体力等方面较强的优势，在学校或班级内组织小团体，操纵或强迫其他同学参与，在课堂内外起哄、欺侮、批评、鄙视其他同学，对老师和同学恶作剧，甚至结伙斗殴，以这种攻击性

的行为来显示自己的能力,否认自己的不足,补偿自身的缺陷。这种冲动性行为易造成小儿品行障碍,甚至构成少年犯罪。

④ 掩饰和否认。当患儿受到老师或家长批评时,为了逃避责难和惩罚,会抢先通过开玩笑、扮小丑、做鬼脸、哄骗、说谎等方式来控制局面,引开批评者的注意力或者是先嘲讽一下自己,以阻止别人的批评;有的则完全否认自己的不良表现,把自己的行为过失归罪于老师同学的批评和家长的责备打骂。有的家长也认为自己的孩子聪明活泼,其不良行为是老师和周围同学的过错造成的,掩饰和否认会加大老师和同学与患儿之间的对抗情绪,有碍疾病的矫治。

(4)学习困难。患儿学习困难主要是由于注意力分散,而非精神发育迟缓(智力低下),其智能水平与正常儿童一样,智商大都在正常范围。因此,患儿的学习困难具有个别特点,例如:① 学习成绩具有波动性;② 学习成绩随着年级的升高而逐渐下降;③ 学习或考试时常出现如前描述的不应出现的"低级错误";④ 经心理康护和药物治疗后,学习成绩可以提高。

(5)神经体征。部分患儿可出现轻微共济运动障碍,软性神经体征如咬指甲、吸吮手指、口吃、言语不清、遗尿等其他异常神经体征。

3. 心理康护

儿童多动症的治疗需要医生、家长和老师的共同配合与积极参与,才能收到良好的康护治疗效果。

(1)行为疗法。利用条件反射原理,当训练中合适行为出现时就给予奖励,以求保持并继续改进,当不合适行为出现时则加以漠视,或暂时剥夺一些权利。实施该疗法前,必须确定患儿的某些行为为"靶行为",再通过阳性强化法或消退法来强化或消除该"靶行为"。同时,结合代币制、活动奖赏及暂时隔离法等效果较利,家庭、学校及康护治疗三方结合起来进行治疗,其疗效突出而稳定。

(2)认知训练。认知训练有利于提升患儿的自我控制、自我指导、多加思考及解决问题的能力,使患儿养成"三思而后行"及在活动中"停停、看看和听听"的习惯。如康护工作者、家长或教师指导患儿安装一架玩具飞机,要求其认真按步骤操作,并且每做一个步骤就大声讲出来,使其耐心操作,不断进行自我督促和自我调节。

(3)疏泄疗法。让患儿将其不满情绪全部宣泄出来,把对事物的不满讲出来,康护工作者、家长或教师注意观察和聆听并予以分析,正确的方面加以肯定,错误的方面给予纠正指出,使患儿心情舒畅,与他人融洽相处,利用和创造机会让患儿多做户外活动,使其部分旺盛的精力释放出来,再回到课堂或做作业便会安静许多。

(4)争取家长和教师的配合。几乎所有就诊患儿的家长都有不同程度的焦虑或失望,有些教师亦如此,并由此导致对患儿形成不良的定势印象。因此,应同时对患儿父母进行心理康护指导,并争得教师的理解和参与。帮助他们认识多动症是一种病症,改变其将患儿看成"坏孩子、没救了"的偏见,告知他们惩罚教育不仅无效,甚至适得其反。应重视正性强化教育,以理解和鼓励为主,激励患儿参加有规律的活动,按时作息,保证充足睡眠及合理营养。注意对患儿的训练要有始终如一的纪律要求。

① 争取家长的配合。向患者家长讲解多动症的知识和特殊照顾方法的同时,也要求家长

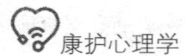

相互交流育儿心得及各自的体会，这样有利于引导其宣泄心中的愤懑，改正其不良的教养方法。

② 争取教师的配合。指导教师正确对待患儿，应注意以下几点：

首先，上课或进行集体活动时尽可能让患儿坐在教室中间并靠近讲台，或让他坐在守纪律的孩子旁，争取得到其他同学的配合与关照，勿使其靠窗或坐在最后。上课前可以让他充分活动一下肢体，并可允许他课间伸懒腰或分派他收作业，适当的活动可使其听课时的多动和注意力不集中的情况有所减少。

其次，尽可能给患儿一些体验成功的机会，成就感和荣誉感会促进其行为自控能力有所增强。即使患儿获得很小的成就，教师也要给予及时的赞扬，让患儿感觉你在注意他，如一个赞赏的目光或一个肯定的微笑等，避免说"怎么连这个都不会""真拿你没办法""真笨"等类似的话，尽可能不大声叱责，除非他危害自己或他人时。布置课后作业时，应尽可能与患儿的家长取得联系，共同加强对患儿的提示，且要考虑作业的量和难度是否适合他，放学时再把布置的作业对患儿特别交代一遍，让他记录下来，放在容易看到的地方。这样做有利于培养患儿良好的学习习惯，增加其成功感。发现患儿有所动作或行为时，先让其把自己的目的和想法说出来，应注意创造轻松的气氛使其放松，不要催促他、耻笑他，适时地鼓励他完成，并及时回应他的要求和行为。这样可以控制他的情绪，减少他的盲目行为，增加他的成功感。

最后，对患儿下指令时，指令越简单越具体越好，不要下笼统的指令，不要一次下多个指令。当患儿症状明显，导致学习困难、成绩下降或有明显的行为异常时，在上述心理康护措施的同时应予以药物治疗。

（三）孤独症儿童的心理康护

【情景案例】

> 吴×，男，现 4 岁，两岁时会说"爸爸""妈妈""妈妈抱"等。但近几个月，反而不爱说话了，叫他名字时没有反应，好像没听见；对大人的吩咐似乎不理解，也不能区分亲人和陌生人；兴趣减少，只对事物感兴趣，听到自己喜爱的食物名称时马上做出反应；不会用言语表达个人的欲望和需求。

1. 概述

孤独症又称自闭症或孤独性障碍等，是一种由大脑、神经以及基因等病变所引起的广泛性发育障碍的代表性疾病。70%的儿童孤独症患者伴有智力低下，20%智力基本正常，5%~10%智力超常。儿童孤独症通常于 3 岁之前发病，男孩患病的比例高于女孩，其典型特征是社会交往障碍、言语发育障碍及兴趣和行为的异常。

2. 心理特征

（1）社交障碍。社交障碍是儿童孤独症的核心症状。患儿缺乏与他人的人际互动，听力正常却不理睬他人的呼唤或指令，独自玩耍、独自发呆，不参与合作性游戏；逃避与他人的接触，尤其是目光接触，回避与他人的身体接触，不会寻求父母或成人的注意或安慰，表情淡漠，缺乏相应的面部表情，极少用点头、摇头等表示其意愿。

（2）语言障碍。多数患儿语言发育落后，到了2~3岁仍不会说话，或表现为重复刻板的语言表达或自言自语，类似鹦鹉学舌，不能正确运用"你、我、他"等人称代词，词汇内容单调、奇特，语音、语调怪异，难以理解，当患儿处于陌生环境或遇到困境时尤为如此。

（3）狭隘兴趣与刻板行为。患儿通常对正常喜爱的活动不感兴趣，而对某些物体或活动的兴趣却超乎寻常，并由此出现刻板行为。如以某种固定的顺序排列玩具，不停地旋转或着迷般地观察旋转物体、玩弄电器开关、反复看电视广告或天气预报、来回奔走等。几种刻板行为可同时出现，但并非一成不变。

（4）智力异常。大多数患儿智力落后，少数患儿智力正常或偏异超常。患儿在言语和抽象思维及逻辑相关的测验方面表现差，但操作能力和机械记忆方面却表现优秀，高功能自闭症患儿表现出非凡的才能，如超强的记忆力、计算力、音乐或美术方面的才能等。

（5）感知觉异常。大部分患儿对某些声音特别敏感、恐惧或喜好，不喜欢被人接触或拥抱，对跌倒、打针等疼痛感觉迟钝，不能整体理解和把握接触对象，更多地关注对象的非特征性和不重要的信息。

（6）学校恐惧。对学校环境的恐惧，这是一种较为严重的儿童心理疾病。多见于7~12岁的小学生。学生因为某些不良的因素而害怕上学，甚至公开表示拒绝上学。发病期间，如果父母强迫会使患儿焦虑加重，如心神不安、惶惶不安、面色苍白、全身出冷汗、心率加快、呼吸急促，甚至有呕吐、腹痛、尿频、便急等。倘若父母同意暂时不去上学，则孩子的焦虑马上缓解。

（7）其他自闭症患儿多伴有多动和注意力不集中，易被误诊为儿童注意缺陷多动障碍，易发脾气、尖叫，伴有攻击和自伤行为（如撞头、咬手、抓挠、摩擦等）等。

对于儿童孤独症，目前尚没有特异的治疗方法，关键在于早期发现、早期干预。孤独儿童的最佳干预期是3~6岁，主要通过特殊教育训练和药物辅助的方法，来提升患儿认知、社会交往及适应社会的能力。

3. 康护措施

（1）结构化教学法。由1970由美国北卡罗来纳大学创建，主要针对孤独症儿童的综合教育方法，是一套比较有效的孤独症训练课程。该方法主要针对患儿在语言交流及感觉知觉运动等方面的缺陷进行教育，其核心是增进患儿对环境、教台和训练内容的理解和服从，包括诊断、评价、结构化教台、个体发育计划、社会技巧训练、职业训练、家庭和社区计划，以及父母训练和咨询。教育内容包括模仿、粗细运动、知觉能力、认知、手眼协调、语言理解和表达、生活自理、社交及情绪情感等方面。康护治疗师通过语言、身体姿势、标签、图表、文字等方法增进患儿对训练内容的理解和掌握，同时，运用行为强化原理和其他行为矫正技术帮助患儿克服异常行为，增加良好行为。教育课程可在专业机构开展，也可在家庭中开展。

（2）应用行为分析法。采用行为塑造原理，以正性强化为主促进患儿各项能力的发展。其核心部分是任务分解技术，包括4个步骤：治疗师发出指令、儿童的反应、对儿童反应的应答、停顿。任务分解技术的结构如下：

① 任务分析与分解。
② 分解任务强化训练，在一定的时间内只进行某分解任务的训练。
③ 奖励（正性强化），每完成一个分解任务都必须给予奖励强化，强化物主要是食品、玩

具和口头或身体姿势表扬，而且强化要随着进步逐渐隐退。

④ 提示和提示渐隐，根据儿童的发展情况给予不同程度的提示或帮助，随着所学内容的熟练又逐渐减少提示和帮助。

⑤ 间歇，在两个分解任务训练之间需要短暂的休息。

要保证治疗应该具有一定的强度，每周20~40小时。每天1~3次，每次3小时，要求在3小时内完成规定的任务。注意训练中要遵守个体化、系统化、严格性、一致性、科学性的原则。

（3）人际关系训练。① 人际关系发展干预：孤独症患儿缺乏对他人心理的推测能力，缺乏目光接触，不能形成共同注意，不能分辨他人的表情。因此，患儿不能形成社会参照能力，不能和他人分享感觉和经验，不能形成与亲人和朋友之间的情感链接和友谊。为了提高患儿对他人心理理解能力，美国临床心理学家 Steven Gutstein 博士根据正常儿童人际关系发展的规律（目光注视—社会参照）及次序（互动—协调—情感经验分享—享受友情）设计了一套训练项目，内容包括各种互动游戏，如表情辨别、目光对视、捉迷藏、抛接球等。活动由治疗师或家长主导，主导者表情丰富夸张但不失真实，语调抑扬顿挫。

② 地板时光。由美国孤独症康护教育专家 Green Span 教授通过总结孤独症儿童教育康护案例的操作和研究而创立的康护教育方法。与人际关系发展干预疗法不同，在地板时光训练中，治疗师或家长根据患儿的活动和兴趣决定训练内容，而在训练中，他们一方面配合孩子的活动，同时在训练中不断制造变化、惊喜、困难，引导孩子在自由愉快的时光中培养解决问题的能力，进而发展患儿的社会交往能力，训练活动不限于固定的课时，而是在日常生活的各个时段。这样的训练对治疗师或家长的要求更高。

（4）沙盘游戏疗法。此治疗法适用于脑瘫患儿的心理康护，主要体现在以下五个方面：

① 与传统交流式心理咨询相比，沙盘游戏更易于被患儿接受，在游戏中促进患儿认知的发展，让患儿在枯燥烦琐的康护治疗过程中，体验轻松愉快的游戏时间，患儿按照自己的节奏和喜好自由地动手动脑、玩耍表达，在游戏中释放压力，促进情绪和脑的发展。

② 脑瘫患儿多有不同程度的言语障碍，沙盘游戏不依赖来访者用言语与治疗师进行交流，这种弱语言特点更适用于脑瘫患儿，患儿的无意识内容能在游戏过程中自然流露。治疗师通过患儿的游戏过程和沙盘呈现的画面洞察患儿的心理特点，有针对性地给予指导和帮助。

③ 有利于释放压力，缓解患儿情绪问题。脑瘫患儿因疾病及长期枯燥的治疗易致自卑、焦虑等，沙盘游戏可以使患儿自由表达内心情感，正视内心冲突，促进自我整合力量的发挥，逐步解除不良情绪的困扰。

④ 缓解行为问题。沙盘游戏为患儿提供了表达攻击行为的方式和途径，他们在沙盘中释放内心压力，发泄过剩的精力和能量，从而减少他们在生活中的冲动及攻击性行为。

⑤ 增加对治疗的配合及提高社会适应能力。沙盘游戏要求来访者在规定的时间（50~60分钟）内用沙具在沙盘内进行操作，不允许来访者损坏沙具等。促使患儿在游戏的同时接受游戏规则的约束，听从治疗师的安排。沙盘游戏治疗有利于减少患儿对康护工作者的恐惧，在康护治疗中能配合治疗师，进而在生活中学会理解他人的感受和意愿，逐步适应社会生活的变化发展。

（5）音乐疗法。音乐疗法是治疗师利用音乐体验的各种形式，以及在治疗过程中发展起来的，作为治疗动力的关系来帮助被治疗者恢复健康的系统的干预过程。脑瘫患儿最主要的临床表现是运动功能障碍，改善运动功能是脑瘫康护的首要任务。由于脑瘫的康护治疗是一个艰苦而漫长的过程，每日重复枯燥乏味的训练内容易使患儿产生消极厌烦情绪，不配合训练。音乐则为患儿提供了一个理想的背景，愉快的音乐能缓解或消除患儿在治疗中的单调不适等负面情绪。用音乐的节奏或旋律来引导患儿主动做动作或努力地去尝试某个动作，或用演奏乐器的方式来鼓励患儿完成某个动作，有利于提升患儿的运动能力；同时，聆听音乐可激发患儿的兴趣，调动其主动训练的意愿，使单纯的被动训练模式变为被动加辅助运动到主动运动模式，保证了运动疗法的效果。

（6）对家长实施心理支持和技巧指导。鼓励患儿家长乐观面对现实，早期诊断早期治疗，除应用药物治疗外，还应积极进行康复训练，努力争取患儿合作，在训练中应注意：

① 训练形式应多样化，训练时间不要太长，尽力吸引患儿的注意力，在患儿兴致最高时对其进行训练，不要强迫患儿。

② 每次只训练一个项目，学会这个项目后再进行下一个项目，注意通过重复来学习新知识和新技能，让患儿做力所能及的事情。

③ 在训练自我服务技能时可应用循序渐进连锁法，即将一个目标行为分解成一串相连的小步骤，如喝水，可分成以下 5 个环节连锁行为：用手拿起勺子→把杯子送到嘴边→喝一口水→咽下去→把杯子放下。

④ 耐心鼓励患儿，应遵循示范→等待→鼓励→等待→示范的原则，让患儿有足够时间做出反应，而且当患儿完成一个动作时，应立即给予表扬，使患儿有成就感。

⑤ 利用形式多样化的教具和教学资源，如实物、图片、模型等直观手段，讲解时辅以动作，形象生动，通俗易懂，给患儿留下深刻印象。

⑥ 尽量利用实际事例，以及与日常生活相关的资料与教材，使患儿感到与自己有关，便于灵活运用。

⑦ 常对患儿说话，有时说话伴有动作，使其容易理解。能讲话的患儿要用口语回答问题。对有语言障碍的患儿允许他们用手势，但要鼓励其发音。

⑧ 正确对待患儿的反抗行为，可采取不理睬的态度，如患儿拒绝吃饭时，可将饭菜拿开，等到下顿饭时间才给患儿吃，这样患儿会比家长还急，提高患儿配合度。

⑨ 立体训练。适用于轻型脑瘫患儿，让患儿视觉、听觉、触觉及整个机体都能协调一致地活动，以促进脑神经发育，开发智力，如让患儿弹奏乐器、打算盘、唱歌、跳舞、绘画等，可促使其多器官、多系统地参与活动。

（四）残疾儿童的心理康护

【情景案例】

患儿朱×，男，8岁，车祸导致左侧腓总神经损伤，患儿经过康复治疗之后现已能自己独立步行上学，由于该患儿步行姿势异于常人，总是被一些同学嘲笑，甚至还被同学欺负，患儿回到家中就乱扔东西搞破坏，不听家人劝阻，还乱发脾气，若稍有不满便大哭大闹，力所能及的事情自己也不做，遇事不愿正确面对，喜欢独处。

1. 概述

残疾患儿是一个弱势又特殊的群体，由于生理上的缺陷影响到心理健康，他们心理健康往往为人们忽视，因此必须关注残疾患儿的心理健康问题，为他们提供必要的康护措施使他们重返社会。

2. 心理特征

（1）敏感、自卑。由于升学等方面的限制及社会传统的偏见，残疾儿童多不能正视自己的生理残疾，总认为自己比不上健全儿童，遇事畏缩，对未来丧失信心，缺乏竞争的勇气，甚至自暴自弃，不思进取。

（2）冷漠、孤僻。由于生理缺陷使残疾儿童游离于普通儿童之外，他们喜欢独处，只爱与同类残疾儿童交往。

（3）逆反、多疑。残疾儿童往往仅依据感性认识和事物表象做出推断，对人际活动容易产生偏见和误解。对周围事物表现出疑虑、反感等情绪，并通过面部表情及语言流露出来。

（4）焦虑、依赖。残疾儿童在家庭中受到过多的照顾，养成依赖的习性，自理能力很差，即使是一些力所能及的简单事情也不愿意从事，尤以盲童为甚。

（5）易激惹。表现为情绪不稳定，一触即发，态度粗暴，乱发脾气，举止冲动，不听劝告，不能容忍不公正对待或他人的误解。

3. 心理康护

（1）社会支持。

① 消除社会歧视、树立现代残疾人观。社会对残疾人的偏见是挫伤其自尊，导致其形成自卑感的重要原因。政府、教育部门应大力宣传和呼吁全社会端正认识，给予残疾人充分理解和尊重，形成良好的社会舆论，创造有利于残疾儿童生活和学习的社会环境，促进残疾儿童的心身健康发展。

② 提供教育保障，满足残疾儿童受教育的需求。一方面，应加强特殊教育，特殊教育是残疾人教育的重要环节和有效途径，有利于提升患儿的社会适应能力；另一方面，应结合残疾儿童的实际情况，尽可能把残疾儿童置于正常的教学条件下接受教育，这有助于克服专业培训学校封闭式的教育缺陷，让患儿更好地接触社会，有利于患儿的全面成长。

（2）提高患儿家长的适应能力。

① 保持良好的亲子关系。亲子关系是人们最早体验到的、无法自己选择的人际关系，也是一种带有强烈情感色彩的持久关系。亲子关系直接影响着儿童的生理健康、态度行为、价值观念及未来成就。个体的基本态度、行为模式、人格结构等在婴儿期的亲子互动过程中已有雏形基础，再经过之后的儿童期、青年期等心身发展的重要阶段，逐渐形成个人的独特人格。因此，作为养育者，父母有义务和责任培养儿童，促进其健康成长，将家庭作为儿童体现自我、学习社会生活的场所。

对于残疾儿童来说，父母的关爱和指导更有利于其心身健康发展。父母与残疾儿童的关系是亲子关系中的一个特殊问题，其焦点在于家长对患儿残疾状况及其适应不良性行为的态度。这种态度一般有接受、溺爱及拒绝三种类型。残疾儿童家长若能接受患儿的残疾，给予关注和爱护，可使患儿情绪稳定；但现实中，家长往往过分溺爱、干涉或放纵患儿。因此，应督促患儿家长采用适当的方法与残疾儿童建立良好的亲子关系。以积极的心态面对孩子，多用正性强化，树立孩子的自信心；了解孩子的问题所在，考虑孩子心身发展的具体情况，给予孩子弹性空间；明确对孩子表达自己的关爱，并适时给予奖励。

② 对患儿家长的心理指导。不仅残疾儿童本人要适应自身的残疾状况，其家长也应努力适应，勇敢面对自己孩子残疾的现实，并随时应对残疾儿童在日常生活、学习、人际交往等成长过程中发生的各种突发事件。

残疾儿童的家长也需要经历休克、否认、悲伤和愤怒、适应及认知重建等阶段，不能接受和适应患儿的残疾状况。此外，家长在抚育残疾儿童的过程中会将自己的孩子和其他健康的孩子进行比较，会出现羡慕、妒忌，甚至悔恨、敌对等不平衡心态。因此，只有在康护过程中注意残疾儿童家长的心理反应及情绪变化，有针对性地解决其心理问题，使其积极地配合治疗，和孩子一起面对今后的人生，才能促进患儿的康护。

（3）增强残疾儿童的适应能力。

① 帮助残疾儿童克服自卑心理。残疾儿童自卑感的形成与家庭影响、学校教育、社会要求和评价以及个人的生理、心理等多种因素密切相关。应注重残疾儿童的心理感受，对其应多用肯定、认可的评价，避免进行不确定的比较，以利于其克服自卑，保持良好的心境。另外，应使残疾儿童相信躯体各个器官的功能通过努力训练是可以得到补偿的。促进残疾儿童坚持不懈地进行康复训练，克服残疾造成的种种困难，让其在实践中体验成功的快乐，使他们接受现实，自尊、自信、自立、自强。

② 培养残疾儿童的社交能力。人际交往是社会化的核心。良好的人际关系，不仅能给人带来快乐，而且能帮助人走向成功。残疾儿童常常由于交往伙伴的缺乏和周围环境的封闭，而变得孤独忧郁，从而形成了人际交往的恶性循环。因此，培养残疾儿童的人际交往能力，更有利于他们适应社会发展的需求。

首先，创建和谐家庭。家庭是接受最初教育的场所，家庭气氛间接影响儿童的发展状况。良好的家庭氛围有利于培养儿童的交往能力。家庭成员关系和谐，特别是父母关系和谐时，孩子的安全感、自信心才能增强，更善于与人交往；反之，孩子则会出现不合群等现象。因此，良好的家庭情感氛围是培养孩子人际交往能力的基础。

其次，树立交往信心。自信心有利于交往的顺利进行。因此，应经常用"你很棒""你能行""你一定能做到"等语言来鼓励残疾儿童，而不要轻易说"你不会""你不行"等刺激性语言，应培养他们的自信心，使其勇于面对各种挑战。

③ 创造交往机会。社会交往是儿童生活活动的基本形式。家长应从小为孩子创造交往的机会，鼓励孩子主动与长辈、亲友、邻居、同伴等不同的人交往。

最后，正确对待矛盾。残疾儿童因为身体的残疾倍受家长的呵护，导致许多孩子形成了以"自我为中心"的心理特点。他们敏感多疑，通常只想到自己的需求和愿望，致使容易与同伴之间发生矛盾。因此，家长应冷静观察孩子的交往状况，适当提供建议，让孩子从交往中学会谅解、宽容别人，培养儿童的团队协作意识和能力。

（4）培养残疾儿童的自控能力。自控能力，即自我控制能力，是自我意识的主要成分，是个人对自身心理和行为的主动掌握，是个体在没有外界监控的情况下自觉地选择目标，适当地控制、调节自己的行为，抑制冲动，抵制诱惑，延迟满足，坚持不懈地实现目标的一种综合能力,表现在认知、情感、行为等方面。自我控制能力是成功的要素,它引导个体将时间、精力、智慧、金钱投资在学习和成长中,使自己更加完善。

家长在培养儿童自控能力的过程中,应主要注意以下几点:

① 家长首先要向孩子展示自身的自控能力,做孩子的榜样。因为,家庭是孩子通过不断摸索学会控制冲动和应付压抑的最好场所。

② 从小对孩子进行意志力的培养。作为疼爱孩子的父母,不能无原则地迁就孩子,应耐心说服和教育孩子。

③ 帮助孩子对事物做出正确判断。

(5)游戏治疗。游戏治疗是指通过游戏来协助儿童表达他们的感受和困难,如恐惧、厌恶、孤独、自责和挫败感等,进而达到治疗效果。游戏疗法适用于3~13岁儿童的心理治疗。游戏是儿童与生俱来的一种倾向性行为,没有时间限制,感觉不到特别明确的学习目标。游戏是儿童主动参加而非被动参加的,游戏过程中充满了欢乐,不会产生输赢的心理负担。游戏具有控制感,让儿童感到安全可控,可增强儿童接受现实世界各种挑战的勇气,有利于儿童的成长。

游戏治疗方式分为:

① 个人游戏。根据个体的发育水平来设计游戏课题,应采取自然诱导的方法激发他们对游戏的兴趣,而不应采用强制性的手段进行游戏。对于残疾儿童,由于其认知功能存在较大的个体差异,应针对不同儿童的特点,制作一些比较容易进行的游戏,调动其参与游戏的积极性,游戏中理解周围的人和事、理解空间位置关系,促进其心身健康发展。

② 集体游戏。即儿童与伙伴们共同参与的游戏活动,有利于其体验同伴之间的感情,学习遵守游戏规则,培养团队意识,增强协作精神。

(6)社会技能训练。社会技能训练是指集中训练对社会交往有影响的言语和非言语行为,使患儿习得适当的反应方式。训练包括指导、治疗者示范、患儿练习、对恰当的行为表现给予社会性强化等。指导是指告诉患儿要做什么,强调实际行为的特征;示范是向患儿演示行为应如何操作;当患儿表现出适当行为时,给予奖励。每次治疗,患儿与治疗者均通过角色扮演的方式演练适当的行为。社会技能训练所塑造的行为主要包括:目光接触、声调友好、向他人提恰当合理的要求、对他人的不合理要求做恰当反应等。由于社会技能训练只集中在特定行为上,这些行为是否有迁移作用还有待于进一步探讨和应用。

六、创伤患者的心理康护

【情景案例】

> 一个年轻的女孩子,因幼年时跟小伙伴去海边玩,几个伙伴淘气下海游泳被大浪卷走溺水而亡,她看见了这一切,目睹了伙伴亲人的痛不欲生,从此她再也不敢一个人去海边,也不敢晚上单独睡觉,一闭眼就会想起伙伴被卷走的那一幕,一定要有人陪才睡得着,十多年来一直这样。我们该如何帮她脱离这样的心理困境呢?

（一）概　述

创伤多是意外伤，如工伤、交通事故、挤压伤、战伤等。由于受伤者原来身体健壮，事件发生突然，后果严重，导致患者功能丧失或行动不便，影响工作和生活，因而造成严重的心理冲突。突发事件创伤后伴发心理适应障碍已成为危及当事人及其家庭、社会的一大健康隐患，这些不良的心理反应如不能及时解决，轻者会影响创伤的愈合和功能恢复，重者会使患者丧失生活信心。

（二）心理特征

1. 创伤初期"情绪休克"

急性创伤者，若神志清楚，常可以表现为出人意料的镇静和冷漠，被称为"情绪休克"。伤者的反应阈值提高，答话简单，对治疗的反应也平淡。这是为了避免一切唤醒精神创伤的事件，属于一种心理防卫反应。"情绪休克"可以减少因焦虑和恐惧而造成的过度心身反应，因其在一定程度上可以对个体起保护作用。这种心理反应多持续数天，直至转变为其他心理反应。

2. 惊慌、恐惧

多见于突发性严重创伤患者。由于遭到意外伤害，患者突然离开原有的生活轨道，对创伤缺乏足够的心理准备，难以适应患者角色；再加上患者对疾病现状不了解，对医院的环境感到陌生，所以，容易出现惊慌、恐惧等心理反应。一般患者主要表现出惊慌失措、心情紧张、面色苍白、全身发抖、痛苦呻吟、哭闹喊叫、不知所措等心理行为反应。

3. 焦虑不安

由于缺乏思想准备，休克期一过，伤者可因面临一系列身体、生活问题而紧张焦虑。对创伤的清创缝合、手术及预后康护程度的不了解，急于打听伤情和预后效果，对外界极度敏感，易猜疑，对生死伤残顾虑多，对康护工作者和周围人群的语言、动作、表情都特别留心。多表现为紧张不安、苦闷，情绪低落、心烦意乱。患者对病情严重程度和预后等的认识是产生焦虑情绪最主要的因素，其他产生的原因依承担的家庭及社会角色不同，有以下几种：

（1）担心工作受到影响；

（2）担心学业延误，影响前途；

（3）担心高额的医疗费用；

（4）担心日后失去劳动能力影响工作和生活；

（5）担心前途及家庭稳定等。过度的焦虑和担忧使病人情绪、行为失控，出现相应的生理变化而妨碍病人心身的康护，甚至症状加重，导致严重后果。

4. 忧郁、孤独

通过一段时间的治疗，当患者发现意外事故给自己身体造成了不可弥补的缺损时，如肢体残缺、容貌毁损、丧失工作和学习能力，患者易沉浸在悲痛、忧伤、抑郁失望的情绪中难以解脱；特别是自己受伤又连累他人时，患者承受的压力更大，表现为悔恨交加、自责自罪、沮丧失望，有时还会出现轻生念头和行为。

此外，老年创伤患者也易出现忧郁、孤独心理。老年患者耐受力较差，反应较慢，且多伴有慢性病，所以，对创伤的预后和康护缺乏信心，多表现为迟钝、忧郁、沉默寡言。

5. 气愤、易激惹

多见于他人致伤、工伤、车祸等。患者多有飞来横祸的感觉，对肇事者或肇事单位抱有怨恨和抵触情绪，出现赔偿性心理，表现为暴躁、易怒、呻吟、哭喊，常可因小事而发生对抗行为，对家属、肇事方，甚至康护工作者莫名其妙地发怒，毫无理智地发泄，有时难以自控，不配合治疗和护理工作，有时甚至出现自伤行为。

6. 悲观失望

此类患者多是经过一段时间救治而无缓解，以及造成断肢、截肢或合并脏器损伤的患者，往往表现为悲观失望、长吁短叹、食欲缺乏、睡眠欠佳，产生厌世轻生的念头，患者不肯主动配合治疗和功能锻炼，甚至拒绝、逃避治疗。

7. 依赖

多见于某些工伤患者，他们安于患者角色的现状，小病大养，对自己的能力表示怀疑，自信心减弱，呈现出患者角色强化的行为表现。自己不愿亲自动手，就算力所能及的事情也会依靠别人的帮助，却常常埋怨别人照顾不周。多见于原来具有被动和依赖性格的个体。

（三）心理康护

1. 康护的有效措施

康护工作者应保持沉着、冷静，以语言和非语言行为安慰、鼓励患者，使患者获得心理上的安全感；对于患者在应激状态下的不理智行为，如拒绝合作、愤怒等，康护工作者应给予谅解，以期建立良好的治疗关系，促进患者心理康复。

2. 心理疏导疗法

过度的情绪压抑不仅会影响患者的日常行为，而且不利于疾病的早日康复，所以，康护工作者应向患者讲明负性情绪对疾病康复的消极影响，使患者认识到维持积极情绪的重要性；鼓励患者合理宣泄，表达心中的苦闷、紧张、焦虑等负性情绪。有些患者过分关注躯体的疼痛症状，或沉浸于对愈后效果的恐惧之中，康护工作者应告知患者积极转移注意力，多与其他病友交流、听音乐、读书报等，以消除负性情绪。

3. 认知行为疗法

认知行为疗法能够有效减轻压力及降低焦虑水平，提高睡眠质量，增强对疾病的抵抗力。尤其适用于有焦虑、担忧、抑郁倾向的患者。首先，鼓励患者把对个人和事物的看法说出来，从而发现患者的错误认知，但不对患者的看法给予评价；其次，采用启发、诱导、角色扮演等方法协助患者认识错误观点，重新审视自己对伤病及环境的评价，并帮助其改正。

4. 放松训练

放松训练的方法多样，简便易行，可以单独使用或多种方法合用。在康护工作者的指导下，对创伤患者制订切实可行的放松训练计划，通过各种固定的训练程序，反复练习。例如，可通过康护工作者的示范，教会患者进行腹式深呼吸。适用于有焦虑、担忧、易激惹、抑郁问题的患者。

5. 社会支持

创伤患者的心理康护虽然属于患者的个人行为，但不能脱离家庭成员、朋友及同事的关心、帮助、鼓励和支持，良好的亲情、友情，特别是家庭成员的陪伴和支持，可极大地增加患者的安全感和归属感，有助于患者的心理康护。值得注意的是，相对于信息及物质支持，情感支持更能促进患者的创伤后成长。所以，康护工作者要了解患者的社会支持系统，协调并鼓励系统中的成员在患者心理康护中充分发挥作用。

七、艾滋病患者的心理康护

【情景案例】

> 李×，女，45岁，有一儿一女，目前都在上中学。丈夫在外地打工时感染HIV后死亡。她被确诊感染HIV后，男方父母对她很不好，不想让她住家里，也不管小孩，她觉得活不下去了。哥哥把她接到家里住，劝她再难再苦都要把小孩带大。县疾控中心人员多次和她谈心：通过免费抗病毒治疗，也许还可以活二三十年，生活上政府也有照顾，亲戚再帮助一点，把小孩养大成人应该不成问题。县里给她生活补助，关爱救助活动都考虑她。她的情绪有所好转，但精神面貌仍然很差。不准时去县疾控中心，见面第一句话就是她想死。每次工作人员都要了解她的疾病状况，督促她按时按量服药，和她拉家常，鼓励她树立生活信心，坚强面对生活。近日，她受皮疹折磨，不能干活，情绪上又出现波动。

（一）概　述

自1981年艾滋病被人类正式识别以来，这种疾病在全世界迅速蔓延。就其本质而言，艾滋病是一种传染病，针对艾滋病毒感染者和艾滋病患者进行心理康护时，同样应当遵循传染病患者心理康护的基本原则。然而，由于艾滋病本身的一些特点，艾滋病毒感染者和患者有一些独特的心理特点。针对艾滋病患者进行心理康护时，除了要熟悉艾滋病相关知识，做好一般性的心理康护工作外，康护工作者还要了解艾滋病患者特定的心理变化，有针对性地加以应对。

（二）心理特征

1. 愤怒、恐惧

由于目前医学界还没有找到根治艾滋病的方法，艾滋病还是一种不可治愈的疾病。因此一旦患者确认自己感染了艾滋病毒，面对威胁生命的疾病，患者的愤怒、恐惧、绝望情绪会非常明显，甚至出现一些过激的行为反应。康护工作者要理解患者的心情，在面对患者一些令人不快的行为时保持情绪稳定，态度温和、诚恳，应用各种心理康护的技巧，帮助患者走过这个阶段，并努力和患者建立起相互信任的、安全的关系。

2. 抑郁、孤独、焦虑

由于大众对艾滋病传播途径尚存在一些偏见，艾滋病毒感染者和患者不仅要承受疾病的折磨和死亡的威胁，还会受到一些道德上的歧视，使他们的心理承受极大的压力，产生抑郁、孤独、焦虑等消极心理反应，自信心降低，敏感多疑，因此，更需要康护工作者的理解和尊重。康护工作者和患者接触时，要表现出尊重和接受，适度共情，让患者感受到康护工作者是可信赖的。

（三）心理康护

1. 健康教育

根据实际情况，对患者进行艾滋病相关知识的教育，帮助他们认识到艾滋病毒感染或艾滋病到底意味着什么，使他们了解疾病发展的规律、传播的途径，减轻他们对死亡的恐惧和传染给家人的担心，减少感染他人的危险性。帮助患者认识到艾滋病病情的发展与患者本人的心理和生理因素密切相关，保持良好的心理状态和生理健康状态，对减缓疾病的发展至关重要。

2. 及时沟通

通过适当应用沟通技术，例如积极的倾听，有效的提问，以及非言语行为，鼓励患者表达自己的情绪和看法，引导患者接受现实，面对现实，顺其自然，帮助患者树立和疾病斗争的信心以及长时间生存的希望，用积极的心态和方式面对生活。鼓励患者为自己今后的生活做出负责任的安排，以负责任的态度生活。

3. 尊重患者

对患者进行心理康护时，康护工作者要认真反思自己的道德观和价值观，清楚意识到自己的情感、态度、看法和偏见，不要将自己的个人价值判断带到对患者的心理康护中，不要过度追究感染的具体过程，不进行道德评判，不对患者的行为和观点直接做出对错判断，不使用评判性的语言。

4. 遵守保密性原则

由于艾滋病的特殊性，康护工作者更需要注意保密原则。保密原则是康护工作者与患者建立和维系相互信任关系的重要保障。保密也可以避免社会歧视以及由此而引发的种种不良后果。当然，保密原则不是绝对的。在某些情况下，康护工作者可能无法完全承担保密责任，这一点必须明确告知患者。

5. 营造良好康护环境

在艾滋病的心理康护中，可能会涉及一些敏感问题，例如性行为、吸毒等。如有必要涉及此类问题时，康护工作者应当坦然面对这些敏感问题，态度自然、大方、平静，直截了当提出相关问题，不要躲躲闪闪，努力淡化谈论敏感问题的尴尬气氛。对患者的家庭成员进行教育，让患者的家庭成员了解艾滋病传染的途径，减少家属对于感染的恐惧感，认识到家庭的支持对于艾滋病毒感染者和艾滋病患者至关重要，能够帮助患者积极乐观地生活，提高机体的免疫功能，减缓疾病的发展，延长患者的生存时间。鼓励和帮助家属为患者提供心理上、生活上的支持和帮助。

6. 合理计划

当患者病情越来越重时，对于现实问题的忧虑（例如经济来源、人际关系、接近死亡）会越来越突出，康护工作者可以为其提供一些实际的安排，例如帮助患者计划未来。在可行的情况下，鼓励患者之间相互支持、相互帮助。

八、肿瘤患者的心理康护

【情景案例】

罗×，女，45岁，身高约1.60米，体态发育正常，高中文化，再婚家庭，有一养女，无生育史。罗某是王某母亲发小，从小一起长大，又和王某母亲在一个单位工作，工作一丝不苟，很要强，性格内向，少言寡语，朋友不多。她曾经离异，后再婚组建新的家庭，丈夫对她非常好，而且二人共同领养一女，现在女儿读初中。两年前，罗某单位组织体检，X片提示肺部阴影，以前她也曾感觉不适，咳嗽，但没有重视，这次体检，当拿到诊断单时，她怎么也没有想到自己会得肿瘤，刚开始时紧张不安，经常失眠焦虑，寝食难眠，同时还怕家人知道自己得了重病，不想让家人一起担忧，但把得病一事告诉了要好的朋友，即王某的母亲，王某的母亲安慰她并陪伴她去医院进一步检查，检查结果证实了，她得的是肺癌。病情再也无法隐瞒，丈夫得知妻子得了肺癌非常着急，不知道怎么办才好，劝说妻子住院手术治疗，妻子极度痛苦，拒绝任何治疗。由于王某在肿瘤医院工作，得知此事后和母亲曾经到她家做思想工作，最终罗某同意治疗。手术很顺利，1个月后，罗某出院。手术后，罗某病情很稳定，愈后良好，阶段性做放化疗，但情绪低落。

（一）概 述

随着生活水平的提高，人类疾病谱已经发生了明显改变。目前恶性肿瘤已经成为我国居民的主要死亡原因之一，仅次于心脏病和脑血管病。有一段时间，人们"谈癌色变"。

在人们心中，癌症即意味着"濒临死亡"。确诊患有癌症对于个体及其家庭都是一个沉重的打击。近年来，随着癌症研究的深入，临床诊断和治疗技术日益完善，癌症患者的存活率显著提升。然而癌症毕竟是一种严重威胁个体生命的疾病，通常采用的治疗方法如手术、放射治疗、化学治疗等也有一定的破坏性和副作用。患者往往对于抗癌治疗心怀恐惧，对于手术的损毁性后果和放疗、化疗的副作用顾虑重重。认识和处理癌症患者的心理问题迫在眉睫的问题，对癌症患者进行心理康护，有助于患者恢复心理平衡，增强信心和抗病能力，也有助于患者缓解和应付各种对症治疗措施的副作用。

（二）心理特征

肿瘤患者的心理特征大致分为以下几类：

1. 焦虑、恐惧型

病人表现为精神紧张，惊恐不安，失眠多梦，忧心忡忡，对环境刺激敏感多虑。

2. 悲伤、忧郁型

病人表现为对生活失去信心，情绪低落，情感脆弱，整日沉浸在悲伤中不能自拔，对治疗顾虑重。

3. 愤怒、怨恨型

病人表现为情绪不稳定，烦躁易怒，容易走极端。

4. 厌世、抗拒型

病人表现为认为自己病入膏肓、不可救药，心情沉重、消极、冷漠，不配合治疗。

5. 稳定、开朗型

病人对疾病有正确的认识，能积极配合治疗和护理，情绪稳定。

（三）心理康护

具体而言，对癌症患者的心理康护，主要包括：

（1）医护人员及家属与患者沟通时注意语言修养，耐心细致、和蔼，指导患者自我心理调节，控制情绪。

（2）鼓励患者积极主动与外界交流，使患者表达出心理不良情绪，帮助患者减轻愤怒和怨恨，易于增强患者战胜疾病的信心，使患者以愉快的心情接受治疗。

（3）根据医生的指导，搭配健康的、合理的、营养均衡的饮食，这对于患者的心身健康及预后的益处也是不可忽视的。

（4）调动患者的主观能动性，积极参与适宜的娱乐活动，如看电视、听音乐、下象棋、绘画、练书法、做保健操等。使患者以最佳的心理状态接受治疗，益于提高疗效，延长生存期。

（5）多看肿瘤知识宣传手册，积极参与肿瘤知识宣传讲座，正确认识肿瘤疾病的特点及预后，配合医生的治疗。

在肿瘤躯体治疗取得突飞猛进的进展的同时，肿瘤患者的心理状态也应该同步得到关注和重视。正确认识肿瘤患者心理状态，及时进行疏导和干预，可使患者恢复、保持心理平衡，增强应激能力，强化免疫功能，提高患者综合治疗效果和生活质量。

可供选择的处理方式包括：

（1）帮助患者正确理解人生。与患者探讨人生意义，帮助患者在患病情况下确认生存意义，制订生存的目标。

（2）对癌症和治疗有正确的知识。为患者提供相关的知识，帮助患者认识到心理社会因素对于癌症的发生、发展、转归的影响，并可以介绍其他患者成功对抗癌症的经验，帮助患者树立战胜疾病的信心。

（3）注意个人的身心状态。心身医学早已证明心理—社会因素对于躯体的重大影响，在癌症的发生发展中，情绪因素尤其重要。帮助患者从心身两方面进行调整，一方面适度运动以增强体质，另一方面帮助患者调节情绪，保持良好的情绪状态，克服对死亡和癌症复发的恐惧，并积极参与治疗过程。

（4）应用某些想象手段，提高机体免疫力。一些研究显示，想象练习可以有效提高机体免疫力，例如每天三次看癌细胞被破坏的"幻灯片"。

（5）取得患者家庭的积极配合。家人的情感支持对癌症患者的康护有着至关重要的影响，因此，要说服家属对患者的疾病康复保持信心。为患者提供良好的心理环境，帮助患者克服各种心理压力，积极面对疾病和治疗。对于某些有强烈痛苦体验的患者，要注意防止其自杀；对于患者出现某些敌意、不合作甚至攻击行为要予以谅解。

有些情况下，癌症患者可能出现相当严重的精神障碍，超出了一般临床工作者可以处理的范围。这时患者需要专业的心理治疗。临床工作者要对此有所警觉，平时要注意倾听患者的述说，一旦发现患者精神状况明显异常，要及时联系相关科室会诊或转诊。当癌症的发展已经不可逆转，患者不可避免要面对死亡时，将经历临终患者的心理历程。这种情况下对患者的心理康护，请参看"临终患者的心理康护"。

九、临终患者的心理康护

【情景案例】

于×，2009年12月确诊患乳腺癌后，写下一年多病中日记，在日记中反思生活细节，并发出"在生死临界点的时候，你会发现，任何的加班（长期熬夜等于慢性自杀），给自己太多的压力，买房买车的需求，这些都是浮云。如果有时间，好好陪陪你的孩子，把买车的钱给父母亲买双鞋子，不要拼命去换什么大房子，和相爱的人在一起，蜗居也温暖"的感叹，引起网友关注和热议。2011年4月19日凌晨三时许，于×辞世，留下70多篇"癌症日记"。

（一）概　述

生老病死是每个人都必然要经历的过程。然而，面对死亡的方式是因人而异的，并不是每个人都能够平静地接受死亡。当医生已经确定患者将不久于人世时，是否将真实情况告知患者本人，一直是临床工作者面临的一个两难的问题。出于种种考虑，康护工作者和患者家属往往不愿或不敢将实情透露给患者本人，担心患者不能承受这种打击。然而，知道自己的病情和治疗前景是患者的权利。患者可能需要确切了解自己的生存时间以合理安排自己的后事。也许他还有许多计划希望在有生之年完成，也许他还有未了的心愿。如果患者不了解自己还有多少时间可供支配，就不能根据具体情况安排善后事宜，可能会导致终生遗憾。因此，康护工作者不应当对患者隐瞒实际情况。然而，对患者说明到何种程度、怎样措辞、选择何种时间和场合进行说明，都需要针对患者的具体情况具体对待，切不可草率行事，以免造成不良后果。

得知自己将不久于人世，对每个人而言都是一个巨大的打击。患者会有种种心理反应。不同的人面对死亡的方式会受到自身因素以及环境因素等多方面的影响。关于患者面对死亡的心理过程，研究者提出了多种理论模型，其中影响最大的是 E.Kubler-Ross 的死亡理论。E.Kubler-Ross 经过多年的临床观察认为，大多数人在面对死亡时，会经历几个类似的阶段：否认期、愤怒期、妥协期、抑郁期和接受期。在不同的阶段，患者有不同的心理需要。尽管这些阶段并不是每个人都会经历的，也不是每个人都遵循同样的顺序，但认识这些阶段以及了解各阶段患者的心理特点，能够帮助康护工作者在面对临终患者时，预计到患者可能出现的心理反应，根据患者所处的不同阶段，给予相应的心理康护，协助患者安详地走向人生终点。

（二）心理特征

1. 否认

一个人得知自己患了某种严重疾病，即将不久于人世时，典型的反应是震惊和否认，产生"不可能""怎么可能得这种病""一定是医生弄错了"等想法。否认，是几乎所有患者得知自己患有不治之症时的第一反应。这种心理防御机制的应用有一定的保护作用。

每个人可以承受的心理压力是有限的。如果突然受到的心理打击超出个体的耐受能力，个体就需要采取措施保护自己。否认正是起到了这种缓冲作用。因此，康护工作者不宜强求这个阶段的患者面对现实，应当协助患者逐渐适应和接受即将死亡的现实。

2. 愤怒

当患者终于开始接受患病的事实时，最常见的反应是愤怒。"为什么是我？""这不公平！"患者抱怨命运的不公平，可能无意识地迁怒于他人，对家人和康护工作者提出诸多要求，而且显得格外挑剔和"难伺候"。家属常常感到无所适从，不知应当怎样应对和安慰患者。应当认识到，愤怒是患者面对残酷命运感到绝望、无助、自怜又无能为力的表现，并非针对家属和康护工作者。康护工作者应当理解患者的内心痛苦，尽可能满足患者的各种要求。不能因为患者"事多"而表现出厌烦情绪，否则患者会感到更加绝望和孤独。

3. 妥协

患者经过愤怒期，知道抱怨是没有用的。此后，患者的心情逐渐平静，开始理智地考虑一些现实的问题。他们对生命还怀有希望，开始希望通过采取某些措施达到延长生存时间的目的。这个阶段的患者通常会试图与神、命运、医生或者疾病本身进行交易。他们常常与康护工作者商讨如何才能多活一段时间，也可能千方百计寻找民间治疗方案以求生存。在这一阶段，患者对治疗态度积极，非常合作和顺从。对他人随和，而周围的人在这个阶段对患者可能给予重要的帮助。康护工作者应当充分利用这段时间，调动患者的主观能动性，采取各种措施，延长患者的生存时间。但并不是每个患者都会出现这种应对方式。

4. 抑郁

患者认识到无论采取何种手段，都已经于事无补，死亡将不可避免。患者真正绝望了。于是患者放弃了各种努力，精神开始衰退，日渐虚弱，情绪抑郁，对外界的事物完全丧失了兴趣，甚至不愿同最亲近的人接触。患者开始现实地对待死亡，着手安排后事。家人难以通过鼓励、劝导和支持来帮助患者改善情绪。这时应当告诉家属不必试图使患者高兴起来。试图使患者高兴是家属的希望而不是患者的愿望。患者感到悲哀是正常的。患者也有权利表达自己的悲哀。在这个阶段，康护工作者和家属需要做的是让患者有机会表达自己的情绪。当患者谈及死亡等内容时，家属和康护工作者应当耐心倾听，给予及时而准确的回应，使患者感到被接纳。如果家属和康护工作者不能理解和体会患者的心理要求，有意无意地回避谈论死亡问题，就会使患者感到自己的情感不被他人所接受，感到孤独和疏离，从而关闭了情感交流的通道。这样做不利于患者顺利度过抑郁期。

5. 接受

如果患者得到亲人、朋友和康护工作者的情感支持，顺利度过了抑郁期，他就可能进入到接受期。但并不是每个临终患者都能够进入接受期。达到这一阶段需要患者和周围支持者的共同努力，来之不易。在这一阶段，患者对死亡采取了接受的态度，能够平静地思考即将到来的死亡，以平和的心态迎接死亡的来临。患者可以平静地回忆和评价自己的一生，与他人探讨人生的价值和意义。患者的谈话可能显现出从未有过的崇高。患者非常希望自己最亲近的人能够陪伴在身边，伴随自己走过人生的最后阶段。因此，应当告知患者家属尽量陪伴患者，尽可能满足患者的心理需要。在这个阶段，康护工作者除了满足患者的基本生理需要外，还应当保持与患者的交往，协助患者实现各种愿望，使患者在安详的气氛中走完人生旅途。

（三）心理康护

针对临终患者的康护已经成为康护领域的一个研究方向。许多研究者对临终患者的康护进行研究，提出了临终康护应当达到的目标。一般认为，对临终患者进行康护时应当努力达到的目标包括：

（1）使患者尽可能享受最后的时光，与亲人相伴，感受家庭的温暖和幸福。

（2）帮助患者尽可能完成未完成的工作或愿望，使患者临终前感到人生无憾，并获得最后的乐趣和满足。

（3）采取有效措施控制患者的疼痛，尽可能减少患者的痛苦和烦恼。

（4）尊重患者的愿望，让患者有尊严地离开人世。

第三节 老年患者的心理康护

一、概述

老年时期心理特征主要包括以下几个方面：

1. 认知能力衰退

随着年龄的增长，人的认知能力逐渐衰退，主要表现为视力、听力、味觉的减退，注意力下降，感觉迟钝，记忆力下降，思维衰退等。

2. 智力变化

老年人智力发展存在不平衡趋势，液态智力逐渐衰退，晶态智力（指受环境因素制约的，通过学习掌握社会文化经验而获得的智力）并不随增龄而减退，有的甚至还有所提高，直到70岁或80岁以后才出现减退，且减退速度较缓慢。

3. 人格改变

老年人的人格变化多为主观、敏感、多疑、固执、保守和顽强。

4. 睡眠障碍

睡眠障碍是老年人比较突出的问题，主要特征有：睡眠时相提前、阵阵小睡现象以及分离式睡眠。

5. 反应动作迟缓

由于感知觉功能逐渐衰退，老年人对各种刺激的反应时间延长，动作缓慢，应变能力下降，容易发生意外事故。

6. 性生活改变

随着年龄的增长和生理功能的衰退，老年人的性功能会逐渐减退，但是老年人的性欲望不会消失，而且存在很大的个体差异。

7. 生死观改变

生死观是指一个人对待生与死的态度。绝大多数老年人惧怕患病、惧怕死亡，并且有着强烈的求生欲望，一般来说，老年人往往会更多地考虑到死亡，他们常常采取改变生活方式、讲笑话、继续工作或其他方式来安抚老年生活，以消除孤独导致的怕死感和紧张感。

二、心理特征

根据心理专家观察研究发现，一般老年人的心理特征主要表现为以下几点：

（1）脑功能下降，记忆力衰退，这是老年期最常见的症状，精神易兴奋和易疲劳交织。易兴奋主要表现为联想与回忆增多，思维内容杂乱无意义，感到苦恼；注意力不集中，易受无关因素的干扰；对外界的声光等刺激反应敏感，情绪易激动。精神疲劳是脑功能衰弱的主要表现，有时还伴有躯体疲劳。如烦恼、紧张，甚至苦闷、压抑，休息不好，看书就打呵欠，脑子里杂乱无章，昏沉沉的；常常感到"心有余而力不足"。记忆力下降，智力减退，思维缺乏创造性，但是对综合分析能力和判断影响较小。

（2）情绪不稳定，自控能力差，经常被负面情绪影响。易激怒，动不动便大发雷霆，或易哭泣，经常产生抑郁、焦虑、孤独感、自闭和对死亡的恐惧等心理。对外界的人和事漠不关心，不易被环境激发热情，还经常出现消极言行。

（3）趋向保守，固执己见。许多老年人在多年的社会实践中，养成了一定的生活作风和习惯,随着年龄的增长,这些作风和习惯不断受到强化。因此,他们在评价和处理事物时,往往容易坚持自己的意见,不愿意接受新事物、新思想,经常以自我为中心,很难正确认识和适应生活现状。常常沉湎于旧事,悔恨无法挽回的美好的过去。稍有成就者则变得高傲自大,拒听逆耳忠言。还有部分人变成"老顽童",言语、行为幼稚。但大多数老年人还是通情达理的,只要经过认真研究、讨论,他们也会放弃己见,服从真理。

(4)统觉发达,判断准确。大部分老年人统觉发达,他们能够运用一生中积累的宝贵经验指导后来的实践,经过周密考虑,更深刻地认识当前事物,准确判断,避免失误,做到"运筹帷幄之中,决胜千里之外"。

(5)喜安静、惧孤独,不耐寂寞。心理专家研究发现,多数老年人由于神经抑制高于兴奋,故不喜嘈杂、喧闹的环境,愿意在安静、清闲的环境中生活、工作和学习。有些老年人当离开他们为之奋斗一生的工作岗位时,往往若有所失,产生孤独寂寞之感。在家庭中,不少老年人既愿意享受儿孙绕膝之乐,又对持续喧闹的环境感到心烦意乱。

(6)希望健康长寿,能够看到自己从事过的事业蓬勃发展,看到社会进步与儿孙们茁壮成长是老年人的共同心愿。因此他们都希望自己有一个健康的身体,一旦生了病则希望尽快痊愈,不留后遗症,不给后辈增加负担,尽可能延年益寿,能够看到自己的愿望实现。

(7)对所患疾病失去治疗信心。老年患者,尤其是慢性病患者(高血压、糖尿病、心血管疾病、阿尔茨海默病、恶性肿瘤、慢性阻塞性肺部疾病、老年性白内障、前列腺肥大、更年期综合征、骨关节、眼疾病等),由于疾病对躯体和精神的长期折磨,老年人易消极沮丧,对自己存在的价值产生怀疑,自认为生存无望,产生悲观、失望心理。不愿接受诊断和治疗,甚至产生拒绝的心理及行为,妨碍了诊断和治疗的顺利进行。此时,康护人员应给予耐心、细致的解释,说明疾病并不可怕,随着医学科学的发展,越来越多的疾病是可以治愈和有效缓解的。例如:介入治疗、器官移植、断肢再植等。使患者了解现代医学的先进水平,相信医学,相信康护工作者,树立战胜疾病的信心。这是疾病康复的基本条件和保证。

(8)对所患疾病产生危机、紧张、恐惧感。有些老年人患病后产生危机感,其求生欲望极其强烈,心里感到恐惧和紧张,想立即解除疾病,恢复健康。急切的求治心理易产生主观臆断的行为,不相信诊断前的各种辅助检查,认为直接吃药打针就可治病,从而影响了疾病的诊断。因此,康护工作者有必要向患者介绍各项辅助检查的意义、方法和过程,使老人在心理上接受各种诊断方法的实施。有的慢性患者自认为"久病成医",对所患疾病的治疗一知半解,点名用药。一旦不能满足其需求,即产生不满情绪,不愿接受甚至拒绝正常治疗。向患者介绍药物的治疗原则,说明不正确地用药会导致严重的后果,使其愉快地接受药疗,缩短疾病康复的时间。

(9)缺乏自信或盲目自信。老年人因生理机能衰退,生活能力下降,对许多力所能及的事情缺乏自信心。患病后,表现更为明显,或夸大病情,过分依赖,一切都希望别人帮助,不能进行适应的活动。另一种老人则自尊心过强,不服老,坚持做自己不能做到的事或盲目加大锻炼的强度。以上两种心理反应,均不利于疾病的治疗和康复。在病情允许的情况下,适当的活动和锻炼,有益于疾病的治疗和康复。长期卧床,或活动过少会使体内循环减慢,脏器功能减退,肢体肌肉萎缩,抗病能力下降,不利于身体的康复。反之,超负荷的活动又会加重已衰退的脏器负担,使病情恶化。因此,耐心引导老人做适当的活动和锻炼,亦是康

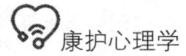

护过程中不可缺少的重要环节。

（10）孤独寂寞与焦虑不安。老年人易产生孤独、寂寞、焦躁不安、易怒、多疑等心理反应，康护工作者应尊重、关心、体贴老人，康护操作要及时准确，态度要和蔼可亲，在老人心目中树立良好的形象，取得他们的信任，做老人的知心人，从而顺利地实施各种有效的治疗措施，促进患者的康复。

综上所述，我们针对老年患者的各种不良心理反应，实施科学的心理康护，使患者在信念上由悲观变为希望，在意志上由怯懦变为坚强，在情绪上由悲伤变为喜悦，在心理控制上由盲目变为自觉，在治疗上变被动为主动，从而使老年患者得到全身心的康复。

三、心理康护

（1）心理支持。建立良好的医患关系，促进家庭支持及社会支持。

（2）宣泄不良情绪。面对自身机体功能的日益衰退、疾病的困扰及生活中的其他应激事件，老年患者会产生焦虑、恐慌、忧郁、沮丧、急躁、抱怨等负性情绪，这些不良情绪不仅不利于康复，还有可能使其产生新的疾病。因此，应鼓励老年患者选择合理的途径，如向亲朋好友倾诉，或者是痛哭一场等，把自己内心的消极情绪宣泄出来，使其保持开朗乐观的情绪状态。

（3）转移注意力。应积极帮助老年患者转移注意力，引导他们把注意力放在疾病以外的事情，特别是一些有意义的活动上，使其对生活和环境建立新的兴趣和爱好，从而分散其对疾病的注意力，减轻心理压力。

（4）行为训练。纠正不良行为是防治心身疾病的根本。因此，应注意采取有针对性的行为训练，以纠正老年人不良的行为方式，培养其良好的生活习惯，合理安排饮食起居，适当进行体育锻炼，主动排解自己的不良情绪，勇敢面对现实，热爱生活，以乐观的态度度过每一天。

（5）其他简易心理疗法。放松训练、系统脱敏疗法、厌恶疗法、模仿法、社会疗法、叙事心理疗法、家庭疗法、认知行为疗法、完形疗法、自我催眠暗示疗法、积极心理疗法、问题解决疗法、存在主义疗法、思维阻断疗法、理性－情绪疗法、音乐疗法、意义疗法、森田疗法等都是简单易行的心理疗法。

（一）阿尔茨海默病患者的心理康护

【情景案例】

蒋女士，68岁，退休教师。几年前老伴去世，和儿子、儿媳、孙子共同生活在一起。退休后身体较为健康，经常参加一些社区户外活动。但近来家人发现其有些异常：经常"背着孩子找孩子"，手里拿着一样东西还到处找那样东西；东西也随手乱放，找不到自己刚收藏好的东西是常有的事；有时兴致勃勃地出去买东西，可是到商场却想不起买什么；脾气突然变得古怪，曾经和蔼可亲的她近来却总是指责家人，甚至偶尔还固执地认定自己的小孙子偷了她收藏的东西；跟社区其他老人在一起聊天时也变得喜怒无常，因为一些小事常常大发雷霆。一次，她不小心走失，子女们发现她在隔壁小区徘徊，不知道自己住在哪栋房子，甚至有一次一夜未归，子女们找了两天才找到她，自述找不到回家的路了。

1．概述

阿尔茨海默病是一种起病隐匿的进行性发展的神经系统退行性疾病。临床上以记忆障碍、失语、失用、失认、视空间技能损害、执行功能障碍以及人格和行为改变等全面性痴呆表现为特征，病因迄今未明。65岁以前发病者，称早老性痴呆；65岁以后发病者称老年性痴呆。

2．心理特征

（1）记忆障碍。这是该病最主要的症状之一。通常是近事遗忘先出现，如记不清新近发生的事情，记不住家的住址或是自己刚做过的事及刚说过的话等。进一步发展成为远记忆障碍，如记不清自己的经历，记不清亲人的姓名及成员之间关系和称呼，出门迷路。随着记忆障碍的加重甚至可出现虚构症状。

（2）人格改变。有的患者原本热情好客却随着病情发展逐渐变得孤僻、自私、自闭等。甚至会做一些与其年龄、身份、原有修养不相吻合的行为，如与小孩争东西吃，随地大小便等行为，缺乏羞耻感。同时，也常伴有情绪化的变化，如喜怒无常、易激惹、冲动、有时无故打骂人。随着病情的加重，会逐步变得冷漠，对外界事物不关心、无兴趣，出现明显的焦虑和抑郁情绪。

（3）思维障碍。患者早期会出现抽象思维能力、概括力、综合分析能力、判断力、计算力等受损的症状，表现为对已获得的知识不能再组织和再利用，看不出事物的本质，不能判断安危正误，做一些有悖常理的事情，譬如本来厨艺很好却常在做菜时忘了或过分加盐等，又如把垃圾倒在锅里、用鸡毛掸扫地等。同时，计算的能力也会明显下降，数数常出错。有的患者也可出现认识不能（失认），如不认识镜中的自己，叫镜中人出来，要把东西给镜中人吃等。此外，在痴呆的早期，也可出现短暂的敏感多疑，例如怀疑东西被别人偷窃，把钱物等层层包裹好收藏起来，不信任身边的人。有些患者的思维内容会变得贫乏幼稚，言语含糊不清。

（4）定向障碍。较早出现，常常是全面性的，包括时间、地点、人物及自身定向均可出现障碍。表现为昼夜颠倒，迷途忘返，人物关系张冠李戴等。

（5）行为障碍。动作笨拙、迟缓、单调、刻板，自发行为减少。常常将一些别人的废弃物收集起来，视作珍宝。严重时可出现运用不能（失用），如不会穿衣，把内衣穿在外面，把裤子套在头上，不会系鞋带、裤带，把筷子放到嘴里嚼，原是裁缝却不会剪裁衣服，不会使用剪刀等。有的到处乱跑，或重复无效行为，动作离奇、怪异。随着痴呆的进一步加重，可能终日卧床不起，生活不能自理，大小便失禁。

（6）睡眠障碍。患者睡眠障碍也较为常见，表现为正常睡眠节律发生紊乱或睡眠倒错，白天精神不振，嗜睡，夜间兴奋不眠到处走动、翻东西、乱喊叫，影响家人休息。除以上症状以外，还可以发现患者外貌加速苍老，皮肤干燥多皱，色素沉着，头发稀疏，肌肉萎缩等。

脑电图检查提示 α 波节律变慢，CT 检查显示弥漫性皮质萎缩，脑室扩大。

3. 心理康护

由于阿尔茨海默病（AD）的病因不明，故对其的预防则有些困难。针对可能的病因或诱因，我们认为可以从以下几个方面考虑。

（1）培养热情开朗的性格，增进人际交往，保持和亲朋好友的沟通交流，提高心理素质，增强对社会心理刺激的耐受力。

（2）养成健康、良好的生活习惯，不吸烟，不酗酒，注意用脑卫生，以保持良好的精神状态，并注意有规律地生活。积极治疗躯体疾病，加强身体锻炼，以增强身体素质。

（3）注意营养摄入，注意水、电解质的平衡，积极控制感染。亲人和友人也应尽量多给予患者精神上的支持和鼓励。

（4）音乐疗法，选择适当的音乐疗法，可在一定程度上改善患者的心境和情绪状态等。可能也有助于阿尔茨海默病（AD）的康复。

（二）偏执性精神病患者的心理康护

【情景案例】

> 张老太一直是令家里人较为"头疼"的，就像家里的"定时炸弹"一样，因为她生性较为敏感多疑，所以家人都小心翼翼，生怕做了什么再让她生气或难过，但即便如此，这颗"定时炸弹"还是时不时地爆炸。很多时候，无论周围人做什么，她都能讲出一堆逻辑说他人对自己不好，甚至说家人一心想要排挤她或是要害死她。也因此，常提心吊胆，对于自己吃的、喝的东西也常会做检查。无论家人怎么做，似乎都不能称了张老太的意。

1. 概述

偏执是一种罕见的精神病，发展缓慢，开始往往只是被害妄想，随后常又出现夸大妄想。患者感到自己精力充沛、才华横溢，深信自己具备某种或多种才能或是认定自己身份特殊，并由此自命不凡。随病程进展，妄想也会逐渐变得系统而牢固。但始终人格正常，无明显精神异常和幻觉出现。

2. 心理特征

（1）固执，敏感多疑，易激动，自尊心强，以自我为中心，自命不凡，遇事专断，自我评价过高，好幻想等，以突出的偏执妄想为主要特点，一般不伴随幻觉。其妄想内容的系统性不及偏执狂，且与偏执性精神分裂症有所区别，精神分裂症的妄想内容一般比较分散且荒诞离奇，同时还伴有一定的幻觉，人格也会有所衰退。而处于偏执状态的人除了有较多妄想外，其他功能几乎都不受影响。一般认为，偏执状态是在一定个性缺陷的基础上长期经受精神刺激而引起的，急性强烈的精神刺激也可能引发一定程度的偏执状态。该病病程不固定，有些可能持续一生，也有些能在短时间内消失，一般预后较偏执狂好。

（2）被害妄想。偏执性人格主要特点是发病缓慢，逐渐形成持久而不可动摇的系统妄想，其思维则清晰有序，因妄想内容的存在可能存在一些情绪和行为上的变化。患者智能和各种社会功能保持良好，但他们常隐藏其妄想，此时表现得与正常人并无差异。且一般而言，患者始终拒绝承认自己有病，并拒绝任何的精神或心理的治疗。在所有妄想中，被害妄想最为常见，有时伴有夸大妄想。有些患者会认为正因为自己具备这些常人想要具备却不具备的条件，所以他人会嫉妒自己，会想方设法陷害自己，以减轻他们因嫉妒而形成的心理焦虑。

3. 心理康护

目前，偏执性精神病的治疗中很大一部分还是药物治疗，但心理治疗或精神上的辅助对于偏执性精神病患者的治疗还是很重要的。

（1）药物治疗的过程中需辅之以心理治疗，心理治疗师或家人应尽量运用心理学的技巧来改变患者的认知，并给予患者以更多的精神支持，让他们拥有更多的安全感。

（2）无论是家人还是医生都需要尽量将其能量往积极的事情上引，如积极地适应工作、人际、兴趣爱好、体育运动等。

（三）躁狂症患者的心理康护

【情景案例】

> 郭×，男，68岁，由家属带往求诊。
> 【症状】比较兴奋，话语极多，难以停下，也常放声大笑。
> 【家属主诉】天天精力很旺盛，晚上很晚才睡，早上很早就起来了，很多时候自己不睡也不让别人睡安稳。要么忽然把别人叫醒与之理论一番，要么打扮得很奇怪，问自己形象如何；整天不能安静，无论做什么通常都是哼着小曲，或放声大唱几句，甚至有时还手舞足蹈不停；平日待人过于热情，无论是对路上的清洁工还是对路过的陌生人都似乎是认识很久的旧相识；性格倔强，只要自己认定是对的就不择手段地坚持，但对于自己曾经坚持过的观点等过了不多久自己又去推翻它；经常爱管闲事，张家长李家短他都有兴趣，也常因一些无关痛痒的事情和别人闹得不可开交。

1. 概述

躁狂症是情感性精神障碍中躁狂抑郁症的一种发作形式，多发于20岁左右的青春期，起病急，病程短，预后较好，一般能恢复到原来的状态。虽然在老年起病的不多，但我们的生活中依然存在一些这样的患者，我们仍需加以关注。

2. 心理特征

（1）心境高涨。患者表现为极为轻松、愉快、兴高采烈而洋洋自得，就好像自己的生活中完全没有烦恼。也常自称自己无比快乐、高兴，感觉生活充满了阳光，没有丝毫阴影。这种高涨的心境具有较强的感染性，但有时也与周围的环境并不相符，甚至让人觉得反感。

（2）情绪不稳定。患者虽然心境较为高涨，但并不都是良性的。他的不合情景的心境高涨和习惯性的发号施令等容易遭到他人的反对和压制，受压后，他们的暴喜可能瞬间转为暴怒，或是突然的痛哭流涕。很多时候也会因为一些琐事或一些小的要求未得到满足而大发雷霆，甚至出现一些攻击或破坏的行为。但这种情绪状态通常也不会持续太久。总而言之，他们具有强烈的爱憎，情绪极为不稳定且反应强烈，对情绪和行为的自控能力弱，也很少考虑他人，易冲动，易激惹，易大惊小怪。

（3）思维奔逸。患者联想过程明显加快，观念飘忽，概念接踵而至，有说不完的话，说话声音大、语量多且滔滔不绝，但他所说的并不决定于内容，而是决定于表面的联想，例如相似的字音、双关语等。患者说话时不仅风趣、幽默，表情也异常丰富、生动，易产生感染力。但由于思维缺乏指向性，整个思维的连接常由一些随意的关系决定，环境中的各种事物都容易进入他的注意中并产生种种联想，但整个思维缺乏真正的逻辑性。他迫切地要求讲话，具有言语压力，想得过多过快，但缺乏全面性和缜密性，常不切合实际，难以和他人合拍，而且自己对自己所说的也难以坚持。

（4）自我评价过高。患者在心境高涨的基础上，自我感觉通常比较良好。不仅感到自己的身体从未如此健康，精力从未如此充沛，还感觉自己才思敏捷、才智过人、地位不凡，可伴随一些夸大观念。

（5）自知力缺乏。由于患者心境高涨、自我评价过高，所以很难去体验或思考别人的感觉。他们一般不仅不了解别人的心情等，对自己也缺乏内省力。即便情绪不稳定，他们也极少有主诉的需求，更不会觉得自己是需要治疗的患者。

（6）精神运动性兴奋。患者一般不甘寂寞，喜欢热闹的场合，更喜欢将原本不热闹的场合变得热闹。他们兴趣广泛、社交广泛，善于主动和他人亲近，在与他人初步接触中缺乏生涩感而更倾向于一见如故；喜欢与他人开各种玩笑，甚至动手动脚。平时还爱管闲事，喜欢打抱不平，时常搞不清楚状况就擅自下结论，擅自惩罚"恶者"；凡事缺乏深思熟虑，缺乏自我控制，兴之所至不分场合手舞足蹈、放声大唱或狂乱购物等；有时也会做出诸如挑逗异性等"出格"的事情而毫无羞耻之心；少数患者有冲动行为。他们整日多动、精力异常旺盛却毫无倦意，绝大多数患者的睡眠和安静休息的时间极少。

（7）行为增多。他们的活动量明显增加，但每件事又缺乏坚持，所以，做事往往半途而废。

（8）注意力不集中。注意力较为强烈但大多数很短暂，很容易被其他的事物吸引。患者往往无法屏蔽外界的各种刺激，且内部的各种念头不断涌现，所以他们常处于肤浅而轻率的意念中，很难集中注意力。因此，他们很难坚持一个任务或完整地完成一项工作。

（9）食欲、性欲。患者一般食欲和性欲都是比较强烈的。但睡眠需求却大大减少，而且生活的节律性也较差。

（10）其他。① 社交控制障碍，即缺乏社交中该有的控制力，如礼貌等。患者的性冲动、攻击行为都可归因于此。这一症状较为明显，却是常被忽略的。② 妄想。患者较为强烈的自负和夸大妄想之间并没有明确的界限，患者近乎狂热的坚持也可表现为妄想，但这种妄想一般持续的时间不是很久。③ 意识障碍。躁狂发展到较严重的程度时可能会出现意识障碍，可出现错觉、幻觉等，类似于谵妄。这是躁狂最严重的结果，这种状态易引起生命衰竭，甚至会危及生命安全。

3. 心理康护

（1）倾听。康护工作者或患者家属在和患者的接触和交谈中，态度应尽量和蔼、亲切，并尽量使自己充满耐心。应尽量避免和患者争论,更应切忌对他们讽刺和嘲笑。当患者滔滔不绝时,可巧妙地转移他们的注意力或者和他们商定或约定下次某个时间再聊。

(2)积极引导。将患者的能量往积极的事情上引,如引导他们从事力所能及的家务或各种积极的兴趣爱好。

(四)老年期抑郁症患者的心理康护

【情景案例】

> 李太太今年71岁了,老伴于9年前去世,自己身体尚可但却时常想到人老了距离死亡就越近,一旦出现这个想法她就不由得感到悲哀、恐怖,甚至有较强的窒息感。其实,她的现状在很多人看来已经很不错了,子女孝顺事业有成,孙子乖巧聪慧。虽然家庭氛围还算其乐融融,然而这一切并不能驱散李太太的那些悲观绝望,同时,自己也常苦于家人不理解她的那些驱散不去的消极心理,有"高处不胜寒"的感觉。
>
> 近3个月来,她觉得自己的身体终于开始犯病了,起初只是一些小的不适,继而就发展为浑身都不舒服:胃痛、便秘、食欲减退、失眠多梦、脑袋昏沉、浑身乏力。于是,她便认定自己患了绝症。然而,在多家医院做了检查,结果都显示她的身体器官一切正常。然而,这并没有消除她的疑虑,她对自己正常的躯体功能更加注意了,即使有时轻微感冒,她也会变得易激动,爱发脾气,常为一些小事跟人争吵,弄得谁也不敢惹她。最近这段时间她总是感到自己曾经做过许多错事,不可饶恕,如觉得"以前因为一些小事就对老伴发火,真是该死""去年隔壁老王来借钱给老伴看病,结果我一时没拿出来就没借给他,然后他老伴就不治身亡了,是我害死了她,现在是她来讨债的时候了"等,为此常坐立不安,
> 难以入睡,越来越消沉。体能迅速消退,总是没精打采,不愿说话,行动迟缓,表情淡漠呆滞,即便对曾经热衷的活动也无动于衷,并伴有强烈的孤独感。现在越来越多的时候觉得活着没意思,不如死了算了,死了就不用备受以前自己做过的错事和身体的种种"疾病"折磨了。为此,她也做过两次尝试,曾服过家里的一堆乱七八糟的药,幸好没造成严重的后果;之后又有一次割腕,还好被发现及时,虽失血较多但还是救过来了。死而复生的她,更加觉得自己是子女们的负担,无论家人怎么安慰她,她都有强烈的自责的想法。

1. 概述

老年期抑郁症是一种情感性精神病,也是老年期最常见的精神障碍之一。据世界卫生组织统计,老年人口中7%~10%的人患有抑郁症;在患有躯体疾病的老人中,其患病率更是高达50%,随着人口的不断老年化,其患病率也迅速上升。世界各地老年人患精神病情况调查显示,老年期抑郁的患病率高于老年性痴呆症而高居首位。精神医学方面专家提示,年龄的增长及身体的各种变化容易引发老年期抑郁症,而且知识分子的患病率稍高于其他人群。

2. 心理特征

(1)情感障碍。老年人抑郁心境长期存在,但常不及青壮年抑郁症患者那么典型。大多

表现为无精打采、郁郁寡欢，伴有兴趣下降、孤独感，自觉悲观和绝望。患者常有"提不起劲""心里难受"等体验；少数患者情感反应略显淡漠或迟钝。70%以上的人伴有突出的焦虑和烦躁症状，甚至表现为敌意和易激惹；患者一般伴有情绪反常的表现，终日愁眉苦脸、心烦、空虚、悲伤、爱发脾气等。

（2）思维障碍。患者感觉脑力迟钝和注意力下降，有明显的用脑困难的感觉。因此，他们回答问题时反应缓慢迟钝，思考困难，主动言语减少，并伴随一些健忘现象。部分患者常回忆不起愉快的经历，关于痛苦的回忆和联想则明显增多。也往往因为这些记忆和联想而无端否定自己，自我评价下降，也常出现自责自罪或厌世观念。其中30%左右的患者存在疑病妄想、关系妄想和贫穷妄想等。

（3）认知功能减退。大约有80%的患者有记忆力衰退的主诉，存在比较明显的认知功能损害的症状。

（4）意志和行为障碍。病情较轻的患者积极性和主动性下降、依赖性增强，遇事常犹豫不决；病情较重的患者活动明显减少，社会交往被动，行动迟缓或卧床时间增加；病情严重的患者日常生活基本不能自理，处于无欲望的"真空"状态；有些患者伴有严重焦虑，表现为坐立不安、搓手顿足；惶惶不可终日。最危险的病理性意向活动是自杀企图或自杀行为，老年患者一旦决心自杀，通常比青壮年患者更坚决，行为也更为隐蔽。有研究发现，老年期抑郁症患者的自杀率在10%以上。

（5）躯体症状。老年期抑郁症具有情感症状向躯体症状转化的倾向。许多患者在抑郁情绪明朗化之前，一般已有数月的躯体症状，如头痛、头晕、乏力，全身部位的不适、失眠等。有显著躯体不适主诉及症状者占全部患者总数的70%以上。部分患者伴有突出的躯体性焦虑。有时躯体症状完全掩盖抑郁情绪，表现为"隐匿性抑郁症"形式，常可导致临床误诊。在躯体不适症状的基础上，患者容易产生疑病观念，也可能发展成为疑病妄想或虚无妄想。老年期抑郁症有别于躯体化：首先，患者反复陈述躯体不适，要求给予医学检查，却查不到任何阳性结果；其次，医生反复说明其症状并无躯体基础，但患者的忧虑和躯体症状并不能因此减弱；此外，即使患者有时确实存在某种躯体疾病，但所患疾病并不能解释症状的性质和严重程度，他们通常不承认有心理问题，而认定自己是患有躯体疾病。

（6）生物症状。患者面容憔悴灰暗，大约半数的患者有体重下降、入睡困难、早醒及性功能减退等症状。

3. 心理康护

（1）娱乐、体育治疗。在药物治疗和心理治疗的基础上增加娱乐和体育活动项目，不仅能使体能增强，还可以宣泄负性情绪，促进心理平衡。同时，也能增进人际间的交往，增强心理相容性，增加自己的社会支持。

（2）社会支持。在老年期抑郁症诸多的诱因中，来自社会环境的刺激是重要的诱发因素之一。尤其对于那些长期从事行政领导工作的离退休干部，对周围昔日部下对待自己的态度大多很敏感。因此，我们的善待、宽容和尊重，对于老年期抑郁症患者的抑郁和焦虑等负性情绪有极好的改善作用。

（3）家庭关怀。家庭矛盾、躯体疾病、功能减退等都是老年期抑郁症主要的诱发因素和使病情持续加重的因素。亲人的体贴、陪护和关怀，能有效地帮助患者摆脱孤独和无助的感觉，树立战胜疾病的信心。

（4）老年期抑郁症患者的自我心理调节。在经过一段时间的治疗，自知力逐渐恢复以后，患者还需进行必要的自我心理调节，调整自己的心态，以便获得更好的远期治疗效果，防止疾病的复发。① 正视现实，降低期望值，提高认知。要重新估价自己的能力，正确面对自己生理功能和社会功能逐步老化的现状。更要积极、全面而客观地看待自身的价值，充分发挥自己的价值。经常给自己积极的心理暗示。② 学会合理宣泄并调控自己的情绪。通过参加文体娱乐活动以及人际交往等，适当宣泄自己的抑郁和焦虑等负性情绪，逐步提高控制自己情绪的能力。③ 拓宽心理相容性，消除以自我为中心的意识。增加社会接触，勇于接受不同意见，接受别人的意见或批评。乐于根据别人的意见和批评来不断提升自己。④ 善于主动求助，努力平衡心态。学习心理保健知识，主动接受心理疏导。主动向亲友表达自己的心理需求，而不要总用期待等被动的方式来控制他人，更不要惯于认为亲友理所当然做某些事情，而当他们没有达到自己的期望时就悲观、失望甚至抱怨、愤怒等，保持良好的心理状态。⑤ 积极防治躯体疾病，减少疾病痛苦。及时治疗躯体疾病，防止躯体疾病给自己造成心理压力。⑥ 合理安排活动时间，注意脑力和体能锻炼。不断修订适合自己心理和生理特点的作息时间表，合理安排脑力和体力活动，保持大脑的清醒状态。

（五）老年期神经症患者的心理康护

【情景案例】

> 李×，男，61岁，退休后与人交往不多，一年前与同事因小事发生争吵，虽然事情已经过去，但却总想着这件事，感觉那位同事总跟自己过不去。为此，爱胡思乱想，尽量避免与人接触，逐渐失眠多梦，白天感到疲劳，头晕，没有精神，食欲较差，记忆力减退，喜欢安静，很少与人玩耍。

1. 概述

老年期神经症，顾名思义，即进入老年期所患有的神经症，也是老年期经常患有的心理障碍之一。老年期神经症的发病因素为六大类：家庭失和、慢性躯体疾病、丧偶、经济窘迫、人际关系紧张及不良的个性特征。老年期神经症常伴有一些躯体疾病如便秘、头昏、头痛、乏力、身体部位不定的不适等，同时伴随着活动不便、收入减少、孤独、无爱好、自我照顾不良等问题。

2. 心理特征

老年期神经症主要的症状有焦虑、恐怖、疑病、抑郁、强迫观念增多等。

（1）焦虑。这是几乎所有的老年期神经症所共有的症状，可伴有自主神经功能的紊乱，如心悸、呼吸急促、多汗、震颤等。患者还可同时出现各种躯体症状，甚至达到难以忍受的程度。因此患者常常不自觉地夸大主观症状，惶惶不可终日，难以安心生活；有些患者还常有大祸临头的感觉，认为自己患了难以治愈的重病等。

（2）抑郁。在老年期神经症中也比较常见。实际上，不仅老年期神经症患者有这些抑郁表现，就是一般的老年人也会有这些表现，这与老年人年老体弱、丧偶、孤独、经济不宽裕、子女不在身边等因素有一定的关系。但对于一般人而言这些抑郁都比较轻微，而对于老年期神经症患者来说，这些表现则比较严重，发作时不仅意志消沉、烦恼、焦虑，对过去的事情持有罪恶感和强烈自责，还可能出现类似惊恐发作的症状，有些患者因承受不了巨大压力，甚至有自杀念头。

（3）疑病。在老年期神经症中，疑病是一个经常出现的症状，这与老年人的心理特征有一定的关系。人到晚年后，会更加注重自己的健康，因此身体的疾病或感觉的异常都足以引起强烈的情感反应，对疾病的过分关注便容易演变为疑病。

（4）睡眠障碍。除了一般在年轻人中所见到的入睡困难、睡眠时间缩短、睡眠不深、睡眠中醒来、早醒外，有些老年人会出现在夜间病情加重的现象。夜间不睡觉、兴奋、乱语等，同时可能伴有行为的杂乱等。

（5）强迫症状。一般来说，老年期神经症患者的强迫症状不多，老年人的强迫症状常常与现实有联系，如反复思考孩子上班的路上会不会出意外等。

（6）恐怖状态。在老年人身上很少出现典型的歇斯底里表现，但恐怖状态则在神经症刚开始时就可表现得很明显，有时只以强迫症状为其主要表现。

3. 心理康护

常见的心理治疗方法主要包括解释性心理治疗、分析性心理治疗、暗示治疗、生物反馈治疗、行为治疗和认知治疗。其中解释性心理治疗是指讲解神经症的有关知识，使患者了解主要的症状、发病过程和特征，消除患者因对疾病无知而造成的恐慌。

（1）认知心理治疗。针对老年神经症用得最多的心理康护手段。这种观点认为，患者的情绪和行为问题是由于不合理的信念所引起的，因此，需要帮助患者矫正其思维方式，使思维合乎理性，才能将问题解决。

（2）分析性心理治疗。主要是个别治疗。有针对性地对各个患者的特点，包括发病原因、个性缺陷、疾病发生发展的机制等予以分析，纠正患者对疾病的错误认识和态度，以引导患者努力消除病因、克服个性缺陷，从而与医生配合，发挥与疾病做斗争的主动性。

（3）暗示性心理治疗。通过医生强有力的语言，对患者进行暗示治疗，对于受暗示性强的人，往往有较好的效果。

（4）培养愉快的情绪。大量研究数据显示，情绪的变化可引发各内脏器官的变化。人在快乐的时候，脉搏、呼吸、血压、胃肠蠕动、消化液的分泌、新陈代谢等，都处于平稳、协调、和谐的状态；而在情绪低沉、恐惧、焦虑、愤怒的时候，会引起脉搏加快、呼吸急促、血压升高、消化液分泌减少、末梢血管收缩和手足发凉等。

（5）坚持学习。活到老，学到老。人到了老年期，仍然应根据自身情况力所能及地进行学习。经常坚持脑力活动，可使智力和思维保持较高水平，减缓大脑的结构和功能的老化和衰退。

（6）保持积极的人际关系。多参加一些社会活动，帮人助己，也能不断丰富自己的知识和经验。更重要的是在人际关系中能获得较多的人际支持，寄托自己的情感和精神，使得自己的生活更有意义。有研究显示,那些深居简出的老人脑力和全身各器官组织的衰退速度都比同龄的、拥有良好人际关系的老人快。

(7)保持良好的兴趣与爱好。兴趣爱好对老人来说尤为重要,老年人可根据自己的条件和兴趣爱好,选择一些适合自己的活动。若您是一个兴趣爱好狭窄的人,则应多尝试,培养自己的兴趣爱好,增加自己生活的乐趣。音乐、书法、棋艺、园艺等都是不错的选择。

(8)克服自卑无用感。老年人易产生自卑和无用感,容易由此引发抑郁情绪。因此,老人需从积极活动、人际关系等方面着手,培养自己的能力感,消除自己的自卑、无用感。

(9)保持良好的家庭关系。"夫妻恩爱利长寿"。家庭成员之间,特别是夫妻之间、父母与子女之间的关系融洽、和谐,可直接地、长期地保持情绪愉快。老年夫妇之间,更应互相扶持,互相关怀,互相体谅,互相帮助。此外两代人之间,也应互相理解、互相帮助、互相照顾。

(六)老年期焦虑症患者的心理康护

【情景案例】

> 王×,女,66岁,退休工人。近半年来,常常感到有一种莫名其妙的紧张、恐惧。每天至少发作1~2次,每次发作5~10分钟。发作时心慌、气急、胸闷、心神不定、焦躁不安。总有一种大祸临头的感觉,非常痛苦。在女儿的陪伴下去医院就诊,经病史询问及各方检查,诊断为"焦虑症"。

1. 概述

焦虑症又称"焦虑性神经症",通常也被称作"焦虑状态",全称为"焦虑性神经官能症"。这是一种以广泛且持续的焦虑(慢性焦虑症)和反复发作的惊恐状态(急性焦虑症)为主要临床表现的一种疾病。常伴有自主神经功能紊乱,如头晕、胸闷、心悸、呼吸困难、口干、尿频、尿急、出汗、震颤等,同时可伴随肌肉紧张和运动性不安等,其焦虑并非由实际威胁所引起,且其紧张、惊恐程度与现实情况很不相符。

它是一种无根据的惊慌和紧张,心理上体验为泛化的、无固定目标的担心惊恐,生理上伴有警觉增高的躯体症状。它与正常焦虑情绪反应不同:首先,它是无缘无故的、没有明确对象的焦急、紧张和恐惧;其次,它指向未来,似乎某些威胁即将来临,但是患者自己说不出究竟存在何种威胁或危险;最后,它持续时间更长,如不进行积极有效的治疗,几周、几月甚至迁延数年都难以治愈,另外焦虑症还常伴有躯体疾病。

2. 心理特征

(1)睡眠障碍。常与焦虑情绪伴发,或噩梦频繁,或易惊醒。有的患者夜间鼾声大作,醒后自感彻夜不寐,缺乏睡眠感。

(2)情绪焦虑。具有特征性的是急性焦虑发作。患者突然感到心悸、心慌、喉部梗塞、呼吸困难、透不过气来、头晕、无力,并伴有紧张、恐惧和濒死感,或感到控制不了自己,即将精神失常,甚至惊叫、呼救。有的发病时呼吸迫促,呈过度换气状态,发作后有的迅速恢复常态,有的则惴惴不安,担心再发。反复发作者可数日、数周或数月一次。发作频繁者可一日数次，以致患者不敢起床活动。

（3）焦虑或坐立不安。焦虑可以引起患者缺乏耐心和愤怒，并且即使是低度的压力，也使人难以应付。

（4）难以集中精力和正常思维。疲乏或浑身无力。严重者往往会出现自杀念头。

3. 心理康护

（1）积极的自我暗示，适度幻想。如"我能行""我一定能够成功"等积极的自我暗示，可以增加自信，克服焦虑。适度的幻想是缓解紧张与焦虑的好方法（幻想自己躺在阳光普照的沙滩上，凉爽的海风徐徐吹拂。试试看，也许会有意想不到的效果）。

（2）做最感兴趣的事情，转移注意力。人们在做自己感兴趣的事情的时候，都会全身心地投入，进入一种物我两忘的境界。因此，当你面临焦虑时，放下手头的工作，做一些感兴趣的事情，如唱歌、听音乐、看电视、打篮球等，当你做完这些事情的时候，你的烦恼焦虑也就无影无踪了。也可以转移一下视线，做适量的运动。研究表明，运动可以减少一些导致焦虑的化学物质，使精神放松，心情愉悦。当你感到焦虑时，索性什么都不要去想，去跑跑步、打打球或者游泳等，不仅锻炼了身体，而且有效地缓解了焦虑的情绪，使你有更充沛的精力去做下面的事。

（3）情感宣泄。情感宣泄是缓解压力、保持心理平衡的重要手段。你可以把你的紧张、焦虑情绪讲给亲人或朋友听，让自己的内心得到调整；或者找一个适宜的地方，放声大哭或大笑，以宣泄自己内心的忧郁。

（4）音乐疗法。音乐能使人放松，使人的生理、心理节律发生良性的变化。当一些事情使你感到不安、烦躁时，不妨静下心来听听音乐，你会觉得音乐犹如一缕清风拂过你的心灵，感到无比的舒适和惬意，而你的焦虑情绪也随之烟消云散。

（5）自我疏导，自我反省，自言自语。轻微焦虑的消除，主要是依靠个人。当出现焦虑时，首先，要意识到它的存在，要正视它，不要用自认为合理的其他理由来掩饰它的存在。其次，要树立消除焦虑心理的信心，充分调动主观能动性，运用注意力转移的原理，及时消除焦虑。当你的注意力转移到新的事物上去时，心理上产生的新的体验有可能驱逐和取代焦虑心理，这是人们常用的一种方法。有些神经性焦虑是由于患者对某些情绪体验或欲望进行压抑，压抑到无意识中去了，但它并没有消失，仍潜伏于无意识中，因此便产生了病症。发病时你只知道痛苦焦虑，而不知其因。因此，在此种情况下，你必须进行自我反省，把潜意识中引起痛苦的事情诉说出来。必要时可以发泄，发泄后症状一般可消失。德国的心理学家研究认为，"自言自语"是消除紧张的有效方法，有利于心身健康。倘若我们发现某人坐在那里旁若无人地自言自语，或许会觉得他是在"发神经"。殊不知有时这也是一种利于身心健康的自我保健方法，这样可以有效地发泄心中的不满、愤怒及悲伤等不良情绪，有助于消除紧张，恢复心理平衡。当你忧虑重重时，若是有机会听听自己与自己的对话，并对自己提出一些问题，那么你钻牛角尖的可能性就减少了。"自言自语"有以下作用：自己的音调有一种使人镇静的作用，有一种安全感和人际交往的感受；与自己大声对话可以调整大脑中紊乱的思绪，尤其是在紧张劳累时；"自言自语"就像与朋友在交谈，各自发表见解，在这过程中压在心中的石头就可能会被搬掉，利于达到心理平衡；可以改善睡眠，"自言自语"也是一种适度宣泄的方式，疏导了内心的混乱和矛盾，会使睡眠安定，少做噩梦。

（6）自我放松，自我催眠。当你感到焦虑不安时，可以运用自我意识放松的方法来进行调节，用自我松弛的方法从紧张情绪中解脱出来。具体来说，就是有意识地在行为上表现得快活、轻松和自信。比如说，可以端坐不动，闭上双眼，然后开始向自己下达指令："头部放松，颈部放松"，直至四肢、手指、脚趾放松，运用意识的力量使自己全身放松。处在一个轻松和宁静的状态中，随着周身的放松，焦虑心理可以慢慢得到缓解，也可以想象自己在碧波荡漾的海边或湖边，沐浴温暖和煦的阳光，听得见波涛轻拍岸石的声音，闻得出空气中清新宜人的气息。让自己的身与心得到全面放松，抛弃过分的焦虑。也可以通过深呼吸（调节呼吸）来调节自己的心理状态。焦虑症患者大多数有睡眠障碍，很难入睡或突然从梦中惊醒，此时你可以进行自我暗示催眠。如可以通过数数等促使自己入睡。

（7）其他心理疗法，如森田疗法（顺其自然、积极行动）、放松训练等。

（七）老年期强迫症患者的心理康护

【情景案例】

张×，男，63岁，半年前老伴因为癌症去世。他非常担心癌细胞会传染，从此出行都会带上凳子，而且不准任何人碰他的凳子，如果发现他会反复地冲洗凳子及双手10余次。尽管医生和家人告诉他癌症不会传染，但他就是不放心，每天花掉大量的时间洗手，觉得自己常常疲惫不堪，有时遭到家人和医生的批评更是觉得委屈。

1. 概述

强迫症又被称为"强迫性神经症"或"强迫性障碍"，是一种以强迫症状为主的神经症，其特点为有意识的自我强迫和反强迫并存。患者明知强迫症状的持续存在毫无意义且不合理，却不能克制地反复出现，越是企图努力抵制，越感到紧张和痛苦。

目前强迫症已是危及人类健康和生命安全的重要精神疾病之一，甚至一些患者承受不了病痛折磨而选择自杀。

2. 心理特征

此类病的患者常常做事古板，谨小慎微，井井有条，过于严肃，遇事优柔寡断，缺乏自信，常忧心忡忡等。该病具有如下特征：

（1）强迫观念，即某种联想、观念、回忆或疑虑等顽固地反复出现，难以控制。

① 强迫联想。反复联想一系列不幸事件会发生，虽明知不可能，却不能克制，并易激起情绪紧张和恐惧。

② 强迫回忆。反复回忆曾经做过的无关紧要的事，虽明知无任何意义，却不能克制，非反复回忆不可。特例：大脑反复出现歌声，歌声甚至可以调节，可以随外界的歌声而改变，影响注意力和精神状态。

③ 强迫疑虑。对自己的行动是否正确产生不必要的疑虑，要反复核实。如出门后担心门窗是否确实关好，反复数次回去检查。不然则感焦虑不安。

④强迫性穷思竭虑。对自然现象或日常生活中的事件进行反复思考,明知毫无意义,却不能克制,如反复思考:"房子为什么朝南而不朝北?"

⑤强迫对立思维。两种对立的词句或概念反复在脑中想续出现,而感到苦恼和紧张,如想到"拥护",立即出现"反对";说到"好人"时即想到"坏蛋"等。

⑥强迫思维。在病程中,某一思想、冲动意念、想象,会反复或持久地很不适地闯入头脑,已致引起显著的焦虑或痛苦烦恼。

(2)强迫动作。强迫动作涉及最多的是清洗(如洗手)、反复检查以防范潜在的危险或保证有序和整洁。在外显行为下面隐含着害怕指向自身或由自己引起的危险,所采取的仪式动作是为了避免这种危险而做出的无效或象征性的尝试。

①强迫洗涤。反复多次洗手或洗物件,心中总摆脱不了"感到脏",明知已洗干净,却不能自制而非洗不可。

②强迫检查。通常与强迫疑虑同时出现。患者对明知已做好的事情不放心,反复检查,如反复检查已锁好的门窗,反复核对已写好的账单、信件或文稿等。

③强迫计数。不可控制地数台阶、电线杆,做一定次数的某个动作,否则感到不安,若漏掉了要重新计数。

④强迫仪式动作。在日常活动之前,先要做一套有一定程序的动作,如睡前要按一定程序脱衣鞋并按固定的规律放置,否则感到不安,而重新穿好衣、鞋,再按程序脱。

(3)强迫意向。在某种场合下,患者出现一种明知与当时情况不符的念头,却不能控制这种意向的出现,十分苦恼。如母亲抱小孩走到河边时,突然产生将小孩扔到河里去的想法,虽未发生相应的行动,但患者却十分紧张、恐惧。

(4)强迫情绪。主要表现为强迫性恐惧,即对自己的情绪会失去控制而感到恐惧,如害怕自己会发疯,会做出违反法律或社会规范甚至伤天害理的事等,不同于恐怖症患者对特殊物体、处境等恐惧。

3. 心理康护

(1)森田疗法。一方面是对肉体和精神上的不快感采取顺其自然、听之任之的态度,另一方面是面对客观现实进行建设性的活动。

(2)解释性心理治疗。患者要冷静分析本人的人格特点和发病原因,包括童年是否产生与强迫症相关的心理创伤。找出原因,树立必胜信心,尽力克服心理上的诱因,以消除焦虑情绪。要以坚强的意志力克服不符合常情的行为和思维。

(3)行为疗法。①模拟法。根据强迫行为的不同,选择适当的动作要患者模拟,开始时患者可能会不安,但这种不安感逐渐会越来越弱,最后随着强迫行为的消退,强迫观念也有所减轻。如有强迫性洗手行为的患者,往往伴有对"不洁"的恐惧,医生可用手触摸墙壁,然后用"脏手"持杯喝水,要求患者模仿医生重复操作。②逆转意图法。为了克服某一强迫症状,反而故意重复其症状,引起反应性抑制,这一症状会随之减轻。③思维阻断法。即当强迫观念出现时立即采取措施使思维暂停。④满灌法。简单地说,就是一下子把自己置于最恐怖的情景中。比如,你有强迫性的洁癖,请你坐在一个房间里,放松,轻轻闭上双眼,让助手在你的手上涂上各种液体,而且努力形容你的手有多脏。这时,你要尽量忍耐。当你睁开眼，发现手并非你想象的那么脏，这对你来说会是一个打击，即不能忍受只是想象出来的。⑤系统脱敏法。先学会放松的方法，然后由易到难列出强迫性行为的次数和激怒情境，再对每种情境下的强迫行为逐渐进行放松脱敏。⑥当头棒喝法。当你开始进行强迫性的思维时，对自己大声喊"停"，或给助手信息让他喊"停"，但要注意信息要给得及时。

强迫性行为和思维要循序渐进，并持之以恒，不断总结成功的经验，同时多参加集体活动及文体活动，多从事有理想有兴趣的工作，培养生活中的爱好，以建立新的兴奋灶去抑制病态的兴奋点。此外，强迫症的发生与个人的性格有莫大的关系，因此，我们可以从平时做起，培养自己乐观、开朗、自信等性格，不对自己要求过于严格等，以防患于未然。

（八）老年期疑病症患者的心理康护

【情景案例】

> 患者：何某，男，61岁。
>
> 主诉：自觉身体不正常有三年多。在发病前曾骑车不小心和另一辆电瓶车相撞，蹭破了点皮，流了些血，右手腕关节也肿了，但未昏迷。他去乡卫生院，擦了点红药水，配了点消炎药便回家了。到家后，他便一直觉得头痛、头晕，感觉头颅骨凹了一块，甚至感到身上血液流动得特别快，认为自己脑袋被摔坏了。一周后，他去县医院内科门诊求诊，一位年轻的医生说，他可能是轻微脑震荡，并给他开了些内服药。可是，回家服药后病情并没有好转的迹象，从此他就认为自己脑子坏了。接着他又出现腹部不适，便认为自己肯定是得了癌症，于是终日惶恐不安。他还估计自己活不了多久，便向家人交代了后事，并且写了遗书。在此期间他先后去了七八家医院的内科、神经科、脑科看过病，做过B超、脑电图、脑CT以及其他多项化验。经常是看一两次就换个医院，认为医生开的药都没用，很少按医嘱坚持服药。
>
> 另外，他还经常买些医学书籍和杂志，对号入座，钻牛角尖，通过自我暗示加强自己患各种疾病的坚定信念。别人向他解释也不管用。后来，他经人介绍前来心理咨询。从个性测试结果看，他在忧虑性、怀疑性和敏感性等方面得分偏高，说明他遇事比较容易敏感多疑和忧虑烦恼。
>
> 综合各种结果，何某被医院诊断为疑病症。

1. 概述

疑病症又称"疑病性神经症"，是指对自身感觉或征象做出患有某些疾病解释，致使整个身心被由此产生的疑虑、烦恼和恐惧所占据的一种神经症。

患者对自身健康过分关心并持有难以消除的先占观念。患者怀疑自己患了一种或多种严重的躯体疾病，反复的检查结果和医生的解释都不能消除其疑虑，而事实上并不存在所认定的疾病。常伴有焦虑或抑郁。常迁延数月或数年，预后较差。

2. 心理特征

最初患者往往表现为过分关心自身健康和身体任何轻微变化，做出与实际健康状况不相符的疑病性解释，伴有相应的疑病性不适，逐渐出现日趋系统化的疑病症状。疑病症状可为全身不适、某一部位的疼痛或功能障碍。症状以骨骼肌肉和胃肠系统多见；就部位而言，以头、颈、腹部居多。常伴有焦虑、忧郁、恐惧和自主神经功能障碍症状。患者也知道这样过分关注健康或疾病不好，但就是不能自拔，无法克制四处求医，陈述病情始末，又不相信检查结果和医生的解释或保证。

疑病的心理障碍有两种表现：一种是疑病感觉，感觉身体某部或对某部位的敏感增加，进而疑病，或过分关注。患者对疾病症状的描述一般较含糊不清，部位也不恒定；另一种患者的描述形象逼真、具体，认为自己患有某种疾病，患者自己也确信实际上并不存在，但要求各种检查，尽管检查结果正常，但医生的解释与保证并不足以消除其疑病信念，仍认为检查可能有误。于是患者担心忧虑，惶惶不安，焦虑，苦恼。这种疑病观念，带有强烈的情感色彩，难以被否定。

3. 心理康护

心理治疗以支持性心理治疗为主。尽量不要急着和患者讨论他们的症状以及他们的怀疑是否正确，因为那样会引起他们的心理抵触以及对症状的关注，不如持支持、同情的态度耐心地听他们述说。在和患者建立好关系，取得患者信任之后再引导患者认识疾病的本质，不是躯体疾病，而是自己的一种心理障碍所导致的，然后对之进行心理治疗，如暗示疗法、精神分析疗法、积极心理疗法、认知行为疗法等。

（1）认知行为疗法。客观、科学地看待自己的症状。疑病症产生的很大一方面因素是患者不相信检查的结果和专业医生的解释，通过多种途径了解各种病并"对号入座"，坚定自己患了该病。但这是很主观也很不科学的。首先，很多症状在许多疾病中都会有，很可能你只是患有很轻微的疾病，而你只选择了其中跟一些重大疾病差不多的症状就认定自己患了重病；其次，人的躯体感觉在一定程度上是受自己心理因素影响的，这就是为什么暗示疗法、催眠疗法存在的理由。从这个角度来看，很多"疾病"其实是人自己想出来的。因此，患者应相信医生的诊断，相信自己各种检查结果，也应信任医生的解释。另外，疑病症患者经常可能遇到的一个情况便是有些检查和诊断结果不一致。对此，患者应明白，其实你对自己病症的述说就是让人不得要领的，虽然检查结果是一致的，但医生对你的述说理解不同，可能就造成诊断结果不同。所以，患者在求医时应如实、客观地陈述自己的病情，尽量避免主观的情绪和不切实际的解释，这样才更有助于疾病的诊断和治疗。

（2）积极心理疗法。积极地自我调整。患者在明白自己的"疾病"是"心病"之后，应积极地参加工作、学习、社会活动等。可能那些症状很难突然消失，那就带着"病症"正常地生活，将更多的精力花在更有意义的事情上，树立正确的人生观，制订自己的生活计划，放开自己的思维限制和对"疾病"的注意限制，然后按计划，积极地、正常地生活。

（3）暗示疗法。积极的自我暗示。如"我的身体其实很好，这已被所有检查过的和化验过的结果所证实，医生也说自己是没有任何疾病的，一个医生可能存在失误，但这么多科学的结果和医生都这么说了，那肯定是真的。虽然现在身体还是有些不舒服，但这些症状在其他正常人中也是存在的，只是他们不放在心上而已。我需要做的是像他们一样，把精力放在更有意义的事情上，不把它们放在心上，这我肯定能做到！"等，若能每天都坚持那么几次，会有很好的效果。

【知识链接】

老年疑病症的预防

人进入老年期，由于生理功能的退化，身体难免会出现这样或那样的不舒服，这本来是正常现象，属于自然规律。但是，有些老人对自己的健康比较关注，他们会看一些医学书籍或是看与医学相关的视频，稍有不慎就容易给自己带上"疾病"的帽子。尤其是那些有点文化，对医学又一知半解的，又对自己的健康很关注的老人更是如此。所以疑病症对老人的威胁还是比较大的。

老人的疑病症需要积极地治疗，更需要积极地预防。

① 首先要明白，医学是个很系统很复杂的知识体系，并非您平时的多了解就能掌握的，所以别坚信自己的"医术"，尤其在被专业的检查结果和专业的医生否定之后，更应放弃对自己的"诊断"。

② 培养积极、乐观的心态。疑病症很有可能是自身消极、悲观、畏惧的心理所引起的。所以，要从平时就培养自己乐观、豁达的心态。乐观、豁达的心态是人心灵的阳光，而那些悲观、畏惧等消极心态则是人心灵的阴影。将阳光洒进自己的心间，阴影自会消失。

③ 有规律地、充实地生活。疑病症患者通常花过多精力在自己躯体感受和心理感受上，而且花的精力越多越痛苦。不妨转移自己的注意焦点，将更多的精力花在工作、学习或自己感兴趣的事情上，培养自己的自信，并为自己创造更多的快乐。另外，有规律地生活对人的健康很重要，人都有规律生活的需求，当正常的生活规律被打乱时便容易引发很多心身疾病，疑病症也是其中之一。

（九）老年期睡眠障碍患者的心理康护

【情景案例】

患者：罗×，女，69岁，家庭主妇，因严重失眠求诊。

患者主诉：患者和儿子、儿媳住在一起，家有一两岁的小孙子。儿子、儿媳忙于工作，小孙子全由患者照看，晚上也是由患者带着睡觉。几个月前的一个晚上，小孙子忽然高热，但由于患者睡得太沉，没发现，直到第2天，才被她的儿子、儿媳发现。好在发现得早，经抢救也并未留下严重后遗症。但当时情况危急时，儿子、儿媳都对患者表示较强烈的失望和指责，患者自己也有强烈的自责感。此后，患者总提醒自己不能睡得那么多，不能睡得那么死沉。所以总是睡得不安稳，而且睡眠质量也越来越差：入睡困难，经常躺在床上明明很困乏却又辗转反侧睡不着；即便睡着了也经常被噩梦惊醒，一夜总要醒好多遍。整个人精神萎靡，白天黑夜又困又累但就是睡不安稳。怕睡着了出什么乱子，又怕自己睡不着，疲惫不堪。在来医院就诊前这种情况已经持续大概两周了，感觉自己似乎就没真正入睡过。

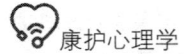

1. 概述

人生的三分之一时间是在睡眠中度过的,睡眠与健康密切相关。然而,老年人由于脑梗死、高血压、脑动脉硬化等因素引起的中枢神经系统功能的退化,睡眠结构、睡眠时间和睡眠周期节律都会随之而发生改变。此外,老人更容易患心血管疾病、呼吸系统疾病、风湿、颈椎病等,这些都可能影响睡眠的质量。睡眠问题目前已经是困扰老人身心健康和生活质量的重要问题之一。老人的睡眠问题一般表现为深度睡眠时间明显减少,夜间觉醒次数增多,入睡时间延长,主观感觉睡眠不足,易乏力或打盹等。

2. 心理特征

入睡困难、睡眠不深、易惊醒、自觉多梦、早醒、醒后不易入睡、醒后感到疲乏或缺乏清醒感。白天则出现嗜睡、精神不振、疲乏、易激惹和抑郁等症状。患者常对失眠感到焦虑和恐惧,严重时还可影响其心理活动效率或社会功能。在对于失眠症的最新定义中特别强调两点:患者必须有白天不适的主诉,但无法通过实验室检查和睡眠时间的长短来衡量;即便是在适合的环境中,或在睡眠时间充足以后,症状仍不能缓解。

3. 心理康护

(1)松弛训练和暗示疗法。应注重非药物性治疗,比如改变下午或晚上喝茶、喝咖啡、饮酒的习惯;建立规律的生活作息制度;培养适合自己的体育锻炼和入睡习惯及改良睡眠的环境等。松弛训练和暗示作用对于睡眠也有实用价值。不要太在意自己睡得少。睡眠时间的长短存在个体差异,有些人需要的睡眠本就比别人少,所以不要太在意自己睡得少,或睡得晚。要知道自己越是在意,越是会导致失眠严重化;另外,多给自己积极的心理暗示,不要因为前一天的夜里睡得少就觉得在白天理所当然会变得消沉、乏力。要知道,有时候人的身体变得虚弱不是体质所致,而是给自己的消极暗示。白天因乏困而补觉,往往会打乱睡眠的节律,使失眠情况加重。

(2)通过音乐疗法、水浴、按摩以及饮用一些如薰衣草之类的有助于睡眠的花茶可改善心身状况和睡眠状况。

【知识拓展】

自 杀

一、概述

好发于任何年龄段,关于自杀的新闻频频见报,自杀问题已经成为社会中危及人类生命及形成社会不安因素的重要问题。据国外学者调查研究显示,有20%的被调查者报告,在他们生命的某个时期,至少有过一次中等严重程度的自杀意念(指自杀意念至少持续2周,形成了自杀计划,并选择了自杀方法),另外还有20%的被调查者报告,至少有过一次没有形成自杀计划的自杀意念。自杀意念,即自杀动机,是指有明显的自杀企图,虽然没做出显在的自杀行为,但间或出现自杀念头,当事者的行为也具有很强的冲动性和逆转性。

国外的学者将自杀意念(自杀动机)归纳为两种:①人际动机,即通过自杀来引起他人的关注和重视,并改变他人对待自己的态度。将自杀作为操控别人或寻求心理满足的一种手段。其对象通常是跟自己有密切关系的人，如配偶、子女、父母等。他们内心其实明知对方在乎自己的生死，但又觉得对方对待自己不够热情和关爱，为了激发对方对自己的感情便铤而走险。具有这种自杀动机的多为女性，但自杀未遂者居多；男性中也存在一些这样的人，但他们中自杀成功的居多。②个人内心动机。这种动机的主要目的是为了表达自我需求不能得到满足时遭受的压力和痛苦，或为了摆脱这种压力和痛苦。常见于老年人，他们年老体衰，社会联系日益减少，主观体验到的关爱、尊重及安全感和存在感也与日剧减，自杀对于他们来说，一方面能向身边人和社会表达他们的孤苦，获得他人的关注，寻求安慰与支持；另一方面，可以逃避孤苦。对于他们来说，死固然可怕，但更可怕的是自己作为一种亲人的包袱的形式存在。这类人自杀的意愿较为坚决，自杀的成功率也会大大增加。

二、心理特征

综合国内外研究，一般认为，自杀的高危人群具备以下的特征。

（一）年龄＞45岁，独身、离婚或丧偶，无固定职业或失业者。

（二）患有慢性和（或）难治性的躯体疾病，患有某些心理疾病（如抑郁症、精神分裂症、物质滥用、严重人格障碍等）以及疑病心理者。

（三）有频繁、强烈而长时间出现自杀意念者，有多次发生的、有计划的、方法致死性强且容易实现的自杀未遂史。

（四）内部资源缺乏，包括事业无成，认知功能偏差，缺乏洞察、分析、处理问题的能力，情绪不稳、行为冲动等；外部资源包括，人际关系不良，社会隔离，混乱或冲突性的家庭关系，缺乏家庭温暖等。生命对每个人来说都只有一次，任何人都不能轻言放弃。

三、预警信号

一般来说，自杀的预警信号有以下几点。

（一）近期内有过自伤或自杀未遂行动，其再发生自杀行为的可能性非常大，即既往的行为往往是将来行为的最佳预测因子。在以求助为目的自杀行为多次重复后，周围人常会认为患者其实并不想死而放松警惕，并恢复原来的态度，此时患者发现没有真正解决其问题后，再次自杀，危险性将会大大增加。且自杀时的心态也可能由原来的期望变为绝望，继而态度更坚决，行为也更加危险。所以那些认为"自杀危机过后，情况转好，自杀就不复存在""自杀未遂者并非真正想死"等观点是极不科学的。事实上，不少自杀未遂者死亡愿望比较强烈，只是自杀的方法不足以致死或抢救及时，这些人再次自杀的可能性最大，最有可能在所谓"情况好转"后的3个月内再次将自己病态的思想和情感付诸行动。

（二）向亲友、同事、康护工作者或在个人日记作品中流露出消极、悲观的情绪，或直接表达过自杀的意愿的人自杀率高。有人认为"表明想自杀的人通常不会自杀"，这是很不符合实际情况的。事实上80%的自杀者在自杀前明确表示自杀企图，或会做出许多与自杀有关的暗示和警告。他们期望通过这些暗示等能得到一些真正支持以解救他们，而他人的无动于衷或冷漠等会使他们逐渐绝望而将自杀念头付诸行动。

（三）近期遭受了难以弥补的严重损失的人易自杀。面临严重损失的早期，容易自杀，习惯以后，危险性会有所降低。

（四）当事人对某人、某事、某团体、某社会有强烈的敌意和攻击性，但对方过于强大，

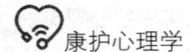

自己心有余而力不足时,可产生内向攻击,引起自杀。

(五)和有医学知识的朋友讨论自杀方法,或购买可用于自杀的毒物、药物、刀具、枪支,或常在江河、悬崖、高楼处徘徊者,可能已有自杀计划。另外,病人不愿与别人讨论自杀问题,有意掩盖自杀意愿,刻意回避自杀话题也是一个重要的危险信号。

(六)慢性难治性躯体疾病病人突然不愿接受医疗干预,或突然表现情绪和身体状况好转,与亲友交代家庭今后的安排和打算的人实施自杀的比例较高。

(七)精神病患者,特别是抑郁症、精神分裂症、精神活性物质依赖患者是公认的自杀高危人群。有自责自罪、被害、虚无妄想,或有命令性幻听、强制性思维等症状者,更应警惕。有抑郁情绪的患者,如出现情绪的突然"好转",应警惕其自杀的可能,而处于严重抑郁状态的患者常常在所谓的"平静期"自杀。如您发现身边人有以上这些情况时,应该考虑到近期内他有进行自杀的可能性,相符情况越多者其自杀的可能性越大。

四、预防自杀

(一)多和具备一定自杀倾向的人沟通,给予其精神上的理解和支持。几乎所有的自杀者自杀的目的都不是死亡本身,而是把死亡作为一种手段。所以,他们会在做出死亡决定之前矛盾重重,苦苦挣扎,同时也期待他人的理解和支持,期待别人给他们"尚能活下去"的理由。很多时候,身边人多倾听、多鼓励或是一个拥抱可能解救一条生命。

(二)不妨直接和那些消极悲观,或发出自杀信号的人讨论自杀这一话题,可能在谈论中发现对方有自杀企图,提前做好防范措施。很多人,在被触及此敏感处时会主动表达其绝望之情,并寻求理解、同情、支持和关爱。而当他们的绝望情绪得至宣泄,并获得一定心理上的安慰后,他们自杀的意念也会随之减退。不过,谈话要有些"心眼",万不可上了想要自杀者的当而谈及各种自杀的方法。

(三)尽管自杀不能被明确地确定为一种精神疾病,但其心理状态往往是极为不稳定的,心身都处于一种消极的状态。而且与自杀者沟通断绝其自杀念头本就如谈判一般,需要具备一定的谈话技巧和心理学知识。所以最好能寻求专业的心理干预,可能的话也需要适当的药物治疗。

(四)对于想要自杀者本身,更应当明了:若你针对的对象本就不再关爱你,那你的死亡对他而言也不会是长久的痛,只有那些真心关爱你的人才会期望你好好地活着,你的生命对他们来说才是举足轻重的。

小 结

各种常见临床病症如瘙痒、疼痛、睡眠障碍、言语吞咽障碍等均可作为应激源,既可引起个体生理功能改变,也可导致个体认知、情绪等心理活动变化。如果这些病症得不到及时有效的治疗,会导致终身残障或危及生命;此外,临床上的各种治疗方法,如手术、药物、透析、截肢等既作为有效的治疗手段,同时也会对患者的躯体产生一定的创伤,相应地引发各种心理反应和行为问题。了解和掌握治疗患者的心理特征,有针对性地采取心理康护措施,会达到增强治疗效果,促进全面康复的目的。

【思考与练习】

一、选择题

1. 术前患者心理康护措施描述错误的是（　　）。
   A. 教会患者行业控制技术　　　　B. 安排患者家属、朋友及时探视
   C. 隐瞒手术信息　　　　　　　　D. 利用病友间的榜样示范作用
   E. 教会患者关注治疗的正面信息及结果
2. 脑血管意外患者在康复训练中如出现积极的行为表现时，治疗师要立即（　　）。
   A. 安慰与开导　　　　　　　　　B. 表扬与奖励
   C. 停止康复训练　　　　　　　　D. 改善患者的社会支持系统
   E. 纠正对疾病的错误认知
3. 骨折患者情绪休克的主要表现不包括（　　）。
   A. 大声呻吟　　　B. 言语简单　　　C. 表情淡漠
   D. 对骨折无动于衷　　E. 对治疗反应平淡
4. 残疾人最突出的心理特征是（　　）。
   A. 自卑　　　　　B. 孤独　　　　　C. 敏感多疑
   D. 依赖　　　　　E. 抱怨
5. 患者的疼痛症状是否出现及疼痛强度总与其心理状态（　　）。
   A. 紧密相连　　　B. 不一定　　　　C. 不相关
   D. 成反比　　　　E. 有一点关系
6. 截肢患者的心理特征不包括（　　）。
   A. 自我概念改变　　B. 悲观失望　　C. 敏感性降低
   D. 行为改变　　　　E. 焦虑，恐惧
7. 抑郁症的核心症状是（　　）。
   A. 有自杀的想法　　B. 失眠　　　　C. 情绪低落
   D. 焦虑　　　　　　E. 食欲缺乏
8. 关于老年人的记忆特点，下列不正确的表述是（　　）。
   A. 理解记忆尚好　　　　　　　　B. 机械记忆衰退明显
   C. 初级记忆的减退程度大于次级记忆　　D. 记忆的保持能力下降
   E. 对远事的保持比对近事的保持好

二、简答题

1. 对于有焦虑、恐惧情绪的患者，应如何进行心理康护？
2. 对于老年患者的心理康护应当注意什么？
3. 临终患者的心理变化过程分为哪几个阶段？如何进行有针对性的心理康护？
4. 对于慢性病患者，应如何进行心理康护？
5. 影响残疾个体康复过程的主要因素有哪些？

第六章 康护人文与沟通

【学习目标】

1. 掌握人文关怀和人际沟通的基本概念。
2. 熟悉人文关怀和人际沟通的技巧。
3. 了解人文关怀的起源和人际沟通的主要渠道。
4. 具备人文关怀的核心素质和人际沟通的基本方法。

【引言】

"人文关怀"已成为人们使用频率最高的词汇之一,成为各行各业的管理理念和服务思想,存在于人类社会和人际交往的各个角落。医学环境中处处渗透着人文关怀,因为医学的真谛就在于关爱生命、尊重生命和敬畏生命,这种对生命的追求在今天有了更深的价值追求。本章主要阐述康复治疗和康护过程中的人文关怀理念和方式,进一步讨论人际沟通作为人文关怀的一种外显形式,实现有效沟通。

第一节 人文关怀的起源及意义

【情景案例】

某妇产科病房,病区环境干净、舒适、安静,首先映入眼帘的,是蓝色的分级康护公示牌和经过精心布置的健康教育栏。转过弯洁白的走廊一眼就能望到头。走廊的画在柔和的灯光下,透出几分家的温暖。走进病房,墙上写着责任护士的名字。护士们正在工作,步履匆匆,每个人都在忙着各种工作。一位患者焦急等待着,突然他请护士们帮忙做一件看起来并不是很急切的事。甲护士扬一扬手上的药盘,说一句:"急什么,没看到我正在忙吗?我等会有空了来处理。"然后立即离去。患者继续神色紧张地寻求其他护士的帮助,乙护士停下手上的推车,用商量和温和的语气说一声:"请你等一下,我处理完后马上为你做,你看行吗?"

请问:
1. 思考情景中患者目前存在哪些情感?你更赞同哪位护士的处理方式?为什么?
2. 你认为什么是人文关怀?你是怎么理解当前社会中反复发生的"医闹"问题?
3. 你认为什么是人文?它会以什么样的形式展现出来?

一、人文关怀的内涵

1. 人文关怀的概念

在"人文关怀"一词中,关怀是核心动词。关怀或称关怀照护,是康护学中一个重要的概念,指对需要改善身体状况或生活方式的人或团体给予援助、支持或辅助的行为。但是随着人本主义观点的兴起,人们更为关注人的生存状况和人的尊严,更强调符合人性的生活条件的创设。"人文"一词就改变了关怀的范畴和理念,把"人性与教养"纳入关怀的行为中,强调把人作为一切活动的出发点和归宿,把人放在第一位,以人为本。这是社会文明进步的标志,是人类自觉意识增强的反映,其核心在于肯定人性和人的价值。

我国政府基于对人的主体地位和个性差异的尊重,为促进对人丰富多样的个体需求的关心,于十七大报告中提出"注重人文关怀和心理疏导。"这一理念使得人文关怀的内涵得到进一步的提升,包括医护人员与患者之间的"医护人文关怀"和医疗管理机构内部的"人文关怀管理",有研究者认为后者为前者提供支持性的发展环境。其中"医护人文关怀"则是指以人为本、以健康为中心的整体康护,医护人员不仅对患者提供身体上的健康照顾,还为患者提供心理、社会、精神、文化等全方位的康护。"人文关怀管理"是指在医疗管理工作中,理顺个体与其他医疗相关人的关系中,确立人的主体性,从而确立一种赋予人生以意义和价值的人生价值关怀,实现人的自由而全面的发展。因此,当前医院管理系统采取的人文关怀措施是两个方面的,一方面是重视患者的人文关怀管理;另一方面是将对医护人员的人文关怀与人文素质的培养纳入管理的重要日程。

2. 人文关怀的核心内涵

人是一个整体的人,即生物的、心理的、社会的和文化的人。其中文化人是现代社会的一种新的人格取向。但其历史却源远流长,"人文"二字语出《易经》,在其贲卦的象辞上讲道:"刚柔交错,天文也;文明以止,人文也。观乎天文以察时变,观乎人文以化成天下。"人文区别于自然,有人伦之意,区别于神理,有精神教化之义;区别于质朴、野蛮,有文明、文雅之义,区别于成功、武略,有文治教化之义。这一词语发展至今,结合现代管理理论中的"文化人"概念,人文关怀的内涵得以深入:

(1)人不仅作为一种物质生命的存在,更是一种精神、文化的存在。这一层面的人文关怀具体体现在,帮助个体形成和保持信念和希望;帮助个体接受和创造积极和消极感情或情感的表达;提供支持性、保护性的和(或)正确性的生理、心理、社会、精神环境;允许精神现象的存在。

(2)人无论是在推动社会发展还是实现自身发展方面都居于核心地位或支配地位。这一层面的人文关怀具体体现在,帮助个体解决问题时使用系统的科学方法做决策;促进人与人之间的教育和学习。

(3)尊重人的价值,追求人的社会价值和个体价值的统一。这一层面的人文关怀具体体现在,帮助个体满足基本人类需要,维护人类尊严和整体性;促进个体对自我和他人有人际敏感性;帮助个体发展帮助、信任的人际关系;帮助个体形成人道和利他的价值体系。

(4)尊重人的主体性。这一层面的人文关怀具体体现在,改善人的生活、提高人的生活品质。

二、人文关怀的价值

1. 人文关怀是对人的本质属性的满足

古希腊名医希波克拉底曾经说过:"什么样的人得了病,比理解一个人得了什么样的病更为重要。"不同的患者,其各自的性别年龄、性格特征、文化程度、政治背景、经济条件、社会经历、疾病的种类和严重程度都不一样,对康护的需求、期望和感受也各不相同。在为患者实施基础和专科康护的同时,了解患者需求,尊重他们的意愿,提供个性化服务,给患者提供心理康护和疾病预防、饮食调控、康复锻炼等方面的指导,这也是人文关怀在医护服务中的一个表现。根据马斯洛需要层次理论,人的需要有生理需要、安全需要、爱与归属的需要、自尊的需要和自我实现的需要五个层次。因此,在进行医护人文关怀时,要关注个体全面的需要。

2. 人文关怀是提升医护质量的根本方法

有研究表明,通过更新服务理念,营造良好的人文氛围,提高医护人员文化素质,创建人性化的医护管理制度建立起完整的人文关怀管理体系,会影响着医院的医疗服务、医疗安全、医疗质量以及全院职工的工作态度,对提高医疗服务质量和医务工作者的道德水平,融洽医患关系等具有积极的促进作用。医护工作因融入了人文关怀,其内涵才能丰富深刻。

3. 人文关怀是调和医患关系的润滑剂

近年来,医患纠纷增多,医患关系空前紧张,这已成为社会关注的焦点。整合人文关怀和现行的医疗规章,能更好地建立行业作风,营造"以病人为中心"的医疗服务环境。医护人员通过对患者的人文关怀,有助于全面了解患者,系统地解决患者不断出现的各种不利于健康恢复的问题。可通过换位思考来感受患者的生理、心理问题,设

> 【实践性思考】
> 根据生活经验和媒体报道,列举1~2个医患关系紧张的案例,思考引发这类问题的根本原因。
> 提示:寻找双方在沟通中缺失的人文精神。

身处地地为患者着想,理解并体谅患者,对他们的需要及时做出反应,并提供信息做好保密工作;通过温和的目光、同情的表情、适当的动作和空间距离等与患者之间的非语言交流方式,在沟通中起到潜移默化的作用。这些方式都能很好地缓解医患关系紧张的问题,并促进问题的共同解决。

4. 人文关怀是强化职业素质和加强自身人文修养的重要手段

职业素质是决定人性化康护服务质量的关键。南丁格尔曾经说过:"护士其实是没有翅膀的天使,是真善美的化身。"这不仅是对医护职业形象的赞美,同时也是对本职业素质的要求。作为一名合格的医护人员,除了要通过不断学习提高专业技术水平外,还要加强我们自身的人文修养,将端庄的仪表、美好的语言、得体的行为渗透到医护工作的全过程,让患者感受到来自医护人员的真诚和关爱。

三、人文关怀的对象和内容

在医护工作中,有两种不同人际情境的人文关怀,一类是医护人员与患者之间的"医护

人文关怀",另外一类是医疗管理机构内部的"人文关怀管理"。第一类的人文关怀主要对象是病人、家属。常言道"良言一句三冬暖,恶语伤人六月寒",不对身体受损的患者和心情焦虑的家属进行人文关怀,往往直接导致医患关系的紧张;第二类的人文关怀主要对象是医护人员和各级管理人员。当医护人员丧失工作热情和乐于助人的品质,丧失同情心和责任感,医院将会出现什么样的局面?

人文关怀贯穿于医护的全过程,在具体实施中要遵循以人为本、重视需求、支持鼓励的三大基本原则。首先,应当树立"以患者为中心"的基本管理理念,制定人文管理的基本制度;其次,关注人文对象的需要,平衡不同利益者的诉求;最后,建立激励为主的管理手段,提供支持发展的平台,最终使得医护人员用适宜的言行满足患者的健康需要,从疾病扩展到健康,从医院延伸到社区和家庭,能为患者提供生理、心理、社会、文化等全面的医护服务。

四、华生人性关怀理论

华生是美国康复研究院院士和美国康复联盟的主席。他组建了科罗拉多大学人性化照护中心,该中心是美国第一个以康复为主的多学科合作中心,它提出将艺术、人文科学、社会科学、行为科学整合到人性化照护和康复过程中。1979年华生出版了第一本专著《护理:照护的哲学和科学》。1985年出版第二本专著《护理:人性的科学和人性的照护》。华生认为人性照护是护理实践的核心和本质,人性照护必须是康护人员结合科学与人文知识在与病人的互动关系中按照人性照护的10个要素来完成,每个要素都具有与互动性护患关系相关的动态现象成分。人性照护论的基础是10个关怀照护性要素,其目的是护理活动中强化人文性。其中,形成人文利他主义的价值系统、灌输信念和希望、培养对自我和对他人的敏感性,这3个相互独立的概念被华生称为"人性照护学的哲学基础"。

1. **形成人文利他主义的价值系统**

人文利他主义价值系统是指通过给予他人和扩展自己的认识所得到的自我满足。人性照护以人文观和利他行为为基础。康护人员通过对自我价值观、信念、文化互动以及个人成长经历的反省,而使其人性照护观得以发展。

2. **灌输信念和希望**

康护人员通过强化对患者而言有意义的信念和希望,为患者带来一种安适感。正向的鼓励支持和有效的护患互动关系,帮助个体不仅接受现代西方医学,同时能够理解和接受其他替代方式,例如:专注、沉思、瑜伽、深入大自然、强化自我信念、强化精神信仰等方法的治疗力量,协助患者促进个体康复和寻求健康行为。信念和希望要素结合人文利他主义观,促进了整体康复和积极的健康观的实现。

3. **培养对自我和对他人的敏感性**

康护活动在一般情况下可以是身体性的、程序性的、可观性的、以事实为根据的,但在最高层次的康护活动中,康护人员的人性化反应、互动性照护可超越物质世界、超越时间和空间界限，与个体的情感世界和主观世界接触，触及个体内部自我发展。如果康护人员具有了这种敏感性和感应性，就会更真诚、更可靠、更敏锐，康护人员与患者之间就能形成真诚的人际关系而非操作性关系，从而帮助患者促进健康，达到最佳健康状态。

4. 建立帮助—信任的关系

帮助—信任关系的特征，即和谐性、同理心、非占有性热忱、有效的沟通。和谐性指康护人员在和患者的互动过程中保持真实、诚恳、开放和利他性、不虚伪。同理心指体验他人感受和情感并将这种理解表达出来，即康护人员接受患者的感受，而没有抵触、愤怒或害怕。非占有性热诚是指积极地接纳他人，往往通过放松的、开放式的身体语言，以及适当的语气和面部表情表达出来。有效的沟通包含了认知、情感、行为反应等成分。

5. 促进并接受表达正性和负性的感受

帮助—信任的关系可促进双方表达正性的或负性的感受。通过语言和非语言的沟通以及同理心倾听，康护人员把握沟通的主题和潜在的核心，接受患者正性及负性情感的表达，给予患者理智上的理解和情感上的理解。

6. 在决策中系统应用科学地解决问题的方法

对开展研究、界定学科范畴、构建学科的科学基础等宏观问题的思考，需要科学地解决问题的方法。在康护实践过程中，康护程序为解决康护问题提供了科学的程序和方法。

7. 促进人际间的教与学

康护人员根据患者的认知水平，通过教与学的过程使患者明确自己的需求，促进患者学会自理，提高自我照顾能力，增强对自身健康的控制力。

8. 提供支持性、保护性、矫正性的生理、心理社会文化和精神的环境

康护人员为患者提供清洁、美的环境，提供安慰、安全感并尊重其隐私，增强患者的适应能力，以支持、保护和增进身心健康，提高生活满意度。这是康护人员在促进健康、恢复健康、预防疾病方面的主要功能。

9. 帮助患者满足人性的需求

康护人员应认识到自身及患者的生理、心理、社会需求，动态地、整体地看待人性的需求层次，首先满足患者最低层次的需求，再逐渐满足其高一层次的需求，为患者提供高质量的关怀照护。

10. 允许存在主义现象学力量的影响

应用现象学方法，分析并认识人性，帮助康护人员理解个体对生活的认识和（或）帮助个体从艰难的生活事件中发现生活的意义。

在临床康护领域，人性照护论在不同的场所和不同的康护对象中得到证实。为康护人员的实践活动提供了有意义的道德和理念基础，它强调沟通技巧、人际互动，关注护士和患者等人性化照护过程，以促进健康和康复。然而，随着住院患者危重程度的加深、住院天数的缩减、医学科学技术的飞跃发展，人性照护论应用也受到一定程度的阻碍。

第二节　人文关怀的方式和途径

【情景案例】

> 在纽约一家医院里，一个天气异常炎热的下午，住院病人激增，工作了三年多的护士玛丽忙得脚不沾地。在给病人发药时，经验老到的她却张冠李戴发错了药，幸好被及时发现，没有酿成事故。医院对此"追责"。首先问责康护部，他们从电脑中调出最近一段时间病历记录，发现玛丽负责区域的病人数增加了30%，而护士人手并没有增加，人员调配失误是康护部的责任问题；然后问责人力资源部门的心理咨询机构，调查发现玛丽的孩子刚两岁，上幼儿园不适，整夜哭闹，影响到玛丽晚上休息，然而心理部门没有帮助她而失责；随后调查部门对玛丽发错的药进行对比，发现几种常用药的外观、颜色相似，容易混淆，因此向药厂发函建议改变药片包装。几天的调查让玛丽神经紧张，但是最后医院却根据她平时的表现确认玛丽是无心之失，并给予她适当的休假安排，协助她申请义工缓解照料幼儿的辛苦，告诉她患者理赔由保险公司全权处理。从此以后，玛丽工作更加认真细致，也没有人再发生类似错误。她和同事们都很喜欢自己的工作，想一直做下去。
>
> 请问：
> 1. 你认为医院的人文关怀表现在哪些方面？
> 2. 你认为医院管理者和医护人员应该怎样提升人文关怀的素养？

一、人文关怀缺失的原因

随着经济的快度发展，社会文化的转折和变迁也纷繁复杂，一些人在适应当前社会环境的过程中，逐渐丧失了对传统文化的认识和哲学思考，人际关系也逐渐淡漠，人文素质普遍薄弱。

1. 传统文化积淀较少，缺乏人文精神

随着社会信息技术的发展，大众文化丰富多彩，文化工业逐渐兴起，全球化文化相互碰撞，人们通过各种媒体享受琳琅满目的文化，社会人如果没有自身的文化基底往往会迷失方向、随波逐流。每个国家、每个集体、每个个体都应该有自己的文化素养和不断的人文积淀，否则就会如邯郸学步，学了别人失了自我。

2. 市场经济的负面侵蚀，传统价值观受到挑战

受到市场经济的影响，部分社会群体更趋从利益关系，较少关注伦理和审美的情感。从事医护工作的少数人员以金钱利益为行动准绳，有的人认为"拿多少钱干多少的事"，缺乏对职业理想和医学仁德情怀的追求。人文精神的缺失，导致社会群体缺少对人生的目的、意义和真正价值的认识。

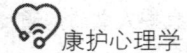

3. 人才培育中过于强调实用主义

随着医学技术高度发展，医院科室划分越来越细，对医护人员的专业知识和技能要求更高，医护人员更重视患者疾病的康复，而缺少对人的心理的照护。在医护人员的培养工作中，育德工作是一个漫长而潜移默化的工作，也是一个难以直观显示的全面的工作，因此很多人才培养在育德方面都流于形式，忽视个体内在品质构建。有研究者认为，我们在认识人文与科学时，往往是对立的，认为这是两个系统的东西。然而，事实上在很多自然科学的学习中能够形成理性认识、道德信念、思维习惯和个性品质。

4. 知识和实践能力欠缺，难以实现有效的人文关怀

目前，很多医护人员年龄较小，社会经验和阅历少，还不能很好地与患者进行主动交流。康护人员的工作流动性大，其专业思想不稳定。其自身对人文关怀的认识较少，加之很多医院的人文关怀制度不健全，因此，康护人员无论是人文关怀的专业知识还是沟通交流能力在应对基本工作时都是捉襟见肘，更难以实现进一步人文关怀。

5. 职业倦怠普遍存在，缺乏缓解的机制

由于职业特殊，医护工作既要承担临床处置的高风险职责，又要遵循病人的需求规律。这要求医护人员对工作投入较大热情。然而现代社会人的生活压力大，医护人员经常还要倒班导致生物钟不稳定，很多医疗机构医护人员配置不够，并且没有针对内部的心理服务机构，因此，医护人员疲于实现人文关怀。

综上所述，人文关怀缺失主要是两个方面的问题：一是无人文何以支撑关怀；二是精气神不足难以实现关怀。前者是教养和积淀的问题；后者是管理和发展的问题。

二、人文关怀缺失的表现

1. 关注疾病康复，缺乏对人的关注

一些医护人员往往以常规技术操作为主，机械地完成医护工作，不主动、自觉地进行人性化康护。对病人服务态度生硬、冷淡，言行不顾及病人感受。例如，在门诊尤其是妇科门诊检查中，被检查者身边除了接诊医生外，还围着其他的医护人员和前来就诊的患者，被检查者总是一脸尴尬地解开衣服做检查。或在病房中，医护人员常常在没有屏风遮挡的情况下，给患者进行导尿、灌肠、会阴冲洗等操作。

2. 缺失有效的交流和沟通

《生命时报》曾做过一项 4731 人参与的"患者最不喜欢医生说哪些话"的调查，其中"跟你说了你也不懂""想不想治？想治就回去准备钱吧""我推荐的药你不吃，后果自负"是患者最不想听到的 3 句话，其选择率分别为 18.26%、17.4% 和 14.93%。而医生有时也害怕与病人沟通，主要有三种病人：一是缺乏医学知识、会问很多烦琐问题的患者；二是有知识但是过于好问、刨根究底的患者；三是对医生不信任，质疑精神较强的患者。双方往往难以相互信任，不能做到有效沟通。

3. 人文关怀流于形式，止于行动

一些医院人文关怀康护质量标准和管理制度不够健全。一些康护质量标准和管理制度的制定未着眼于以病人为中心、以人为本、实施人文关怀的原则，一些医疗行为，如安慰、耐心倾听等无法用现行的评价指标来评定，也无法用管理制度规定护士执行。理念上强调人文关怀，但是某些管理指标和质量评价指标的制定仍不完善，考核时却仅关注于工作量和产生的经济价值，因此人文关怀成了口号，没有实际的行动。

三、人文关怀的培养

1. 培养有人文关怀品质的人

人文关怀品质是指经过特定文化教育形成的带有稳定性倾向的，能够通过康护人文关怀行动体现出来的内在专业禀性或特征，包含了人文关怀理念、人文关怀知识、人文关怀能力及人文关怀感知4个维度。从医学院开始，做好医学人文学科教育；结合专业技术思考人的个性解放和自由平等，尊重人的理性思考，关怀人的精神生活；改变教育方法、教育内容、教育途径，全面培养有人文关怀品质的人。

加强医院文化建设，强化在职学习和人文素养的沉淀，进一步加深职业信念的培养，促使医护人员有能力实现人文关怀。

2. 在实践中磨砺人文关怀的能力

在实践中，首先要激励和指导医护人员对病人建立尊重、关心、同情的心理，经常做换位思考的角色训练。其次，注重对康护人员沟通方式、方法、技巧的培养，通过护士良好的语言与非语言沟通，使康护"人文关怀"渗透到日常康护工作中。

3. 外在制度塑造人文关怀的环境

美国著名未来学家奈斯比特谈到"未来竞争是管理的竞争，竞争的焦点在于每个社会组织内部成员之间及其外部组织的有效沟通上"。将以人为本的服务理念纳入医院管理，不仅关怀病人及其家属，也使医护人员自身受到关怀。

一方面，做到人性化服务工作。取消一些过时的制度，增设为病人提供方便的措施，如在服务流程、环境和设施布置方面体现人文关怀。不断修订和完善康护质量标准，康护质量标准的制定应遵循以人为本、病人满意的原则，高度重视人性化的康护质量管理。明确规定病人享有的权益，将护患沟通的有关情况作为考核康护人员的一项重要内容，对于经常受到病人赞扬的个人和集体要给予奖励，对于病人不满意的则要及时整改。

另一方面，做到人性化管理工作。医院在康护人员编制，床护比配置上要得到充分保证。在环境、流程设计等方面也应切实做到以人为本，为医务人员和病人营造良好的工作和就医氛围。同时要关心医护人员自身生理、心理的健康，理解其工作和生活中的困难，合理地给予支持性环境。

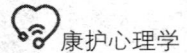

第三节 人际沟通

一、人际沟通的含义

人际沟通（Interpersonal Communication）简称沟通，就是社会中人与人之间的联系过程，即人与人之间传递信息、沟通思想和交流情感的过程。假设甲和乙是进行人际沟通的双方，当甲发出一个信息给乙时，甲就是沟通的主体，乙则是沟通的客体；乙收到甲发来的信息后也会发出一个信息（反馈信息）给甲，此时乙就变成了沟通的主体，甲就变成了沟通的客体。由此可见，在人际沟通过程中，沟通的双方互为沟通的主体和客体。

有时候，乙接到甲的信息后，并不发出反馈信息。那些有反馈信息的人际沟通，常被人们称为双向沟通，例如两个人之间进行对话；而只有一方发出信息，而另一方没有反馈信息的人际沟通，就被称为单向沟通，例如电视台播音员和观众之间的沟通。

二、拜　访

【**实践活动**】

拜访的表演

活动目标：认识拜访的注意事项

活动步骤：准备案例，讨论，表演，总结

小李在工作中一直很主动，看起来老板对他很器重，他自己也认为是老板身边的大红人而沾沾自喜。他在公司的一次大会上受到了老板的嘉奖，觉得老板真是自己的人生知己，油然而生一个念头：要和老板像哥们儿一样聊聊天。

当天晚上，小李精神抖擞地敲开老板别墅的铁门，他解释半天，警惕的保姆像看恐怖分子一样看他，说没有预约不能进去，后来老板的夫人过来，客气地问他有什么事情，他支支吾吾地说就是看望看望老板。在老板的客厅里小坐时，他明显地感到客套背后的拘谨。没有见到老板的他还不死心，几天后，他又一次敲开老板的家门，老板娘第一句话就是：" 你怎么又来了？"他忐忑不安地进入客厅，而这时候，老板刚刚从二楼的书房陪几位客人下楼，低头看见客厅里坐着这位不速之客时，老板脸上露出了一丝尴尬的微笑，和在公司大会上的热情完全不一样了。在有一搭没一搭的交谈中，他如坐针毡。在告辞时，老板委婉地告诉他，以后有什么事情尽量在公司谈。

思考：

1. 为什么老板的态度会有巨大的转变？
2. 你认为小李两次前去拜访的做法有哪些不妥？
3. 由此你想到了什么？你遇到过不速之客的情况吗？

逢年过节走亲访友，有事求人登门拜访是我们经常遇到的一件事，走亲访友实际上是联络老朋友、结交新朋友一个非常常规的途径。但是，走亲访友有几个细节必须注意。

第一点，不要因为自己拜访别人，而给别人造成不必要的负担和麻烦。关心应有度，关心过度是一种伤害。你要到别人家去，你给人家添了麻烦就不合适了，比如现代人要有现代文明，登门拜访亲朋好友时一定要有约在先，要养成这样的习惯，不要想去就去，充当不速之客。

如何做到提前预约呢？首先，要提前确认。比如你是下级去拜访上级，晚辈去拜访长辈，学生去拜访老师，你可以提前一个星期跟对方说，让对方有个准备，避免和重要的事冲突。其次，拜访的前一天再次预约。因为即使提前预约对方，对方也可能会遗忘，在出发前或头天晚上再打个电话跟对方说一下。比如你去拜访某医院院长，虽然提前一周约了，但拜访前一天你可以再给他打个电话，如"王院长，我们按照约定想明天下午四点钟到您家拜访，不知道方便吗？或者有什么变化吗？"你应该确定一下，等于提示对方，这样的话就不至于出现扑空的情况。

第二点，聊天的话题。一般情况下，聊天最重要的是以下三个话题：

（1）近况的简介，当然在一般情况下节庆的时候，是报喜不报忧的。

（2）关注时效性话题。就是此时此刻最热闹的话题，比如到哪儿去玩？有什么安排？现在国内外有什么重大的新闻等。

（3）最重要的是谈轻松愉快的话题。一般来说，聊天谈什么轻松愉快的话题呢？电影、电视、球赛都可以。

聊天的话题切忌太沉重。

过年过节容易犯的忌讳大概有四个。

（1）忌讳谈悲哀事、伤心事。不要拿不幸的事情与别人分享，影响氛围。

（2）不要去质疑和纠正对方。什么叫不要质疑对方？就是不要随便去跟别人抬杠。要明白，每个人思考问题的角度不同，都可以有自己的独立思想。

（3）不要随便否定对方感兴趣的话题。这是个人修养的问题。对人家喜欢的事加以否定，实际上是否定这个人的品位和档次，这个比抬杠更容易得罪人。

平时要积累丰富知识，关注新闻，养成广泛的兴趣，你才能跟各种人谈得来。

第三点，拜访时适可而止。

（1）礼节性拜访。你可以去拜访，别人也会去，房子就那么大，客厅就那么几个位置，客人太多不方便。拜访时间一般以十分钟为宜，不要太长，问候之后，意思到了也就可以了。你在那儿不走，别人怎么能进来？这是一个比较大的问题。探望病人（非至亲、故交）最多也是15分钟左右，不能影响医院的安静和治疗。

（2）亲朋好友拜访。一般情况下以半小时左右为宜，不是什么极其特殊的情况，不是至亲、故交、被对方再三挽留的情况下不要留下来吃饭，这就是适可而止。

第四点，要讲究自身修饰。一般来讲，要注意以下几点：

（1）要修饰自己的服饰。至少要干干净净、整整齐齐。奇装异服、过度暴露反而引起对方反感或误会。

（2）要注意修饰仪表。比如男性最好要理发、要刮胡子。女士来讲一般要注意自己的头发,不能披头散发,因为大家看人有一个特点,从头开始,倘若一个人的发型给别人不好的感觉会影响形象,这就是我们人际关系中讲的首因效应。另外,到别人家里做客前,最好不要吃带刺激性气味的食物,比如白酒、葱姜蒜。

(3)要注意鞋袜的卫生。鞋袜的卫生属于个人教养,体现于细节,也是非常容易被忽略的一个细节。

第五点,要注意活动有度。不管是到对方单位拜访,还是到对方家中拜访,一定要注意,在对方指定的活动范围内活动,一般到人家家里去指定的活动范围就是客厅,到单位指定的活动范围就是会客厅或大厅。

第六点,礼品的选择。礼物选得好不好,实际上不仅表示对别人的重视与否,而且还涉及人际关系的冷暖亲疏。礼物要体现它的价值,体现情意。礼品的选择要注意以下三个特点:

(1)便携性,容易带。一般情况下,过年过节你去串门,可能一下串好几家,如果拿的东西太多,不但会增添麻烦,有时候还会产生歧义。

(2)文化品位性。根据对方的年龄和身份,选择有文化品位的礼物。

(3)过节的时候,除亲朋好友之外不送食品。一方面,浪费了大量的粮食,浪费了大量的包装,另一方面也让人际关系变得微妙了,吃得了吗?吃不了!给别人吗?不合适!那怎么办?浪费!

三、沟 通

【实践活动】

模拟女儿与母亲沟通

活动目标:认识与父母沟通的方法

活动步骤:准备案例,讨论,表演,总结

表演案例:首先选取2名同学,分别扮演母亲和女儿。

1.(36岁母亲和16岁女儿)有一个小孩,她母亲只要说"不行",她就不再讲话,即便母亲误会她。有一次她从学校回来没带书包,母亲就不由分说地打了她,她说:"我不是忘记带书包。"妈妈说:"你还讲!忘了还狡辩,书包都能忘记,去罚站。"就罚了她一整晚,她好几次想解释:"妈妈,可是书包……"一说妈妈就打。第二天,她把书包带回来想跟妈妈解释,妈妈说:"你还狡辩,欠打,还不好好去反省!"一口咬定她就是忘记带。

其实书包是被恶作剧的同学藏起来了。因为家境不好,同学嘲笑她。班上几名同学叫她一起玩,她不肯,结果在放学后她打扫完卫生,书包就不见了。

因为她一直躲着妈妈,妈妈每一次要讲事情,她就好像被电到一样,所以她妈妈就越来越喜欢找事情来批评她。

2.(32岁女儿和60岁母亲)有一个母亲,从村里坐车去海口,看望住在大城市工作的女儿,下午无聊就到市里人多热闹的地方随便走走,被地摊的商贩精彩的叫卖所吸引,买回来很多假货,而且回家才发现还收到一张50元假钱,如果你是女儿,你会对母亲说什么?

> 思考：
> 1. 为什么同样的两个同学当角色互换后对话态度发生了变化？是什么原因导致了变化？
> 2. 你也有过被父母误会和责备的经历吗？
> 3. 通过案例，你认为和父母的沟通有什么需要改进的地方吗？

（一）与父母相处

人们都说父母是孩子的第一位老师，父母的教育会影响着子女以后的成长。但是，并不是所有的父母都做得很好。父母人格不成熟、做得不好，有他自己的原因，也许他的父母没有让他成熟，或是另一半的原因或是大环境影响。对于和父母的沟通，有以下五个方法：

（1）学会宽容。

大部分人会说："我为什么要跟父母好好沟通？从小他们什么时候跟我沟通过？"学会宽容，这话说起来容易，但做起来非常困难。我们只有迈出第一步，才会离希望越来越近。

（2）学会换位思考。

我们可能不能接受父母没有给我们应得的东西，可是我们还是长大了，父母衰老了，于是我们开始回头去带着他们，把他们当小孩来看。一旦跳到这种心态，知道父母被某些东西卡住，有所困境跟局限，内心成熟度没有自己高，反过来用这种态度看，你就有机会跟父母和解。

（3）主动交流，创造机会。

每天找一点时间，比如饭前或饭后，和爸爸妈妈主动谈谈自己的学校、老师和朋友，主动和父母倾诉自己在学校的情况、高兴的事或不高兴的事，与家长一起分享自己的快乐。跟父母一起做一件事，比如做饭、打球、逛街、看电视、边做事情边交流。

（4）观察和了解父母。

观察父母日常的生活习惯以及作息时间，注意他们平日的身体状况与健康情况。比如你知道父母的生日吗？你知道父母近来的身体状况吗？关心自己父母的心事，以及情绪波动的原因。

（5）学会静听父母讲话。

对父母的建议不予理睬是不对的，如果你给他们时间让他们说说自己的想法，他们更愿意跟你倾诉。对于批评，不要着急反驳，试着听听父母的想法、需求、担忧及压力。

（二）与老师相处

教师与学生因年龄差异、思维方式不同，很容易产生认识上的差异。师生之间存在隔阂的现象并不鲜见。产生这种状况的重要原因是：师生之间没有建立有效沟通的渠道。如果不加强沟通，久而久之隔阂会变得越来越深。建立良好的师生关系，有以下三个方法：

1. 互相理解和尊重

著名的教育家陶行知先生曾说过一句名言："你的教鞭下有瓦特，你的冷眼里有牛顿，你的讥笑中有爱迪生。"教师要尊重学生的人格，师生在人格上是绝对平等的。无论是优等生或是后进生，都要一视同仁，不要过度地优待和照顾，也不能随意地藐视和淡漠，只要能有进步、不断上进，都要不断鼓励。学生也要理解教师这一职业，尊重老师的劳动成果，理解老师的艰辛，上课认真听讲，及时完成作业，这就是对老师劳动的尊重。

2. 彼此关心和关怀

有人说"没有爱，就没有教育"。老师在年龄、阅历、学问等方面的水平肯定比学生高。作为学生应该向每一位老师虚心求教。勤学好问不仅直接使学生受益，还会增多、加深和老师的交流，无形中就缩短了和老师的距离。向老师请教问题往往是师生间交流的第一步，经常向老师请教问题会加深师生彼此的了解和情感。教师关爱也渗透在平常的点滴小事中。如：学生感冒头痛，嘘寒问暖，送上药或送上一杯热茶；给学生整整头发，理理衣领，这些小事都会让学生感动不已，从而对老师产生尊敬感激之情，进而把这种感激之情用在努力学习上。

3. 正确对待老师的过失

在处理学校班级问题的过程中，往往也会出现老师不了解情况而错怪学生的事情，这时学生应努力克制情绪，不要与老师顶撞，防止情况进一步恶化。要体谅老师，"人无完人，玉无完玉"，老师也不是十全十美的，也有不了解情况和批评不当的时候。学生事后应及时找老师直接面谈或让他人转告，也可以用书面的方式向老师解释，一时解释不清时可暂时放下，待以后再寻找合适机会消除彼此误解。在教学工作中，老师出一点失误在所难免。学生向老师提建议也理所当然。教学不仅仅是知识传授的过程，也是情感交流、心与心沟通的过程。学生委婉地提建议，以诚恳的态度感动老师会加深师生情谊。

（三）与同学相处

同学，又称同窗，是指有共同学习环境的一群学生。从踏入校门的第一天起，到毕业迈出校门的最后一刻，和你建立最深刻关系的人，就是你的同学。每个人都有自己的气质和性格特点，成长背景和生活习惯亦不同，所以在与同学交往的过程中，如果能互相理解尊重，大家的关系就很融洽，也会减少不必要的摩擦。与同学沟通，有以下四个方法：

1. 热情而谨慎交往

人际关系是互动的，不要总是消极地等待别人来主动关心自己，而要主动地与周围的同学交往沟通。你对别人敞开心扉，别人也会对你敞开心扉。一些年轻气盛的同学通常会为了鸡毛蒜皮的事而产生矛盾，甚至不惜拳脚相向。如果我们能冷静下来，多设身处地为别人着想，多一些宽容，多一分理解，事情不是更容易解决吗？同时，要谨慎交友。在我们的成长过程中，除了老师、家长外，对我们影响最大的莫过于朋友，许多青少年最终走上歧途，往往就是因为他们结交了坏朋友。这种教训极其深刻，所以我们在交朋友的时候必须慎之又慎，要结交品德高尚、志同道合的朋友。

2. 以诚相待地交往

人与人的交往，最重要的就是真诚和善意，这也是做人的根本原则。口是心非、虚伪傲慢的人是难以有朋友的。

3. 消除依赖感

这是一种不健康的心态，依赖感过强的人，总是希望别人像亲人一样关心自己，凡事都要别人替自己拿主意，这是缺乏独立意识的表现。过强的依赖感还会发展成为控制欲，例如，依赖感强的人常强求别人和自己一起学习，一起复习功课，向自己通报行动计划，甚至限制别人同其他人交往。这是一种人格缺陷，应及时加以弥补。

4. 注重他人的感受

如果我们忽略了他人的感受，不理解他人的想法，就会让对方感觉不舒服。即使是自己认为快乐、幸福的东西，如果不考虑对方是不是喜欢、愿不愿意接受就强加于人，对方往往也不会领情，他们会拒绝、反感甚至反抗。在生活中，很多纷争不是源于"坏人干坏事"，而是好心未被人领会所造成的。

（四）求职面试

【实践活动】

模拟求职面试场景

活动目标：认识求职面试的细节

活动步骤：准备案例，讨论，表演，总结

案例：香港一家大公司公开招聘慈善项目基金经理，众多求职者参与了面试。经过第一轮笔试后，通过的选手坐在会议室的外侧等候区，准备参加马上要开始的下一轮主管的面试。这时，一位年纪比较大的保洁工人在走廊清理卫生，突然老人摔倒在地上，有几位年轻人迅速过去扶起了老人，但又犹豫地回头看着面试房间，心想马上就要轮到自己进入房间面试了，于是把老人扶到座位上休息，就匆忙回到等候区准备面试。此时，只剩下一个女孩陪在老人身边，轻轻为老人抚摸后背，并给老人服用温水，虽然老人一再表示自己没关系，不要耽误面试，但是女孩仍坚持等到其他工作人员把年老的保洁人员送走，最后一个走入面试的房间。虽然女孩的面试结果并不理想，但最后也幸运地进入到董事长亲自面试的最终环节，当最后几名胜利者进入到董事长办公室时，都发出惊讶的一声，这明明是昨天晕倒的老清洁工，只见老人摘去帽子，撕掉假胡子，擦净脸上的妆容，带上眼镜，西装革履，把手伸向女孩面前，和蔼地说："你好，你通过了我的考验，欢迎加入我们公司，我是李嘉诚。"

表演：选取 5 名同学，上台做一个简单的求职自我介绍，突出个人的风格，培养学生的勇气。

思考：

1. 案例中为什么其他的面试者会惊讶？
2. 由此案例你想到这个特殊的面试的意义是什么？
3. 5 名同学中，谁的自我介绍比较好？可以继续改善吗？

面试是用人单位当面观察求职者，考核其知识面、个人修养、职业能力、言谈举止的重要方式。在面试过程中，如何注意自己的沟通方式呢？

（1）服饰得体，整洁干净。穿着打扮反映一个人处世哲理和文化修养，往往在面试中发挥一定的作用。切忌追赶时髦，过度打扮和暴露，甚至着奇装异服，因为这样难免给人留下不好的印象，影响自己的面试结果。

（2）遵守时间，宁早勿迟。遵守面试时间，不要迟到。在交谈询问时长话短说，控制好时间。

（3）态度自然，注意细节。当今社会的用人标准是品德第一，其次才是能力。很多面试官往往通过一件小事，有意或无意地观察面试者的处理方法和态度，就可以了解到该求职者是否符合要求。

（4）自我介绍，展示优点。自我介绍要有目的性，内容不必繁杂。常见格式有：姓名、毕业学校、专业、擅长专业技术、联系方式等。能够连贯地进行自我介绍，容易给对方留下好印象。

第四节　人文关怀中的沟通技巧

一、沟通技巧

【实践活动】

训练赞美、批评、拒绝、劝慰等的沟通技巧

活动目标：沟通技巧的训练

活动步骤：准备案例，讨论，表演，总结

1. 选取班上同宿舍或同地区的2名同学，双方选取对方的优点（至少5处不同的内容）进行赞美。

2. 选取本班2名同学，练习"批评"。

模拟老师和学生。如果同学上课迟到，老师应如何批评同学？

模拟护士和病人，如果病人在病房抽烟且不按时休息，作为值班护士，你应如何批评病人？

3. 选取本班2名同学，练习"拒绝"。

模拟2位好朋友。其中一位向另外一位借东西（钱），而另外一位最近资金紧张，该如何婉转地拒绝？

模拟护士和病人家属。病人家属对医院饮食不满意，想在医院里自己煮饭给病人吃，作为护士，应如何拒绝？

4. 选取本班2名同学，练习"劝慰"。

模拟护士和病人。病人第二天就要进入手术室了，前一晚精神紧张导致失眠，作为护士，你应该如何安慰病人？

模拟老师和学生。有一名同学，虽然在平时努力学习，认真看书，但是考试成绩总是很不理想，作为老师，你应该如何劝慰该同学？

思考：
1. 赞美别人的时候，你能想到对方有哪些优点？
2. 批评别人的时候，如何把握批评的尺度？
3. 有被别人拒绝的情况吗？你的心里有什么想法？
4. 在劝慰他人的时候，你知道对方心里需要什么吗？

本节学习的重点内容是沟通技巧，主要有赞美、批评、拒绝、劝慰以及处理冲突的技巧。难点内容是学会分析产生冲突的原因，尝试用恰当的方式处理冲突问题。学习时，要注意理解各种沟通技巧的原则和方法，留意在日常沟通实践中搜集生活中及沟通书籍中有关沟通技巧、冲突处理的范例，运用这些技巧改善沟通效果。

在日常的沟通过程中，为了加强语言沟通的效果，我们常常运用四种沟通的技巧：赞美、批评、拒绝、劝慰。

（一）赞　美

1. 赞美的含义及其作用

（1）赞美的含义。赞美是对沟通对象的称赞和推崇。在社会交往中，要想在善意和谐的气氛中形成高潮，就应该去寻找别人的价值，并设法告诉他，让他觉得那价值实在值得珍惜，从而创造出一个崭新的自己，这样，我们就等于扮演了鼓励他、帮助他的角色。这就是赞美的意义所在。

（2）赞美的作用。

① 赞美可以催人奋发。人虽然各不相同，但有一个共同的特点就是渴望自己被别人承认，特别是成功地完成某件事而无人问津时，如果有人以"天下谁人不识君"的话给予赞美，对方不仅会感动，也会增添勇气。"良言一句三冬暖"，有自卑倾向的人受到真诚的赞美，会感到被关怀，受到鼓励，作用尤其明显。

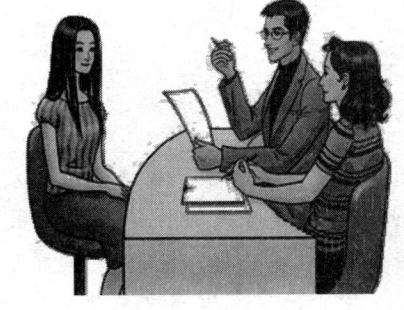

② 赞美可以缓解矛盾。公正客观地赞扬与自己有隔阂或对自己有成见的人，可以消除隔阂和成见，协调双方关系，甚至赢得对方同样友好的回报。所以有人说："赞美之于人心，如阳光于万物。"著名作家马克·吐温说："一切美好赞语可以使他人多活两个月。"在现代交际中，赞美他人已经成为搞好人际关系的一种手段。

2. 赞美的基本原则

（1）实事求是，赞美有依据。优点，实际上是那种该肯定的、该突出的地方。比如对方是女性，那我们一般尽量避免提到"胖"这个词，但是你也别夸对方很苗条，赞美别人，确实是那种相对标准下的优点和长处，别拿对方开玩笑。

（2）真诚赞美必须是以欣赏的态度去肯定对方。尺有所短，寸有所长。对方总有一个角度或一句话对自己有启发。

（3）赞美要发自内心。能引起对方好感的只能是那些基于事实、发自内心的赞美；相反，不切实际的赞美不仅会引起他人的反感，更会让人觉得你油嘴滑舌、狡诈虚伪、毫无诚信。

（4）赞美要具体化。在赞扬他人时，要有意识地说出一些具体而明确的事情，而不是空泛、含糊地赞美。好的赞美总是具体的赞美，具体的赞美才有说服力和影响力。比如有经验的销售人员在赞扬顾客时，总是十分注意细节的描述，并且能够具体地说出"何处，如何，何种程度，为什么"等内容，而不是空发议论。赞美用语越具体，说明你对顾客越了解，对顾客的长处和优点越看重。

3. 赞美的方式

（1）赞美要有新意。对漂亮的女孩，你不要只夸她美丽，而要赞美她有气质、有内涵；而对于成功人士，你不要只夸他事业有成，而应该赞美他气度不凡、有品位；对于老年人，你不要只谈论他的儿女孝顺，还可以说他身体硬朗，精神抖擞，思想开放。

（2）赞美对方认为得意的长处，夸到点子上去。中国人对下一代都非常看重，因此，夸对方可以夸一夸对方的小孩，如你看这孩子长得真好，脸色红润，皮肤白嫩，眼睛大，笑容甜，比父母都漂亮。相信这话当父母的都爱听。

（3）赞美的角度选择。根据不同的年龄，我们可以选择以下的赞美词汇。老年人：称赞他引以为豪的过去、成才孝顺的儿女、幸福的晚年、健康的身体等。中年人：称赞他事业有成、婚姻美满、儿女懂事、知识渊博、见多识广、思维敏捷等。青年人：美丽、帅气、尊敬长辈、聪明能干、年轻有为、血气方刚、阳光率真、善解人意等。儿童：机灵乖巧、成绩优异、活泼可爱、天真烂漫、聪明伶俐、纯洁善良等。

（二）批 评

【情景案例】

一次，某同学正在课堂上当众宣读一篇佳作，没读几句，就有一位同学站起来指责道："此篇文章是抄来的。"老师感到很突然，看了看窘迫的"抄袭者"，又看了看趾高气扬的"告密者"，想了一想，说道："同学们，这篇文章太美了，老师无法拒绝美。所以让我们一起用心欣赏完这篇文章吧。当然，在欣赏之前，我们要感谢这位同学，谢谢他给我们推荐了一篇这么美的文章。我也相信总有一天，这位同学也会写出同样美的文章来。我想他不会令我失望的。"这种用饱含鼓励的批评方法较之直接的训斥和责备，其效果自然要好得多。

1. 批评的含义及其作用

（1）批评的含义。批评是为了帮助人、警醒人而指出对方的缺点和错误。它不同于对对方的贬斥、讥讽、攻击和谩骂。

（2）批评的作用。

① 教育促进。批评使对方认识缺点，看到不足，从而产生改正缺点、弥补不足的内在要求，使自己不断完善，使工作更加完美。

② 警示提醒。公开批评，使人们对被批评的行为和现象产生否定性认识，从而产生纠正同类错误的要求，或提醒自己不犯同类错误。

③ 调整人际关系。诚恳善意的批评是友好和信任的表现。

2．批评的基本原则

（1）教育原则。就事论事，对事不对人；指出错误的原因，引发对象的自我批评，鼓励其前进。

（2）必要性原则。教育人、帮助人有许多方法，当有别的更好的方法时，就不要选择批评；当可以在小范围内批评时，就不要在大范围内批评。

（3）适度原则。尽量照顾对方的感受，防止引起对方的反感和怨恨。注意整体，不究细节，不无限引申。多用启发话语，少用评判口气。不说过头话，讲究分寸，注意弹性。过度批评会导致对方情绪的爆发。

（4）客观公正原则。实事求是，以事实为基础。不捕风捉影、无中生有，不以偏概全、夸大其词。弄清原委、分清责任，不全盘否定，不一味批评。

3．批评的方式方法

（1）建议希望法。不直接指出对方的缺点和问题，而是有针对性地提出建议和希望（站在对方的角度来分析利害关系，使对方充分认识批评者的诚意）。如"如果你每天能阅读，你的语言能力和语文成绩会提高得更快"。

（2）询问商讨法。向批评对象了解与对象的缺点、错误有关的事实和情况，同对象一起分析其缺点错误的危害，研究改正和克服的办法。这样做，既能让对方认识到自己的问题，又不会产生抵触情绪。例如，对于爱喝酒的病人，为了病人的健康就可以和病人说："现在你的病情比较严重，为了你的健康，为了你能早日出院，你看能不能暂时别喝酒，即使是病好了，以后也要少喝酒呢？"

（3）"三明治"法。从肯定开始，再批评，最后以赞美结束，目的在于平衡对象接受批评时的心态。如上级批评下级时，常常这样说："某某总体还是不错的，但是有一些不足之处，如果能改掉这些不足，以后会越来越好的。"

（4）现身说法。在指出对象的缺点错误的同时，显示自己也曾有同对方一样或类似的缺点，犯过与对方同样的错。目的在于减轻对方的心理压力，如"我曾经也不懂事，犯过你这样的错误，后来觉得自己应该成长起来，便改掉了这个坏习惯"。

（5）直截了当法。直接表达自己的批评意见，不转弯抹角。多用于关系融洽的人之间。直截了当，表现批评者对对象的信任，该直截了当批评的时候而不直截了当，反倒会影响批评的效果和双方的关系。

（三）拒　绝

【情景案例】

美国一家服装公司为了招揽生意，便想请一位名人为他们做广告。后来，这家公司给

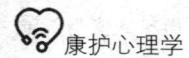

海明威写了一封信,并送去一条领带,信的最后是这么写的:"我亲爱的海明威先生,这是我公司出品的领带,深受顾客欢迎,现奉上样品一条,请你试用,并望寄回成本费两美元。"

过了几天,公司收到海明威的回信,还有海明威出版的小说一本,信中写道:"我的小说深受读者欢迎,现附奉一册,请你们一读。此书价值两美元八美分,也盼寄回倒欠我的八美分。"

看完信,这家公司的负责人哭笑不得。

1. 拒绝的含义及其心理影响

(1)拒绝的含义。拒绝就是不接受,包括不接受对方希望你接受的观点、礼物和要求等。

(2)拒绝的心理影响。在日常交往中,经常会遇到有人对你提出正当或不正当的要求,在条件尚不成熟或因主客观原因不能满足对方的要求时,虽然人情难却,但必须拒绝。拒绝往往让人感到为难,一方面是怕得罪人;另一方面,过于直率地拒绝,永远说"不",也不利于维系人际关系。因为直接拒绝别人会被认为不尊重对方,招致对方的怨恨,甚至会带来很多麻烦。

2. 拒绝的基本原则

(1)坚定性原则。需要拒绝,就应该下定拒绝的决心,不要碍于面子,也不要给对方留下幻想。即使对方死缠烂打,也不要动摇决心。对于关系到国家、民族、集体利益,违背道德标准的要求,必须拒绝。如陌生人向你提出借钱或邀请你一起出去游玩等要求,应坚定拒绝。

(2)适时适境原则。拒绝的时间,一般是早拒绝比晚拒绝好。因为及早拒绝,可以让对方抓住时机争取别的出路,无目的地拖拉,对人极不负责任。合适的时机也很重要,不宜在人多的场合拒绝,至于地点,如在公共场合,场所宜小不宜大,宜暗不宜亮。

(3)委婉得体原则。要以适当的理由拒绝,要创设或利用好拒绝情境。当拒绝别人时,一定要考虑到对方可能产生的反应,要注意准确地措辞。必须直截了当地拒绝时,就要直截了当地拒绝,不要拖泥带水。

3. 拒绝的方式方法

(1)直截了当法。用"不是不愿意,而是我做不到"这类的话,如实陈述自己的困难和理由,说明接受后对双方可能造成的危害。如 "不,我觉得那样做不行,很抱歉";也可以先肯定对方要求的合理性(或自己接受要求的合理性),再强调拒绝的理由。

(2)迂回暗示法。这种拒绝不是就事论事、直接拒绝,而是顾左右而言他,间接地、委婉地加以拒绝。比如,美国总统富兰克林·罗斯福在就任总统之前,曾在海军部担任要职。有一次,他的一位好朋友向他打听海军在加勒比海一个小岛上建立潜艇基地的计划。罗斯福神秘地向四周看了看,压低声音问道:"你能保密吗?"朋友说:"当然能!"罗斯福微笑地看着他说:"那么我也能。"

(3)幽默法。答非所问,避实就虚;开个玩笑,以明道理或以此搪塞。比如,有人想向你借钱,你可以说你:"看我的脸干净不?干净啊,我的口袋比脸还干净呢!"。

（四）劝　慰

【情景案例】

> 一个中年企业家因为生意突然失败而万念俱灰，觉得没有脸面再面对家人和朋友，准备跳河自杀。他在河边碰到一个年轻女子也要自杀，他就很好奇地问她："你为什么要自杀呢？"年轻女子说，她的男朋友不要她了，她活不下去了。他觉得很好笑，就问："那你认识你男朋友以前是怎么活着的呢？"那个女子忽然恍然大悟，就走了。他这时突然也想起他年轻时也是白手起家，顶多从头再来！于是他也走了。

1. 劝慰的含义及其作用

（1）劝慰的含义。

劝慰是通过对话调适、改善对方心态的活动。它的特点是心理转化性。劝慰的目的是改变对象的心理、行为状态和趋势，操作的直接内容是对象的心理，因此，要走进对象的内心，设身处地，将心比心。

（2）劝慰的作用。

① 劝慰能够帮助他人摆脱痛苦。一个人遭到挫折和不幸的时候，十分需要人们的同情。真诚的同情不仅能使不幸者痛苦、懊丧的消极情绪得以宣泄，而且有助于消除其心里的孤独感，使其增强战胜困难的信心。比如，孩子高考失利了，家长是怎样的态度呢?有的一味地责怪："连大学的门都摸不到，看你就不是读书的料！"有的是同情劝慰："爸爸年轻时考试也失败过，挫折是对人最好的锻炼。好好总结经验教训，明年再考。再说了，自学也能成才！"显然，前者的态度只能使孩子倍增痛苦，后者的态度才是正确的。恰当的劝慰，能帮助他人放下心灵的重荷。

② 劝慰能促使人奋起。受到暂时的不幸和挫折的人，由于一时无法摆脱感情上的羁绊，往往会垂头丧气、消极悲观，沉溺于一时的悲痛之中，看不到光明的前途和幸福的未来。这时，最重要的是通过积极的鼓励，给他信心和勇气，让他在困难中看到光明的前景。比如，父亲骑车带儿子看电影，出了车祸。父亲奋力保护儿子，可儿子还是被撞死了，父亲陷入深深的痛苦与自责。家人积极开导他："人死不能复生，我们只希望你早日恢复健康，我们活着的人能够健康平安地在一起，孩子在九泉之下也会感到安慰。"这样的劝慰，致力帮助对象从家人共同的希望考虑自己的生活，因而，起到了促进其振作起来的作用，收到了良好的效果。

面对失意和失败，需要以平常心对待，不自暴自弃。情景案例中的中年人放弃自杀的念头，明白活下去要比暂时的尊严重要，这不能不说是种勇气。

2. 劝慰的基本要求

（1）选择适当时机劝慰丧亲的不幸者，不要急于劝阻对方恸哭，要让其宣泄、释放出来，这有利于较快恢复心理平衡和平静的状态；也不可以等事情过去较长时间了再去劝慰，这不仅失去意义，而且会令朋友想起伤心的事情。

（2）了解劝慰对象。只有"诊断"清楚，劝慰才能既得体，又到位。实施劝慰前，要尽量弄清劝慰对象遭遇到了什么心境，心态如何，产生了什么问题，问题产生的原因，有什么心理障碍等等。如，探望身患重病的人，他的问题主要是背着重病的精神包袱，情绪消沉。劝慰时，不必过多谈论病情，应多谈谈病人关心、感兴趣的事，转移注意力，减轻精神负担。

（3）真诚地开导鼓励。一个人苦恼、忧伤的时候，需要有人给他真诚的开导，帮助其化解内心的情绪。所谓真诚，就是情真意切，感情真挚，切忌浮夸做作。所谓开导，就是针对对方的心理，循循善诱，积极引导，排除忧愁，驱散烦恼，给迷惑者指明前程，让失望者看到希望。

3. 劝慰的方法

（1）赞扬恭维法。用赞扬恭维的办法让对象明白道理，看到问题，调整心态，找到自己的坐标。如，"其实你的生活并不是那么差，你看你的身体那么好，令多少人羡慕呀！"

（2）现身示范法。谈自己的挫折、弱点和教训，启迪对象的心志，平衡对象的心态。如，"曾经我也跌倒过，彷徨过，经过总结教训，从头再来，才会有今天的成功"。

（3）善意谎言法。善良的谎言，其用心当然是善良的。对象以后明白真相，只会感激，不会埋怨，即使当时半信半疑，甚至明知是谎话，通情达理者仍感到温暖、安慰。如果以真话相告，有可能会加重对方的痛苦。对于癌症晚期患者，为了能让其安静地配合治疗，可以说："你现在情况比较稳定，觉得全身疲劳可能是住院太久的原因，有时间可以下楼活动一下，还可以帮助消化呢。"

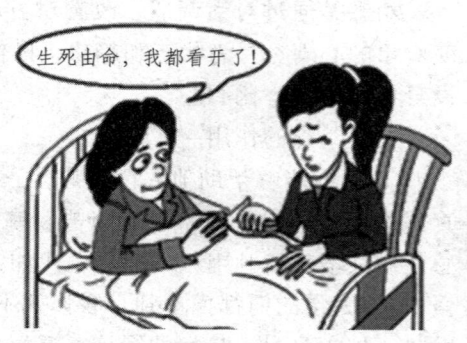

（4）转移法。对象心态欠佳时，可设法将对象从其心理热点上转移出来。如强调挫折的客观原因（减轻其自责）、展望前景（促使其向前看）、指明责任（使其明白沉溺不能担负起自己的责任）、转移注意等。如，"这件事没做好，其实不怪你，怪这个问题太困难了，我们问问别人，车到山前必有路嘛"。

（5）引导发泄法。当对象存在不良情绪而进入心理推移状态时，引导其释放不良情绪。如：让委屈的人倾诉，让痛苦的人痛哭，让愤怒的人喊叫或摔打。发泄以后，对方心态一般会进入较平衡状态。

（6）热情感化法。使用慢斟细酌、热情感化的方法来安慰对象。如："真的会那么困难吗？别伤心，先说给我听听，说不定我能帮上忙呢……我提几点建议，你看有没有用？"

二、人际冲突的处理

【实践活动】

> **冲突的处理**
> 活动目标：认识冲突的产生并学习如何处理
> 活动步骤：准备案例，讨论，表演，总结

1. 对照组 2 名同学，分别扮演护士和病人。

门诊输液大厅，实习护士给一位病人输液，由于经验不足，连续 3 次都没有成功，病人有几滴血流出来了。护士对病人鞠躬，说："对不起，真的不是故意的，怪我没经验，相信我最后一次好吗？"病人说："好吧，看你这么年轻，工作经验不足，以后要多多练习啊。"护士注射完毕，对病人微笑，抱歉地离开。

2. 实验组 2 名同学。

门诊输液大厅，实习护士给一位病人输液，由于经验不足，连续 3 次都没有成功，病人有几滴血流出来了。病人对护士说："你会不会打针啊？笨手笨脚的，是不是实习护士啊？别打了，我要去投诉。"马上护士的脸色变得很难看，说："你不把拳头握紧，还怪我？你遇上我已经不错了，还有比我打针更差的呢！"于是护士与病人一直争吵，周围很多人围观，大家指指点点。

思考

1. 通过实验组 2 个人的表演，发现冲突是如何产生的？
2. 对照组和实验组的结局有什么不同？
3. 由此你想到了什么？你遇到过类似的情况吗？你想过如何化解冲突吗？

（一）冲突的概念

冲突是指因某种猜疑而引起的抵触、争执或争斗的对立状态。泛指人与人之间因矛盾而引发的相互排斥、抵触、争执、对抗和斗争现象。

（二）冲突产生的原因

可以说，冲突随处都在，人与人之间、群体与群体之间、民族与民族之间、国家与国家之间，都会因为种种原因，如思想观念、经济、文化等的不同而产生冲突。虽然冲突的产生有各种各样的原因，但基本可以分为三类：沟通问题、层次问题和人际问题。

1. 沟通问题

沟通问题的实质是信息交流的困难、误解以及沟通渠道受噪声干扰等。比如，同一种现象，因每个人掌握的信息不同、理解的方式不同、认识的结果不同，往往容易造成冲突。如学术观点的门户之争、派系之战。大家都知道《盲人摸象》的故事，同是一头大象，有人说像大柱子，有人说像蒲扇，有人说像绳子。因为他们所站的角度不同，又不了解别人的立场，以致各执一词，以偏概全。

2. 层次问题

管理是将任务分配给每个部门，建立等级或者权利关系来协调部门之间的关系。层次上的分级带来了融合上的困难，最经常的结果就是冲突。人与人之间的分歧，最常见的是目标不同、决策意见不同、认同的行为标准不同，以及对资源分配有认识差异。人们想到的资源，包括职位提升、工资增长、津贴发放、对决策的影响力等诸如此类的因素，这些都是非常稀缺的，必须加以分配，在分配中极易造成冲突。

3. 人际问题

每个人都有不同的个性和价值观，因此，在一起工作时需要互相理解。经历不同、行为方式不同、教育背景不同、受训的模式不同等，都将使人养成不同的品质或性格，建立自己的价值观念。

（三）冲突的作用

冲突的形式根据轻重不同，可分为争议、口角、拳斗、械斗、仇杀、战争。冲突是组织与生俱来的，它不可能被彻底地消除，但这也并不必然地意味着冲突就是坏事。

1. 冲突的积极作用

冲突能够刺激寻求变化，增强创新意识。如果组织彻底地消除了冲突，那么，组织及组织成员将冷漠、僵化、没有责任感。比如，争议形式的冲突有助于不同观点或情结的发泄，还有助于建立新的关系。因而，对待冲突的态度也就不是单一地防止它的产生，而是应该采取正确的方法去处理它，使冲突得到圆满解决。

2. 冲突的消极作用

冲突造成组织内部的不满与不信任，使组织内相互支持、相互信任的关系变得紧张；严重的会影响组织成员的心理健康；冲突消耗资源和金钱，导致成员和整个组织变得封闭、缺乏合作，阻碍组织目标的实现。冲突会破坏社会风气，扰乱社会秩序，造成经济损失。

（四）冲突的处理

1. 回避

从冲突中撤离出来或者忽视冲突的存在，主要用于由一些微不足道的事情所造成的冲突，或者冲突正处于高涨阶段、需要时间冷却时，或者分歧只是潜在存在，或者是因为性格和价值观导致的冲突等等。如：有一次，几个朋友在一家餐馆聚餐，其中一位朋友的妻子突然到来，不知为何，开口便大声训斥丈夫："你是世界上最卑鄙无耻的人！"餐馆的顾客都注视着他们。此时丈夫迅速站起来扯着嗓子叫道："老婆说得好，不仅如此，还有什么？"这位朋友这招真妙，周围的顾客都笑了，而他妻子的火也一下子就下去了。

2. 攻击

在冲突环境中决不后退，连续发动进攻想要控制和支配一切。

（1）责备对方：发现并指出所关注的人或问题的错误之处，并认为它在交流中起主导作用。

（2）打断对方：处理问题大嗓门，让对方一句话都不能插，经常演变成争论或辩论。

（3）强制：毫不犹豫地告诉对方做什么，提出要求或命令别人。强制在管理者不得不解决性格和价值观差异导致的冲突时最为有效，不仅是因为它能平衡各方关系，而且在某些重要的问题上，一些看似不合常规的方法反而非常有效。

3. 调解

一般包括陈述调解者的愿望和理由；陈述调解者认为的对方的愿望及理由；提出解决冲突的办法；选择一个解决的办法；检验这个办法是否令双方都满意几个步骤。劝说是调解的基本方式，一般采取委婉隐喻、抑扬交互、循循善诱的方法，巧妙地引导对方思考，使其心悦诚服地接受调解。

4. 妥协

要求每一方都放弃一些认为重要的条件，这是冲突双方有严重的利益冲突时经常使用的策略。冲突的双方在权利上平等时，妥协可能是一种最为理想的选择，它将一个复杂的问题暂时搁置起来，以便赢得时间，找出最合适的解决方法。

5. 双赢法

双赢法又称为合作法，是以一种积极而有信心的方式表达权利和观点，努力寻找解决办法的冲突处理方式。面对当事人，用直接而且有建设性的语言表达意见，把重点放在和对方的交流上，努力找出对双方有利的方法，在保持立场的同时，也乐于让步，达成两人都赞同的一致意见。把对方当作助手，共同解决问题，而不是把对方当作对手（见图6-1）。

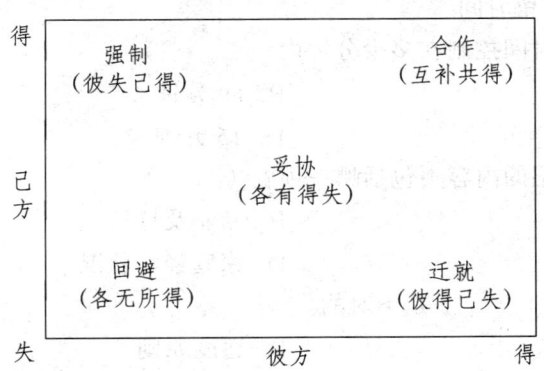

图6-1 托马斯二维模式：彼此之间的得失权衡

如果是保持长期持久的关系最重要，那么，处理冲突最好的策略依次是调解、妥协和回避；如果是要尽可能地解决问题，最有效的方法依次是双赢、强制、调解和妥协。

【思考与练习】

一、选择题

1. 康护工作中的"人文关怀"的核心（　　）。

　　A. 具备人文思想　　　　　　　　B. 以关怀为中心
　　C. 以患者为中心　　　　　　　　D. 关注病人

2. 下列哪一项不是人文关怀的核心工作（　　）。
   A. 以人为本　　　　　　　　B. 重视需求
   C. 支持鼓励　　　　　　　　D. 关注康护

3. 一个新护士对待病人积极热情，但是被投诉了，因为她常忙中出错，虽然没有产生较大问题，但是也让病人较为担心。请问该护士主要缺乏哪种人文关怀品质？（　　）
   A. 人文关怀理念　　　　　　B. 人文关怀知识
   C. 人文关怀能力　　　　　　D. 人文关怀感知

4. 一名护士个性热情开朗，做事积极努力，对于病人的需要积极主动解决。但是病人表示她过于大大咧咧，有一次病房中有人去世，她到处给周围病人述说情况。请问该护士主要缺乏哪种人文关怀品质？（　　）
   A. 人文关怀理念　　　　　　B. 人文关怀知识
   C. 人文关怀能力　　　　　　D. 人文关怀感知

5. 华生认为（　　）是康护实践的核心和本质。
   A. 关注人的价值　　　　　　B. 利他主义思想
   C. 信任的关系　　　　　　　D. 人性照护

6. 哪一项在拜访他人前做不妥当？（　　）
   A. 在自己休息的时间拜访他人　　B. 准备携带适合的礼品
   C. 提前注意自己仪表着装　　　　D. 提前预约拜访日程
   E. 计划好拜访停留时间

7. 一般探望病人的时间控制在多少分钟内？（　　）
   A. 30分钟　　　　　　　　　B. 60分钟
   C. 90分钟　　　　　　　　　D. 15分钟

8. 常见应聘自我介绍的内容不包括哪一项？（　　）
   A. 个人姓名　　　　　　　　B. 专业及特长
   C. 毕业学校　　　　　　　　D. 家庭经济状况

9. 关于批评的原则，（　　）是不对的。
   A. 教育原则　　　　　　　　B. 适度原则
   C. 客观公正　　　　　　　　D. 坚定果断

10. "如果心里觉得难过，想哭就哭吧"，这是哪种沟通方式？（　　）
    A. 赞美　　　　　　　　　　B. 批评
    C. 拒绝　　　　　　　　　　D. 劝慰

11. "某班干部总体来说还是不错的，可惜美中不足有点缺点，如果可以改掉迟到的小毛病，改正后会比原来更好"，这句话使用的哪种批评方式？（　　）
    A. 建议希望法　　　　　　　B. 直截了当法
    C. "三明治"法　　　　　　　D. 询问商讨法

二、名词解释

1. 人文关怀
2. 人际沟通

三、案例分析题

案例：被检查的患者由于病情特殊，接诊医生在未征得其同意的情况下，让众多实习生观摩学习，并在诊治过程中解开患者全身衣服做检查，当面讨论病情产生的原因和发展变化情况。

分析1：案例中存在哪些缺乏人文关怀的表现？

分析2：如何实现对病人的人文关怀与科学探索精神的统一？

四、讨论题

1. 请认真阅读冰心老人的话："爱在左，同情在右，走在生命的两旁，随时撒种，随时开花，将这一径长途点缀得香花弥漫，使穿枝拂叶的行人，踏着荆棘不觉得痛苦，有泪可落却不悲凉。"思考：何为人文精神？

2. 请用自己的理解阐述华生人性关怀理论的主要内容，思考如何将此理论运用于康护临床实践中？

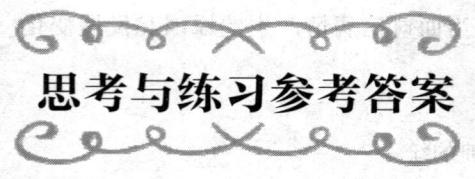

思考与练习参考答案

第一章

一、选择题

1. C；2. D；3. A

二、简答题

答：（1）承认心理社会因素是致病的重要原因。（2）关注与心理社会因素有关的疾病日趋增多的趋势。（3）关注与心理社会因素有关的疾病日趋增多的趋势，全面了解病人，尤其是他们的心理状态，这是诊断、治疗的重要前提。（4）心理状态的改变常常为机体的功能改变提供早期信息。（5）应用心理治疗和心理康护，是提高医疗质量的重要措施。（6）良好的医患关系也可以强化治疗的效果。

第二章

1. C；2. B；3. A；4. A；5. C；6. B；7. E；8. A；9. E；10. A；

第三章

一、名词解释

心理评估：是用观察法、晤谈法和心理测验的方法对个体某一心理现象做出系统、全面和深入的客观描述及量化的过程。

心理咨询：指的是咨询人员利用良好的人际关系，结合心理学的理论和方法协助咨询对象解决心理、行为问题，以维护和促进其心身健康的过程。

智力测验：是评估个人能力的方法，是根据相关智力概念和理论经过标准化过程编制而成。它既是客观、科学地测量人智力的测量工具，还是研究其他病理情况不可缺少的工具。

二、选择题

1. A 2. E 3. C 4. B 5. B

三、简答题

1. 标准化测验主要技术指标有哪些？

（1）**常模**：指一种可供比较的标准量数，也是解释测验结果的依据。测验结果只有与这一标准比较，才能确定测验结果的真正意义，这一结果是否准确，很大程度上取决于常模样本的代表性。常模的建立需要考虑国家、地区、时间等综合因素，建立常模首先选择标准化样本，它是建立常模的依据。样本的选择需考虑年龄范围、性别、区域、民族、接受教育程度、职业等多种因素，并按人口实际分布图分层抽取一定数量的样本。样本若选择不合适，会影响常模的参考价值，导致测量失真。

（2）信度：指一个测验工具在对同一对象的多次测验中取得结果的一致程度，用来反应测验结果的稳定性和可靠性。主要有重测信度、分半信度、正副本信度和评分者信度4个指标。

（3）效度：指一个测量工具能够测出其所要测量内容的真实程度，它反应工具的准确性和有效性。主要有内容效度、效标效度和结构效度三个指标，这三个指标是评估心理测验有效性最常用的。

2. 心理咨询的模式有哪些？

答：（1）心理咨询的指导模式；

（2）心理咨询的发展模式；

（3）心理咨询的社会影响模式；

（4）心理咨询的治疗模式。

第四章

1. E 2. A 3. A 4. A 5. B 6. E

第五章

一、选择题

1. C 2. B 3. A 4. A 5. A 6. C 7. C 8. C

二、简答题

1. 对于有焦虑、恐惧情绪的患者，应如何进行心理康护？

答：（1）支持性心理治疗；

（2）认知疗法；

（3）放松疗法。

2. 对于老年患者的心理康护应当注意什么？

答：康复治疗师应在了解老年患者心理特征的基础上，结合老年患者及照顾者的具体情况，有针对性地选择和正确实施心理康护手段，以促进老年患者身心健康，提高老年患者的生活质量，实现积极老龄化和健康老龄化的目标。

3. 临终患者的心理变化过程分为哪几个阶段？如何进行有针对性的心理康护？

答：否认期、愤怒期、妥协期、抑郁期和接受期。

根据患者所处的不同阶段，给予相应的心理康护，协助患者安详地走向人生终点。

（1）使患者尽可能享受最后的时光，与亲人相伴，感受家庭的温暖和幸福。

（2）帮助患者尽可能完成未竟的工作或愿望，使患者临终前感到人生无憾，并获得最后的乐趣和满足。

（3）采取有效措施控制患者的疼痛，尽可能减少患者的痛苦和烦恼。

（4）尊重患者的愿望，让患者有尊严地离开人世。

4. 对于慢性病患者，应如何进行心理康护？

答：（1）心理支持；

（2）情绪疏导；

（3）健康教育；

（4）认知疗法。

5. 影响残疾个体康复过程的主要因素有哪些？

答：（1）生物因素：包括残疾人的年龄、残疾的类型与程度、残疾的病程。

（2）心理因素：包括认知、情绪、人格、意志品质。

（3）社会文化因素。

第六章

一、选择题

1. A 2. D 3. D 4. D 5. D 6. A 7. D 8. D 9. D 10. D 11. C

二、名词解释

1. 人文关怀：指对需要改善和提高身体状况或生活方式的人或团体给予援助、支持或辅助的行为。但是随着人本主义观点的兴起，人们更为关注人的生存状况和人的尊严，更强调符合人性的生活条件的创设。

2. 人际沟通：简称沟通，就是社会中人与人之间的联系过程，即人与人之间传递信息、沟通思想和交流情感的过程。

三、案例分析题

案例：被检查的患者由于病情特殊，接诊医生在未征得其同意的情况下，让众多实习生观摩学习，并在诊治过程中解开患者全身衣服做检查，当面讨论病情产生的原因和发展变化情况。

分析1：案例中存在哪些缺乏人文关怀的表现？

答：接诊医生在未征得患者同意的情况下，让众多实习生观摩学习。

分析2：如何实现对病人的人文关怀与科学探索精神的统一？

答：1. 取得病人的同意，说明缘由；

2. 学会换位思考。

四、讨论题

1.（略）

2. 请用自己的理解阐述华生人性关怀理论的主要内容，思考如何将此理论运用于康护临床实践中？

答：首先应当树立"以患者为中心"的基本管理理念，制定人文管理的基本制度；其次，关注人文对象的需要，平衡不同利益者的诉求；最后，建立激励为主的管理手段，提供支持发展的平台，促使医护人员用适宜的言行满足患者的健康需要，从疾病扩展到健康，从医院延伸到社区和家庭，能为患者提供生理、心理、社会、文化等全面的医护服务，遵循以人为本、重视需求、支持鼓励。

参考文献

[1] 林仲贤,武连江. 儿童心理健康与咨询[M]. 北京:中国林业出版社,2000.
[2] 许又新. 许又新文集[M]. 北京:北京大学医学出版社,2007.
[3] 胡佩诚. 护理心理学[M]. 北京:北京大学医学出版社,2009.
[4] 黄希庭. 心理学导论[M]. 3版. 北京:人民教育出版社,2015.
[5] 孙学礼. 精神病学[M]. 北京:高等教育出版社,2003.
[6] 王有智,欧阳仑. 心理学基础原理与应用[M]. 北京:首都经济贸易大学出版社,2012.
[7] 彭聃龄. 普通心理学[M]. 北京:北京师范大学出版社,2003.
[8] 巴甫洛夫. 巴甫洛夫选集[M]. 吴生林,等,译. 北京:科学出版社,1955.
[9] 黄希庭. 简明心理学辞典[M]. 合肥:安徽人民出版社,2004.
[10] 刘颖,苏巧玲. 医学心理学[M]. 北京:中国华侨出版社,1997.
[11] 刘金花. 儿童发展心理学[M]. 上海:华东师范大学出版社,1997.
[12] 王雁. 普通心理学[M]. 北京:人民教育出版社,2002.
[13] 张旭东,等. 心理学概论[M]. 北京:科学出版社,2010.
[14] 张钦. 普通心理学[M]. 北京:中国人民大学出版社,2012.
[15] Phillip L. Rice. 健康心理学[M]. 胡佩诚,译. 北京:中国轻工业出版社,2000.
[16] 杨艳杰. 护理心理学[M]. 3版. 北京:人民卫生出版社,2014.
[17] 吴玉斌,郎玉玲. 护理心理学[M]. 3版. 北京:高等教育出版社,2014.
[18] 燕铁斌. 康复护理学[M]. 3版. 北京:人民卫生出版社,2014.
[19] 姜贵云,李红玲. 康复护理学[M]. 2版. 北京:北京大学医学出版社,2014.
[20] 李静. 康复心理学[M]. 北京:人民卫生出版社,2013.
[21] 孙宏伟,杨小丽. 医学心理学[M]. 2版. 北京:科学出版社,2010.
[22] 闻君,金波. 心理医生[M]. 北京:北京工业大学出版社,2012.
[23] 中国就业培训技术指导中心,中国心理卫生协会. 心理咨询师[M]. 北京:民族出版社,2011.
[24] 胡佩诚. 心理治疗[M]. 2版. 北京:人民卫生出版社,2013.
[25] 胡佩诚. 医学心理学[M]. 北京:北京大学医学出版社,2009.
[26] 周郁秋,张渝成. 康复心理学[M]. 2版. 北京:人民卫生出版社,2014.
[27] Shelley E. Taylor. 健康心理学[M]. 朱熊兆,唐秋萍,蚁金瑶,译. 北京:中国人民大学出版社,2012.
[28] 张理义,王一牛. 老年心理保健[M]. 北京:人民军医出版社,2012.

[29] 赵玥. 社会工作介入住院皮肤病患者心理压力的实务研究[D]. 上海：复旦大学，2013.

[30] 姚树桥，杨彦春. 医学心理学[M]. 6版. 北京：人民卫生出版社，2013.

[31] 吴祚来. 我们要往何处去：价值主义与人文关怀[M]. 北京：新星出版社，2013.

[32] 余世雄. 有效沟通[M]. 北京：京华出版社，2012.

[33] 叶虹，候振海，施建国，等. 道路交通事故致创伤后应激障碍的研究[J]. 中国康复理论与实践，2009.

[34] 王丽琴. 浅谈整体护理和心理护理[J]. 医学信息，2010，23（1）.

[35] 刘静茹，毛智慧，刘晨冰. 中医"七情"在临床心理护理中的应用[J]. 辽宁中医杂志，2015（6）.

[36] 刘于晶，姜安丽. 上海市部分综合性医院护士人文关怀品质现状调查与分析[J]. 解放军护理杂志，2011，28（11）.

[37] 卢少萍. 护理人文关怀缺失的原因与分析[J]. 现代临床护理，2007，6（5）.

[38] 孔建云. 有效师生沟通的原则与技巧[J]. 齐齐哈尔师范高等专科学校学报，2012（1）.

[39] 金正昆. 社交礼仪[J]. 北京：北京大学出版社，2003.

[40] 尹建军. 老年患者术后认知功能障碍的研究[D], 太原：山西医科大学，2009.

[41] 刘金波. 情绪与时间压力对经营管理情境中创造性问题解决的原型启发效应研究[D]. 重庆：西南大学，2013.

[42] 张秀伟. 护士人文关怀品质结构理论模型的构建及教育策略研究[D]. 上海：第二军医大学，2009.

[43] 谢依名. 中医七情对慢病管理的研究[J]. 临床医药文献杂志：电子版，2016（58）.

[44] 谢依名. 中医药联合心理康复对抑郁症的治疗研究[J]. 中医临床研究，2016（18）.